伴你健康每一天

饮食健康智慧王系列

对症药膳
养生事典

第3版

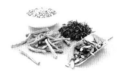

洪尚纲
郭威均 编著
纪戊霖

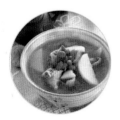
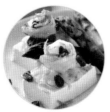
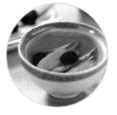
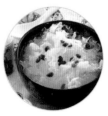

中国纺织出版社

【推荐序】

美味药膳吃出健康

　　现代人长寿的秘诀在于注重养生，吃得健康才有活力，才能延年益寿。通过饮食调养避免疾病的形成，是长寿的方法，更是当今人们最关注的话题。在中医药史上，本有"药食同源"的记载，将中药养生融入饮食生活当中，以达到"预防胜于治疗"的功效。教给人们正确的饮食方法，让人们吃得安全、吃出健康，是现今医学努力的目标之一。

　　本书作者精通现代医学和营养调理，有丰富的养生经验，为推动中医药发展不遗余力。本书图文并茂，内容丰富，每道药膳色香味俱全，涵盖健康养生新概念，着重体质之调配，阅后令人收获颇丰。

　　书中依据症状及药膳功效，细分为美容保养篇、生活保健篇、调理肠胃篇等8篇，篇篇精彩，规划春夏秋冬珍馐佳肴，是一部实用的药膳宝典，是引领读者入门、帮助读者在生活当中调养身体的最佳工具书。本书修订前夕，当全力推荐读者依其所需对症调理，本人乐爱予引荐为之序，与大家共读而爱不释手。

周应修

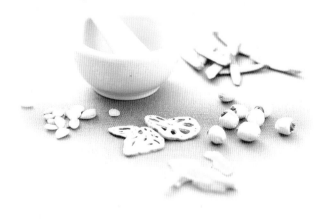

食疗养生为健康加分

　　随着时代的进步，人们对药膳的了解已逐渐深入，并可根据季节与个体的不同，来选择适合的药膳，同时烹调和制作的方法也更加丰富多彩。本书不但介绍了中药材四性五味的概念，也让中医的理论很自然地融入生活之中，使人们可以在日常饮食中寻求预防及辅助治疗疾病的方法。希望这本书可以让读者们有意想不到的收获！

洪尚纲

　　药膳使用得当，会有很好的保健效果。但是不是所有人都适合用同一种药膳，由于药膳当中含有中药材，所以最好在专业人员的指导下，谨慎小心地使用，否则，使用不当，会失去食用药膳时保健身体的本意，也辜负作者的一番美意。

　　我能参与本书的制作，感到非常荣幸，期望读者们能够活用此书，拥有健康人生！

郭威均

　　这本《对症药膳养生事典》对读者健康能有所帮助，我感到很欣慰。笔者近年推广健康理念，其主要内容一为健康的食物，二为健康的营养素（含中草药、芳香植物），三为有效运动（经络养生功、经络复健操、经络穴位按摩）。多年的从医及授课经验，使我更能体会饮食调养的重要性，故这次以症状调养、预防疾病为重点，将食物、药材的选择结合个人体质，并加以系统分类介绍。因为匆促付梓，若有疏漏及不尽如人意之处，敬请同道前辈多多指正。

纪戊霖

如何使用本书

01
04
05
06
07

缓解疲劳

有一类病症被称为慢性疲劳综合征，好发于20～40岁的青壮年，常见的症状包括肌肉痛、喉咙痛、关节痛等流行性感冒的症状。目前医学界对慢性疲劳综合征的真正原因仍不清楚，推测其原因可能包含了慢性感染、免疫或内分泌功能失调、睡眠障碍、精神障碍、肌肉病变、过敏、低血压或镁缺乏等。治疗慢性疲劳综合征没有特效药，平常多做运动提升体能，才是积极正面的改善之道。补充B族维生素或镁、铁、硒等微量元素，对病情也有改善的效果。

TOP 明星食材 红枣

■性味：味甘，性温

■功效：补中健脾、养血安神、缓和药性

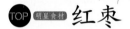

■保存：保持干燥，防蛀，可放置冰箱保存

■采买：选择果实饱满且色泽鲜明、味道清香者为佳

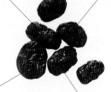

Food 对症食材

鲍鱼、雪蛤、牛蒡、鹌鹑、芝麻、黑豆

◄牛蒡

Herbs 对症药材

人参、当归、枸杞子、红枣、桂圆肉

◄当归

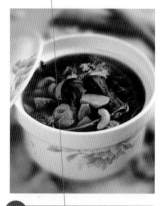

Point 强筋健骨＋增强体力

牛蒡排骨汤

药膳功效

此汤具强筋健骨，增强体力之功效。因药材中有桂枝、川芎、当归等温性药材，有轻微感冒、咽喉肿痛者，则不宜食用。

■材料
牛蒡半根，素肉块10小块，干香菇4朵
■药材
参须6条，杜仲2片，枸杞子4克，当归1片，川芎、桂枝各2克
■调味料
盐少许
■做法
❶素肉块、干香菇泡软；牛蒡刮去表皮，切滚刀块，放入热油锅中略炸，再放入沸水中汆烫、去油备用。
❷所有材料及药材放入圆盅，倒入热水至全满，以耐热保鲜膜封口，移入蒸笼中，以大火蒸45分钟即可取出。

中医师的话

疲劳，泛指一切虚损症性的病证。疲劳又区分为劳倦、房劳、五劳所伤。劳倦，指因为过度的劳动导致的疲倦。补虚方药选四君子汤、六君子汤等。房劳，指性生活过度，耗损肾精元气导致的劳损，房劳宜补肾，可选用滋肾丸、还少丹等。五劳所伤，指的是由于过度劳逸后使得筋骨因此活动失调、气血逆乱而引起的损伤。可选用补中益气汤、六味地黄丸等。

营养师的话

每天按时吃三餐非常重要，不要忽略任何一餐。现代人饮食习惯很不科学，有的人没有吃蔬菜和水果的习惯。其实，水果富含维生素C，可以消除睡意并解除因疲劳所产生的迟钝现象；蔬菜含有丰富的钾离子，可以使血压平稳，减少头痛等的不适感。此外，摄取全谷类食物也很重要，如五谷米、胚芽米、糙米等，因其含有丰富的B族维生素，可提升精神、恢复体力、减轻疲劳。

02 03 07

精选58种**常见症状**，对症调养，促进病症痊愈。

最常见、最实用的**养生药膳**，自己进补不再难!

中医师、营养师**对症健康提示**，提醒您各种注意事项。

建立基础**中医观念**，使用起来更加得心应手。

版面设计清晰，**易读又易懂**。

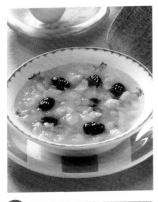

Point 补脾健胃＋调理肠道

红枣莲子炖雪蛤

药膳功效

这道汤对于脾胃虚寒、经常腹泻且容易疲倦的人具有一定食疗功效。如老人或小孩身体瘦弱、不长肉，可以多吃一些，以加强肠胃的营养吸收。

■材料
雪蛤40克，冰糖50克
■药材
红枣10粒，莲子37.5克，东洋参10克

■做法
❶ 雪蛤汆烫，泡发好；药材洗净，红枣捏破备用。
❷ 所有材料及药材均放入炖锅内，加入3碗水煮沸，盖上锅盖，移入蒸锅内蒸约1小时，即可取出食用。

1 病症介绍
解说病症成因与各种症状。

2 中医师的话
依照中医观点，针对此病症给出饮食、药膳的建议。

3 营养师的话
专业营养师观点，针对此病症说明注意事项。

4 明星食材、药材
精选各种对症食材、药材，详细介绍其性味、功效、选购与保存方法。

5 对症食材、药材
精选各种对症有益食材、药材，正确用药膳进补!

6 药膳功效
说明该药膳的功能，让您吃得安心又健康。

7 养生药膳食谱
详细的材料与做法，教您做出美味又保健的药膳。

【目录】 Contents

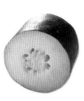

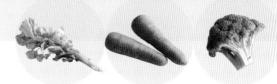

127
Part3
调理肠胃篇

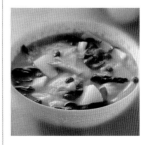

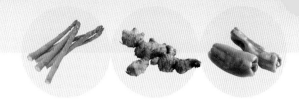

◎单位换算

1杯=240毫升=16大匙	面粉1杯=120克
细砂糖1杯=200克	色拉油1杯=227克
1大匙=15毫升=3小匙	1小匙=1茶匙=5毫升
半茶匙=2.5毫升	1/4茶匙=1.25毫升

◎烹调中所用油如非特别注明，均为一般食用植物油；所用葱为小葱，如用大葱应酌量减少，正文中不再说明。

◎为便于读者理解，本书中热量单位均采用"千卡"，千卡与千焦的换算如下：
　1千卡=4.184千焦

◎本书中食谱仅为辅助食疗，不能替代正式的治疗，且效果依个人体质、病史、年龄、性别、季节、用量区别而有所不同。所以在应用之前，最好征求医生的意见。

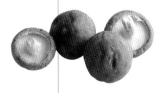

中医的药膳养生观念

中医和西医最不同的地方，就是中医使用自然疗法，也就是让自己身体里面的器官保持正常运作，以达到治疗疾病的目的。器官受到暂时性的损害时，适合用修补的方式调理，而不适用强力补充的方式治疗。

中医所谓的药膳，可分为保健与食疗两大目的。保健药膳是针对个人体质给予增强性的调理，以保健强身、增强免疫功能，避免疾病入侵；而食疗性质的药膳，则主要是针对各人症状轻重，采用相对应的药膳调理。上述两者都有补气强身与延年益寿的作用。药膳料理不仅秉承了中国传统"药食同源、药食并用"的保健医理，以天然药草和食物作为原料，经过烹饪加工制成膳食，满足一般人的口腹之欲，而且具有很高的营养价值，在祛病强身、延年益寿方面，有很大作用。

现代人的药膳，不再是熬煮一锅又黑又苦的药汁，而是要将食补药材融入日常三餐之中，成为饮食的一部分，并非在三餐之外，又另外做补品。

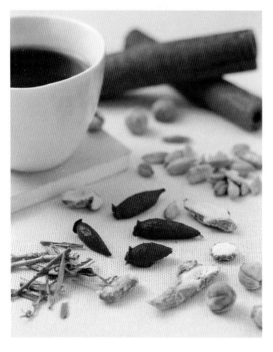

兼具保健＆食疗效果

健康的人平时即可通过正常的饮食达到自然滋补之效，避免摄取过多的食物和营养，同时也可针对个人体质的需要，进行增强性的调理，以改善体质，强健体魄，避免疾病入侵，维护身体各器官功能的正常。

药膳是将中药与某些具有滋补价值的食物互相搭配制作而成，因此事先要了解食用者体质的寒热属性，更要了解各种药材的性味及功效，才能巧妙利用食材与药材的自然疗效，烹煮出美味又具有保健效

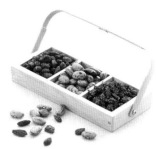

果的药膳。

中医认为，健康的人平时保健应着重气血调和及阴阳平衡，当二者不足时应给予补充，过剩时则要祛除，以达到平衡为目的。中医对虚证体质大致区分为阴虚、阳虚、气虚、血虚，分别用补阴、补阳、补气、补血之法予以调理，注意确定为虚损病症时才适合用食补方法治疗。

每种食物皆有各自属性

药膳将中药材与食物一同烹煮，以中药来增加食物的独特风味，或以食物来帮助中药发挥功效。例如鸡肉具有补充元气的功效，羊肉则可以保暖，粥能够发挥药性、滋养胃气，这些食物和中药一同烹煮有相辅相成作用。

我国古代的医学典籍中记载了许多药膳食疗的处方。并将各种食物依食后体内的反应分类，例如西瓜、竹笋、鸭肉属于寒性，羊肉、荔枝、榴莲为热性。

另一方面，有些药材的药性甘而温，有些药材则苦而凉，不同药材与食物的搭配，各有不同的性味及效用。制作前要先了解药材及食材本身的特性，才能掌握药膳的精髓，使食补疗效获得充分的发挥。

容易造成人身体损伤的食物有以下几种：太酸、太苦、太咸、太辣、太甘。因为中医认为酸伤肝、咸伤肾、苦伤心、甘伤脾、辣伤肺。也就是说当吃了太过油腻及重口味的食物，体内的脏腑负担就会加重，长期累积下来身体当然会出问题。

依个人体质制作药膳

以食物搭配中药来制作美味药膳时，应依个人体质、季节气候变化及年龄不同选择合适的食物及中药材，以达到补养的目的。

因为年龄不同，身体会有不同的虚损，对于药膳食补的需求自然就出现差异。例如小孩和青少年在发育期间，应多食用补脾胃、开胃助消化的药膳；壮年人可多食用调理肝脏和促进血脉运行的药膳；老年人则可以多吃补肾、强筋骨的药膳。

总之，正确食用药膳，可以增加身体对疾病的抵抗力，有防治疾病及强身延年的效果。

"食补胜于药补"，一般人只要正常吃平日三餐，多注意食物的均衡和营养，再根据自己的体能状况来对症用"药"，适当运动，保持睡眠充足，注意缓解压力，即可达到自我调理身体的目的。

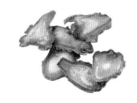

春季
注重滋补养生

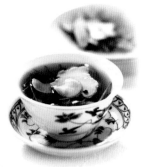

　　春天是四季之首，也是中国人做好一年之计的重要季节。学业、事业要趁春天做好规划，我们的身体当然也要在春天打好基础。

　　中国人养生，一向遵循"春温、夏热、秋燥、冬寒"的原则来调节饮食。元朝忽思慧在《饮膳正要》中写到："春气温宜食麦以凉之……夏床热宜食菽（绿豆）以寒之……秋气燥宜食麻（芝麻）以润之……冬气寒宜食黍，以热性去其寒……"明确指出如何配合四季节气，改变食物来调养身体。

　　春天的气候宜人，挥别了冬天的酷寒，又没有夏季令人难耐的炎热，季节性的病变较少，但是千万不要因此就掉以轻心。按照农历节气，春季是自正月开始，正月有立春、雨水，二月有惊蛰、春分，三月有清明、谷雨，共6个节气。清明以前天气通常不稳定，冷空气一来温度就往下掉，一走马上又回升，这种大幅温差对身体虚弱者十分不利。

　　清明过后，天气渐渐回暖，各种病症又开始滋生，水痘、麻疹陆续出笼，养生汤水中不少针对预防这些传染病而设计。在吃多了油腻重味的冬菜之后，春天的烹饪偏向清淡，春季的汤水也不例外，以炖汤的老母鸡来说，冬天煲煮时还可以保留外皮，到了春天就不妨去皮，让汤汁清淡些。

　　饮食方面，宜多吃温补阳气的食物。李时珍《本草纲目》里主张以葱、蒜、韭、蓼、蒿、芥等辛嫩之菜，杂和而食，葱、蒜、韭是养阳的佳蔬良药。唐代药王孙思邈也曾说："春日宜省酸，增甘，以养脾气"，意思是说当春天来临之际，人们要少吃点酸味的东西，多补充甜味的饮食，方能补脾胃之气。因此春季饮食调养宜多食甜，少食酸。

　　由于春季人体的代谢比较强，可以吃一些稍微辣的、甘温、清淡的食物，通常春季比较少用补养药膳，吃一些清淡的食物即可。

春季宜吃的保健食材

❶ 由于春季的汤水以滋养为主，金针菜、木耳、莲子、怀山、百合、土豆、胡萝卜、菠菜都是这个季节常用的煲汤材料。

❷ 像豆腐、海带、豆豉、眉豆、薏米、草菇、金针菇等没有明显的季节区分，也是非常好用的食材。

❸ 在烹调方式上，早春仍以煲汤为主，越近夏季，滚汤出现的概率越高。

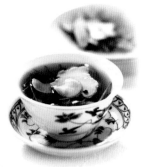

夏季
多吃清热食物

炎热、潮湿、骄阳和台风，夏季酷暑常逼得人无处遁逃。从农历四月立夏开始，夏季的几个主要节气小满、芒种、夏至、小暑、大暑，几乎都是艳阳高照的日子。

现代人逃避暑热，很少遵奉"心静自然凉"的准则，凡事只求速成，如开足空调，猛灌冰品、饮料。骤热骤冷之间，不但容易感冒，也会削弱身体的抵抗力。加上汗流得多，天气炎热，食欲不振、口干舌燥、容易疲劳是盛夏时节一般人容易出现的毛病。

中国俗话说："夏暑人多患，清凉医者闲"，就是劝人们在夏季多食用清凉的食物，减少因不适应暑热而生病的概率，因此夏季养生首重"清热"。

夏季气候炎热，宜清补以生津解渴，如茯苓绿豆粥；主食应以稀为宜，如绿豆粥、莲子粥、荷叶粥等；或可选用藿香、紫苏、莲子、薄荷、绿豆等搭配平日的饮食。薏米、荷

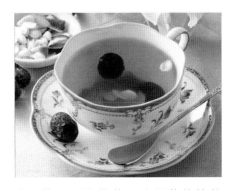

叶、莲子、杭菊花、金银花等性偏凉，具有清凉、解暑、利尿的效果，适合热性体质者或一般人食用。

不过，脸色苍白、容易头晕，或容易手脚冰冷、贫血者，最好搭配红枣、枸杞子等药材或肉类一起烹煮，以免清凉过头，不利于健康。

另外，对于生津解渴的西洋参、润燥生津的麦门冬、生津益胃的石斛、润肺宁心安神的百合或明目的枸杞子等较温和的中药材，无论何种体质，即便夏天炖补食用也不易上火。

夏季宜吃的保健食材

❶ 夏天胃口不佳时，可适当使用调味品，如蒜、葱、姜等，不但能增加食欲，还有杀菌作用。

❷ 夏天瓜果多，可多食用，除了补充水分外，还可补充大量的维生素和矿物质，并有清热利尿的功效。

❸ 丝瓜、绿豆、冬瓜、苦瓜、番茄、小黄瓜、空心菜、芹菜、四季豆、芦笋、豌豆、芥蓝等蔬菜，不仅营养丰富，还能清热解燥，适合夏季食用。

秋季
滋阴润肺调体质

根据中医"春夏养阳，秋冬养阴"的原则，时序入秋，自然界阳气渐收，阴气渐长，气候忽冷忽热不甚稳定，当此季节明显交替之时，气候偏干燥，人体普遍缺乏水气滋润。从养生的观点来看，养阴润燥是秋季养生重点，也是关键时刻。

秋高气爽令人舒服，但却暗藏萧瑟之气，若不能善加调养，往往会对人体产生不良影响。秋季调养关键就是要让身体储存能量度过寒冬。

从节气看，中秋是气候转换的分界点。一过中秋，天气明显转凉，人体新陈代谢渐缓，有些人会出现腹泻、便秘等肠胃功能失调症状，因此宜多多食用可加强肝脏功能及保健脾胃的食物，如苹果、柿子、柑橘、梨、葡萄和龙眼等。

此外，秋季天气干燥，容易出现皮肤干燥、咽喉肿痛、咳嗽等秋燥现象，《瞿仙神隐书》主张入秋宜滋阴润燥，可选择菠菜、银耳、芝麻、豆浆、莲藕、石榴、杨桃、山楂、沙参、百合、粳米、糯米、蜂蜜、

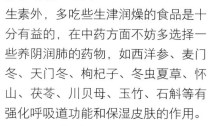

枇杷、菠萝、乳品等柔润食物，以益胃生津，有益身体健康。除多补充一些维生素外，多吃些生津润燥的食品是十分有益的，在中药方面不妨多选择一些养阴润肺的药物，如西洋参、麦门冬、天门冬、枸杞子、冬虫夏草、怀山、茯苓、川贝母、玉竹、石斛等有强化呼吸道功能和保湿皮肤的作用。

至于药膳，适合选用金银花、麦冬、虫草、百合、银耳、蜂蜜、秋梨等配膳，以润燥平风，或在调味时加些辣椒、胡椒、酒类等，对缓解秋天的燥气颇有良效。如果身体虚弱和肺脏功能较差，可以在粥里放一些黑枣，有助脾胃和肺部。另外适当吃些高蛋白食物，如牛奶、鸡蛋和豆类等，有益于缓解抑郁情绪，增强体质，提高人体对气候变化的适应性与抗寒能力。

秋季宜吃的保健食材

❶ 秋季饮食以润肺为重，有益食材包括莲藕、梨、百合、苜蓿芽、燕麦、薏米、大豆卵磷脂等。

❷ 大量摄取蔬菜水果及含粗纤维的天然食物，例如带梗的甘薯叶、牛蒡、海带、竹笋、魔芋、无花果、甘薯、芋头等，可预防感冒。

冬季
温润食物补元气

中国人深具养生智慧，很早就懂得必须随大自然的环境变化调整饮食，以达到强身健体的目的。因此，一年除了春、夏、秋、冬四季外，另外再细分出二十四个节气，让人更准确预知季节的微妙变化。

以一年四季中温度最低的冬天来说，它和秋天的分水岭在立冬这一天。过了立冬，人们正式向诗意的秋天挥手告别，迎接冬季来临。但在南方，立冬之后气温不一定立刻下降，秋天的燥热之气可能仍持续笼罩。因此，芥菜、西洋菜、胡萝卜、土豆、生菜等时令蔬菜仍然可继续当作煲汤材料，帮助身体添润解燥。

等到十一月中下旬小雪、大雪节气过后，气温下降，就可以改用鲤鱼、鸭肉、羊肉、甲鱼、茼蒿等温润的食材入汤。至十二月中下旬冬至过后，温度陡降，才可以尝试大补，选用肉类以及含胶质多的食物，搭配时令蔬果或中药材煲炖成靓汤，暖身、益气之外，还有祛病强身的功效。

冬天进补时，仍应根据自己的体质及需要，而不是乱补一气。冬季为了御寒，饮食上可增加一些火锅、浓汤、炖肉、海鲜等，调味品上也可多加些辛辣之物，如辣椒、葱、蒜等。另外，冬天补充的水分会减少，所以必须补充些生鲜蔬果，避免因水分和维生素的摄取不足影响身体的健康。

在煮汤的方法上，冬季的汤品多以煲汤为主，老火汤尤其常见。广东人称的老火汤，是指平均煲煮时间在两小时以上的汤，由于火候、时间俱足，精华尽入汤水中。一般精于饮汤学问者，通常是只喝汤不吃料的。

体质虚弱的老人，可常吃炖母鸡、瘦肉，常喝牛奶、豆浆等，以增强免疫力。

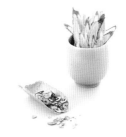

冬季宜吃的保健食材

① 在冬季饮食方面，应多吃温性、热性，特别是温补肾阳的食物，以提高人体的耐寒能力。

② 可选用富含蛋白质、维生素和易于消化的食物，如糙米、玉米、小麦、黑豆等谷豆类，生姜、韭菜、大蒜、萝卜等蔬菜，牛肉、羊肉、鸡肉、猪腰及鲤鱼、鲢鱼、虾等肉食，核桃、桂圆、栗子、芝麻等果品。

认识中药的四性五味

养生之道在于顺应春、夏、秋、冬四季的自然变化，调气补血，使人体得以与自然环境协调。本身有了充分的营养及适度的保养，是谓"养"，良好的生活品质及充沛的活力、健康的生命，是谓"生"。有了正确的养生观念之后，除了要了解中药的四性及五味外，更要知道自己属于什么体质，才能正确选择适合自己的药膳。

不少人往往在不了解自己身体的情况下乱补一气，结果适得其反，例如本来属于燥热体质，但因为不了解自己的体质吃了十全大补汤，就会造成口干、舌燥、流鼻血等情况。

四性：寒、热、温、凉

四性五味代表食物或药物的性质和滋味两个方面。四性指寒、热、温、凉。药性的温、凉、寒、热可通过人体的反应表现出来。经过长期临床经验，绝大多数中药的药性已为人们所掌握。如果我们熟悉了各种药物的药性，就可以根据气虚、血虚、阴虚、阳虚，以及热证与寒证来区分使用，例如体质较虚的人特别需要补益身体，然后以益气、补血、滋阴、补阳的方式来对症下药。

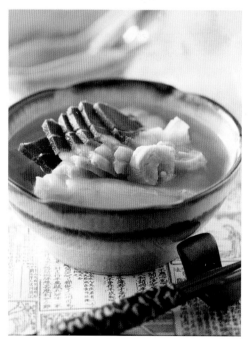

有的食物进入体内后产生温热的药性，具有助阳与散寒等作用，用来治疗寒性病症。而在体内产生寒凉药性的药则具有解毒清热、泻火等作用，可治疗热性病症。另外，还有一些药药性较为平和，则为平性。

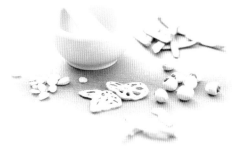

五味：酸、甘、苦、辛、咸

食物进入体内后，其本身的酸、甜（甘）、苦、辣（辛）、咸5种味道就会成为各个器官所需要的不同营养，这主要是由味觉器官辨别出来的，或根据临床治疗效果确定的。例如酸味为肝胆所吸收，苦味为心脏、小肠所吸收，甜味为脾所吸收，辣味为肺、大肠所吸收，咸味为肾脏、膀胱所吸收。

一般带有酸味的药物，大都具有止汗、止渴等作用。甘味有滋补、和中或缓急的作用，有滋补功能或调和性的药物大多都带有甘味。甘味还具有补充气血的功能，还能解除压力带来的肌肉紧张，使身体松弛，并中和有毒的物质，具有解毒的功能。苦味一般具有清热、燥湿、泻下和利尿的作用。咸味一般能软化积存在体内的结块和清除体内不洁的残渣，如吃坏了东西，可喝盐水，用腹泻的方式排毒。辣味具有发汗、行气或润养等作用，并可促进血液循环，例如将老姜做成姜母汤后趁热喝下，即可缓解感冒症状。

此外，还有淡味及涩味，淡味就是淡而无味，有利尿的作用。涩味有收敛止汗、止泻及止血等作用。一般把涩味和甘味并列，涩味的作用和酸味的作用相近，虽然有七种滋味，但习惯上仍称"五味"。

了解自己的体质

一般而言，如果你经常觉得手脚冰冷，老是睡不暖，经常流清鼻涕，脸色苍白，情绪经常跌到谷底或是尿多、呈透明状，一大排便好几次或是排稀便，那么你的体质基本上偏凉。人说药补不如食补，平常不妨多吃点肉类、干果类或龙眼、荔枝、葡萄等热性的水果，可有效改善体质。

相反，如果你经常火冒三丈，动不动想发脾气，口干舌燥，喉咙痛或失眠，便秘，排尿有灼热感，嘴唇泛红，眼睛干涩，眼压高，那么你的体质基本上偏燥热。这种体质的人平常不妨吃点芦笋、白萝卜、大白菜、圆白菜、油菜等绿色蔬菜，或橙子、橘子、柠檬、番茄、梨等水果，以改善体质较燥的现象。

当中医师在为患者进行诊断时，通常会将疾病区分为热证及寒证两种。前者大多会出现口干、舌燥、口臭、牙龈浮肿、尿液黄等症状；而寒证的患者通常会出现脸色苍白、手脚冰冷、尿液透明的症状，医师必须对症下药，给予不同的治疗方式。

当你要选择适合的药膳时，除了要了解体质，更重要的是要知道药材的特性及如何正确使用药膳，以免事倍功半。

熬出一锅美味汤

汤通常是指以水为传热介质，将各种食物原料经过煮、熬、蒸、煲、汆等加工工续，烹调而成的多汁有味的饮品。煲汤一般可从以下3个方面来区分。

■ **以原料来分：** 有肉类、禽蛋类、水产类、蔬菜类、水果类、粮食类、干鲜菌类。

■ **以口味来分：** 有咸鲜味、酸辣味、甜香味。

■ **以制作方法来分：** 有长时间熬煮的老火汤，也有材料下锅汆起即成的快手汤，还有煲煮一阵后用淀粉勾芡、口感稍稠的羹汤。另外特别的就是在烹调过程中，加入具有滋补效用的食材制成的食疗汤。

火候的掌握

一般说的煲汤，多指长时间的熬煮，此时火候就是成功的要素，煲的诀窍在：武火（大火）煲开，文火（小火）煲透。

■ **武火：** 武火是以汤中央起菊心（像一朵盛开的大菊花）为度，每小时消耗水量约20%。煲中式浓汤，即所谓的老火汤，主要是以武火煲滚、文火煲透的方式来烹调。

■ **文火：** 文火是以汤中央呈菊花心（像一朵半开的菊花心）为准，耗水量约每小时10%便不会出错。

至于煲汤时间，就最善于饮汤、煲汤的广东人而言，有个口诀是"煲三、炖四"。因为煲与炖是两种不同的烹饪方式，煲是直接将锅放于炉上焖煮，煮3小时以上，炖是以隔水蒸熟为原则，时间在4小时以上。煲汤会使汤汁越煮越少，食材也较易于酥软散烂，炖汤则是原汁不动，汤较清而不混浊，食材也会保持原状，软而不烂。

煮汤的锅具

快火煮沸的汤，一般用不锈钢材质的锅具即可。若是煲肉类、粮食类、干品或特殊食材的汤，以瓦锅或砂锅煲煮效果较佳，一来受热均匀，再者易于保温，食材也不易起化学变化。隔水炖汤则以原盅或盖盅为最佳选择。

煮汤的水量

　　一般家庭煮汤，最常碰到的问题就是不知如何计算水量、时间、材料和火候。现依个人经验，用一个简单的换算公式，与喜好喝汤的朋友们一起来煲好汤。

❶ 在家煲老火汤，基本水量可以家中饮汤的人数，乘以每人所要喝的碗数计算出来。比如：家中有4人，每人想喝2碗汤，共计8碗（每碗约220毫升），水量就是1760毫升。

❷ 依预定煲煮时间，每小时增加10%（把煲煮时间中蒸发的水量也加进去），这样算出来煲汤所需的总水量，煲出来的汤足够每人喝2碗。

> 例如：煮1小时的水量是（1760×1.1）毫升，煮2小时，水量是（1760×1.2）毫升，煮3小时，水量是（1760×1.3）毫升。
>
> 要诀：因为长时间煲煮会使水量越煮越少，所以要在基本水量之外增加10%，避免中途加水而破坏汤的鲜美。

❸ 快手滚氽汤与羹汤，由于是短时间快煮，汤水蒸发少，所以计算增加的水量只要将喝汤量的总和乘以1.008即可。

> 例如：家中有4人，每人喝2碗汤，共计8碗，每碗约220毫升，总共为1760毫升，因此煮汤的水量即为（1760×1.008）毫升，约为1774毫升，这样加入材料快煮后，即可得到每人喝2碗汤的量。

❹ 隔水蒸炖的汤，由于水分不会蒸发掉，因此直接以喝汤人数乘以每人碗数，总量一比一即可。

> 例如：家中4人，每人喝2碗汤，共计8碗，每碗约220毫升，共计1760毫升。因此隔水炖汤的总水量是1760毫升，炖出来的汤亦是每人2碗。

煲汤的制作诀窍

煲汤的6大秘诀

❶ **汆烫** 煲肉类和带骨的食材，一定要先烧一锅沸水，将食材汆烫片刻后捞起，再用清水洗去泡沫及血水，这样汤才会清而不浊，同时也可除去膻腥味。

❷ **浸泡** 干品或粮食类食材，必须要先用清水洗净，并用冷水泡软后再入锅煲炖，这样食材较易酥透松软。

❸ **水开落料** 煲汤讲究的是水开落料，当材料放定便不再添加冷水和其他食材，主要是因为食材要平均受热，若加入冷水或其他食材，一来易改变已煲煮好汤的质量；二来材料易粘锅底，使味道大打折扣。炖汤应先落定材料，再加入沸水，隔水炖煮。

❹ **恒温焖烧** 煲汤与炖汤一旦加温后，中途如无必要，不要经常打开锅盖，要让锅中保持一定的温度，食材气味焖于锅中，汤自然会浓郁而芳香了。

❺ **一气煲成** 好喝而漂亮的汤水，讲究一气煲成，最忌中途加水及过早放盐。煲肉汤时中途加入冷水，会使肉质受低温影响，蛋白质突然凝固，就不能充分溶解于汤中。

❻ **不宜过早下盐** 煲与炖汤皆不宜过早下盐，因为盐有渗透作用，容易渗入食材的内部组织，加速蛋白质的凝固，影响肉汤的鲜味与色泽。

材料分量的拿捏

在基本原则不变的情况下，唯一该注意的是煮汤材料对水量也会稍有影响。如使用豆类、粮食类、干货或药材等容易吸水的材料，水量不妨多加一点，而蔬菜类、瓜果类等含水量较多、容易出水的材料，煮汤的水量可以少一点。至于如何依煮汤材料的吸水性来衡量所需水量的多少，就得从平日不断的煮汤经验中自行揣摩了。至于材料分量的拿捏，以每人所需分量乘以食用者总人数最为理想。

■ **肉类、海鲜：** 每人平均110克。
■ **蔬果、菜类：** 每人平均150克。
■ **粮食类：** 每人平均75克。

药膳的制作诀窍

传统药膳食补，都是到中药店抓现成的四物汤、八珍汤等药材制成，烹调出来的菜肴药味很浓，甚至掩盖了食物原本的美味，所以常常让人误以为药膳料理难以入口。其实真正的药膳应该结合了美味与疗效，只要能掌握制作技巧，就能破除药味太重的刻板印象，作出好吃的药膳。

❶ **选择新鲜的药材** 中药材中有许多材料可以用鲜品，如百合、山药等，味道会比干品好，也不会有药味，同时也具有药效。多利用这些材料来制作药膳，不但味道上与普通菜肴相似，连菜色看起来也会较悦目。

❷ **搭配具有甘味的药材** 药材中有许多具有甘味的种类，如甘草、枸杞子、陈皮等，可以选择其中药性温和的当作配料使用，尤其在炖汤或烧煮的菜色上最为有效。这些药材也都具有不错的药性，可以增加菜肴的甜味，同时降低药味，使整体的味道更好。

❸ **减少苦味的方法** 许多药膳的苦味是因为烹调或熬煮的时候，药材附着在食物上造成的，所以遇到细碎或是不耐煮的药材时，最好先以纱布袋包好再下锅煮，这样就能减少苦味，而且能够维持菜肴的外观与颜色。

❹ **利用调味料降低药味** 利用调味料降低药味最简单的方法就是加一点点糖，虽然并不能使药味消失，但只要约半小匙的分量就可以使药味变得温和，吃起来不会那么刺激。其他像是快炒类的菜色，可以搭配味道重一些的调味料，如沙茶酱、番茄酱甚至少量的辣椒酱，以盖过药味。

❺ **将药材熬成汤汁再入菜** 药材免不了会有一股药味，先将药材熬成药汁，再用来做菜，可以降低药味，并使药性较为温和，又不失效果。除此之外，制作肉类的菜肴时，也可以用药材或是药汁来腌肉，再做成菜。

❻ **药材分量要适中** 所谓药膳，注重的是寓疗于食，也就是说使食物也具有疗效，原则上是以食用为主，治疗为辅，所以在药材的分量上，不要过重，常有人炖药膳汤时用了熬药的分量，当然药味会过重。

药膳采买保存问答

Q1 药材受潮怎么办？

晒太阳或小火炒，以去除水分

一般来说，不论是饮片或浓缩的粉剂，都应放置在阴凉、不受潮的地方。如果您需要存放的时间较长，不妨将其放在密闭容器或防水的袋子里。但每种药材还是有保存期限，所有药材都不宜存放过长时间，放置太久的药材应该弃置，不要使用了。

当你发现存放在冰箱或室温环境中的药材受潮了，最好赶紧放在太阳下将水分晒干，或者用干炒的方式去除多余的水分。如果不方便太阳晒、小火炒，就把药材平铺在干净的纸上，利用灯光照射，一样也能去除水分。

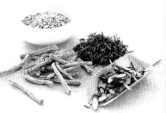

Q2 碰到中药长虫、发霉怎么办？

直接丢弃，切勿再食用

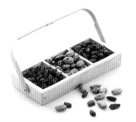

有些人往往将中药材存放过久，发现长虫或发霉的情况还舍不得丢弃，将其洗一洗后继续使用，其实这是在拿自己的健康开玩笑。

一旦发霉、长虫，中药材就已经变质了，勉强服用只会对身体产生不良影响。因此变质、过期的药材就不要再食用，千万不要拿自己的身体开玩笑。

Q3 买回来的中药会有余毒残留吗？

先浸泡30分钟，再冲洗干净

买回来的中药材通常经过烘干或晒干，难免会有脏物残留在药材中。为了谨慎及安全起见，药材买回来要使用前，不妨先用清水浸泡30分钟（可先请教中药店或中医师有哪些药材不宜过水），再用清水冲洗入锅，以去除残留在药材中的污物。

Q4 吃错药膳怎么办？

多喝开水或食用与药膳性质相反的食物缓解不适

不小心吃下的药膳与你的体质不合时，首先请停止继续饮用、食用，可以多喝开水来帮助代谢、加速排尿，也可以选择与药膳寒热性质相反的食物来缓解不适的症状。例如吃了过多太热的补药，可以选择较甘凉、可以清热的食物，如苦瓜、白菜、清茶、菊花茶等来去除过多的热；若是吃的药膳太过寒凉，则可以食用热粥或饮用热水、热牛奶来暖胃祛寒。

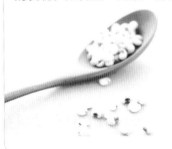

特别要强调的是，如果身体不适的症状太过激烈，如呕吐、眩晕、发热、腹部绞痛甚或是有出血不止的情况，则需立刻就医。

Q5 服药期间须注意什么呢？

尽量避免与刺激性的食物及茶水一起服用

服药期间，应尽量避免食用生冷或不易消化、刺激性的食物，也不宜用茶水、牛乳冲服；服药温度，一般汤剂宜温服，但高热症、热盛出血则宜冷饮。

茶叶具有强心、利尿、刺激胃酸分泌及兴奋神经中枢等作用，所以使用镇静、催眠药物的前后都不宜喝茶，更不能用茶水送服这些药物。因茶叶含有鞣酸，如果用茶水服药，鞣酸会和药物中的蛋白质、生物碱等起化学作用而发生沉淀，影响药物的疗效甚至失效，所以要特别注意。

Q6 什么时候是吃补药的黄金时间呢？

上午10点前最适合吃补药

上午10点以前是人体新陈代谢最为旺盛的时候，药物的效果发挥较佳。吃完补药后切忌随即躺或坐，配合适度的运动不但能加强血液循环、促进新陈代谢，还能增强肠胃的吸收。

药膳食材图典

Food 猪肉

■属性：味甘，性平

功效 脂肪含量不高，肉质软嫩，含有丰富的蛋白质与B族维生素，能滋养肝血、润泽皮肤、滋阴润燥，可以辅助治疗体质虚弱、气血不足等症状。

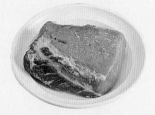

Food 牛肉

■属性：味甘，性温，无毒

功效 牛肉营养的成分因部位不同而有所不同。能补中益气、滋养脾胃、强健筋骨，富含丰富的维生素及矿物质，其中铁有预防贫血的功效，对增强抵抗力、改善贫血很有效果。

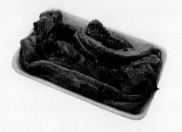

Food 羊肉

■属性：味甘，性温热

功效 羊肉是极为温补的食物，肉质鲜嫩、易消化，可补中益气、提振精神，达到保暖身体的功效，多吃可以滋阴壮阳、补益肝肾、缓解疲劳、促进血液循环。加入少许中药材烹调，功效更为显著。

Food 鸡肉

■属性：味甘、咸，性平

功效 低热量、高蛋白质的营养肉类，维生素A含量丰富，可强化黏膜、修护皮肤，治脾胃虚，并有助于身体成长。

Food 老鸭

■属性：味甘、咸，性微寒，无毒

功效 鸭肉具有极高的营养价值，含有丰富的红色肌肉纤维，因此铁含量较鸡肉高，且含有较为丰富的维生素A、维生素B_{12}。可以滋补五脏、养胃生津，用来煲汤，汤色极清，常饮可清火。

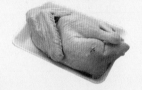

Food 鸡蛋

■属性：味甘，性平

功效 含优质且丰富的蛋白质、维生素A、维生素B_2、维生素D及维生素E，可滋阴润燥、养血安胎，提供充足的营养并快速补充体力。

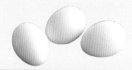

Food 鲤鱼

■属性：味甘，性平，无毒

功效 有补脾健胃、利水消肿、通乳汁的功效，对于慢性肾炎水肿及肝硬化引起的腹水积滞有所助益。

Food 干贝

■属性：味甘、咸，性平

功效 干贝又称为江瑶柱，含有丰富的蛋白质，还含有少量的碘，有滋阴生津、调降血压、强健体力、改善消化不良或腹胀不适等功能。

Food 葱白

■属性：味辛、苦，性温

功效 葱白具有发汗、解毒的作用，尤其是含有挥发油，油中的主要成分为大蒜辣素、多糖和果胶，对于风寒和胃病均有辅助疗效。

Food 芦荟

■属性：性平，偏凉

功效 具有强烈的刺激性，少量内服能刺激胆汁的分泌，促进肠道蠕动，可用于习惯性便秘及发炎性的热积便秘。通便后，不会像大黄一样又引起便秘。

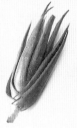

Food 苦瓜

■属性：味苦，性寒

功效 苦瓜有抗氧化、清热泄火的作用。苦瓜的苦味能刺激胃液分泌，具有帮助消化及增进食欲的作用，且清热、解毒的功效一流。

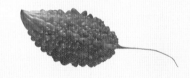

Food 大白菜

■属性：味辛、甘，性平

功效 含有维生素Ａ、Ｂ族维生素及丰富的维生素Ｃ，能清热，有补中、消食、利尿、通便、清肺热等作用，并且有稀释肠道毒素的作用。

Food 蕹菜

■属性：味甘，性平

功效 蕹菜俗称空心菜，因为它的茎中空，因此得了个名副其实的"空心"之名。蕹菜可解菌类之毒，有清热凉血、利尿的功效，对食物中毒也具有辅助疗效。

Food 茼蒿

■属性：味甘、辛，性平

功效 茼蒿清血养心、润肺消痰，是典型的冬季时蔬。茼蒿的气味芬芳、易熟、易消化，有暖胃益肠、通便化痰的功效，同时它也是少数不冷不燥的绿色蔬菜，非常适合搭配冬补菜单。

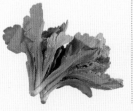

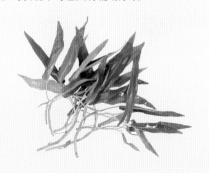

Food 老姜

■属性：味辛，性微温

功效 具有强烈的辛辣气味，向来被认为是"风邪"的克星，它含有丰富的维生素A、维生素C，除了能够散风、防寒之外，祛寒功效强，能辅助治疗轻微的感冒、咳嗽、发烧、喉咙痛、头痛，让你精力充沛，且辣味越强，效果越好。

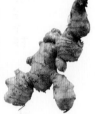

Food 冬瓜

■属性：味甘，性微寒

功效 富含钾、钙、磷、胡萝卜素、维生素B₁、维生素B₂、维生素C及葫芦巴碱，具有利尿消肿、清热解毒、止咳化痰功效，可辅助治疗暑热所引起的烦闷、泻痢及痔疮，且可帮助人体新陈代谢，消除多余脂肪。

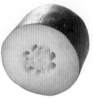

Food 萝卜

■属性：味甘、辛，性平、微凉

功效 又名菜头，是十字花科植物，有白皮、红皮、青皮红心等不同品种，一般药用以红皮白肉、味道辛辣者为主，有健胃助消化、清热解毒的功效，是解暑开胃的最佳选择。

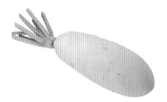

Food 胡萝卜

■属性：味甘、辛，性微温

功效 能保护视力并维护眼睛健康，也可以发挥抗氧化作用，能排解燥郁、帮助消化，并有防癌、抗衰老等功效。

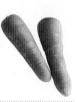

Food 莲藕

■属性：味甘，性平，无毒

功效 能补血，厚肠胃，固精气，安定神经。病期或产后调养可吃藕粉，有清热生津、补脾开胃作用，藕节还是止血的良药。

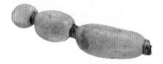

Food 番茄

■属性：味酸、微甘，性平

功效 所含的维生素C具有保护细胞组织的作用，而番茄红素则有防癌功效，多吃番茄能清热解毒、生津止渴，并能帮助消化。

Food 木瓜

■属性：味酸、甘，性温

功效 所含的木瓜酶，可帮助消化、清理肠胃，具有整肠的作用，可清暑解毒、疏肝止痛，对于风湿筋骨痛、跌打损伤等症有辅助治疗作用。

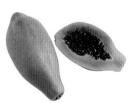

Food 红豆

■属性：味甘，性平

功效 红豆有健胃、生津、益气、利尿、消肿及解毒等功能，对于辅助治疗脚气病效果极佳。膳食纤维含量丰富，能有效刺激肠胃蠕动，除了利尿之外，还有预防便秘、使排便顺畅的效果，可帮助排除休内水分，改善水肿，适合湿性体质的人。

Food 苹果

■属性：味酸、甘，性平

功效 膳食纤维丰富，对肠胃有益，能缓解肠胃不适，是营养丰富的果类食物。具有健脾养胃、生津止渴的作用，对于服用利尿剂者，可补充维生素、平衡体内电解质。

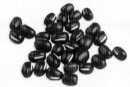

Food 绿豆

■属性：味甘，性凉

功效 含有淀粉、蛋白质、脂肪、烟酸、维生素A、维生素B$_1$、维生素B$_2$以及钙、磷、铁等矿物质。除了消暑，还有中和解毒的作用，也可以缓解轻微的食物中毒或中暑、烦渴等不适。

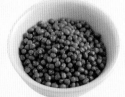

Food 黑豆

■属性：味酸、甘，性温

功效 调中下气，利水解毒，具有降血脂、抗氧化、养颜美容的效果，含多种抗氧化成分，特别是异黄酮素、花青素等含量丰富。

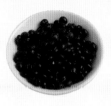

Food 香菇

■属性：味甘，性平

功效 香菇含有蛋白质、多糖类、核酸及维生素D，能补气养身、益脾养胃、降低血糖、提升免疫力。

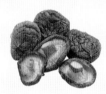

Food 豆腐

■属性：味甘、咸，性寒

功效 主原料是黄豆，含植物蛋白质、人体必需氨基酸、卵磷脂及大豆寡糖，能提高脑细胞活性、促进肠道蠕动、生津润燥，还可消胀除滞，帮助清理肠胃。

Food 金针菜

■属性：味甘，性凉

功效 对女性有补血、改善膀胱结石的效果，可用于头晕耳鸣、咽喉痛、吐血等的辅助治疗，有利尿、消肿、消炎、解热、止痛的作用。

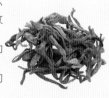

药膳药材图典

Herbs 人参

■属性：味甘、微苦，性温

功效 人参能补元气，益智安神，调节中枢神经系统的运作平衡，加强细胞抗氧化能力，并有降低血糖及增强性激素的作用，对于调节胆固醇代谢、抑制血小板聚集、降血脂等皆有一定的疗效。

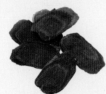

Herbs 花旗参

■属性：味苦、微甘，性凉

功效 花旗参又称西洋参，能补肺降火、养胃生津，可用于治疗肺阴不足、虚热喘咳、咯血或热病伤阴等病症。对于呼吸道及肺部有补气生津的功效，并可缓解脑部疲劳，帮助体力恢复，既清热又健脑，对于提升免疫力效果更佳。

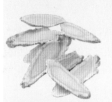

Herbs 山楂

■属性：味酸甘，性微温

功效 能活血化淤，可以防治消化不良、改善食欲不振等。山楂所含的脂肪酸可以促进脂肪的分解，令食物易消化吸收。

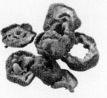

Herbs 五味子

■属性：味酸，性温

功效 五味子可治五脏虚弱所致的一些病症，具有收敛肺气的效果，对于久咳不愈、干咳声哑、气短喘息等症也有舒缓的作用。

Herbs 百合

■属性：味甘、微苦，性微寒

功效 百合能调节免疫功能、润肺止咳，对干咳、咽喉燥痛有舒缓作用，还可养阴润肺、清心安神、平喘消痰。

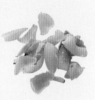

Herbs 川芎

■属性：味辛，性温

功效 川芎能活血、疏通血络、养新血、止痛、化淤、抑制血小板聚集，而且具有补养和润泽肝脏的效用。

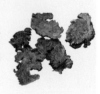

Herbs 冬虫夏草

■属性：味甘，性平

功效 可增强身体免疫力，改善体质，有效填补精气不足，延缓老化，还具有补肺定喘、止血化痰的功效。

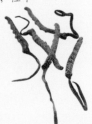

Herbs 甘草

■属性：味甘，性平

功效 甘草味道甘甜，本身无毒但能清热解毒、抗菌消炎，具有排毒的功效，可缓解肠胃及十二指肠溃疡，并且增加身体的抗病能力。在各种病毒活力旺盛的夏季里，常饮用甘草熬成的甘草水，不但可增强免疫力，还可抵抗病毒侵扰，预防感染，常保健康。

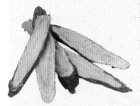

Herbs 枸杞子

■属性：味甘，性平

功效 枸杞具有降血糖、降低胆固醇的功效，并可促进血液循环和造血功能，防止动脉硬化，预防肝脏内脂肪的堆积，同时也可促进机体的新陈代谢，提升免疫功能。

Herbs 金银花

■属性：味甘性寒

功效 具有清热、解毒、促进血液循环之效，内含木樨草黄素、肌醇、鞣酸等物质，对葡萄球菌、结核杆菌、伤寒杆菌、溶血性链球菌、肺炎球菌等有强力抑制作用。

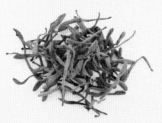

Herbs 红枣

■属性：味甘，性温

功效 红枣被誉为天然的维生素丸，是增加人体免疫力、抗衰老的补品，具有滋润心肺、止咳、补养五脏的功效。

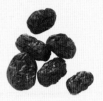

Herbs 制首乌

■属性：味苦、甘、涩，性微温

功效 制首乌具有滋补调养作用，尤其在滋养肝脏、补养气血方面有显著功效，可以增强肝脏疏泄体内毒素的功能。

Herbs 三七

■属性：味甘、微苦，性微温

功效 三七即田七，又叫三七，可以使气血运行更加顺畅，平衡内分泌，而且还有润滑、镇静肌肤的功效，适量摄取有助机体排出废物。

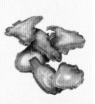

Herbs 黄芪

■属性：味甘，性微温

功效 黄芪对免疫功能帮助大，可增强免疫力，有效改善气虚症状，降低血糖，提高白细胞针对病毒产生干扰素的功能，避免感冒病毒的侵入。

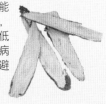

Herbs 党参

■属性：味酸、甘，性温

功效 党参除补气之外，具有活血、滋阴强身功效，补而不燥。经常饮用党参茶可滋润养颜、生津降火，对保护肝肾及心脏功能也有效。

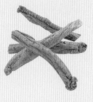

Herbs 参须

■属性：味苦、微甘，性凉

功效 参须补气活血、滋阴养身，而且补而不燥，因此被广泛运用。另外，参须改善内分泌、新陈代谢、循环系统及消化系统的作用更佳。

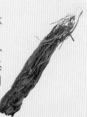

Herbs 莲子

■属性：味甘，性平

功效 莲子有助于补脾健胃，对脾胃虚寒、经常腹泻且容易疲倦的人具有一定食疗功效，而且能养心神、润肺肾，具有滋补元气、去热止咳的功效。

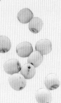

Herbs 雪蛤

■属性：味甘咸，性温

功效 雪蛤又叫哈士蟆，主要成分为蛋白质，养颜美容的功效是其最大特色。除此之外，雪蛤可养肺补肾，增补元气，还能增加抵抗力并预防感冒。雪蛤属于温性的食材，需要长期的吸收转化，逐渐增强体力，十分适合育龄妇女在冬季滋补食用，可有效改善更年期妇女的心悸与自主神经失调等症状。

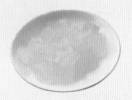

Herbs 茯苓

■属性：味甘，性平

功效 茯苓具有健脾的作用，可改善脾虚而产生的痰湿症状，能泻能补，因此对于脾虚不适所引起的水肿、小便不顺尤其适宜。

Herbs 怀山

■属性：味甘，性平

功效 怀山即干山药，有补脾胃、益肺肾、止咳去痰、收敛虚汗等作用，多吃可改善虚弱体质、促进激素分泌，并促进新陈代谢、增进细胞修复功能，对于提高免疫力有极大帮助。

Herbs 灵芝

■属性：味辛甘、性温

功效 灵芝能促进人体细胞生长，增加抗体，对神经系统有镇定、镇痛作用，还具有活化细胞、加强新陈代谢、强化身体免疫力的作用。

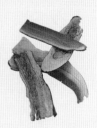

Herbs 陈皮

■属性：味辛、苦，性温

功效 陈皮又名橘皮、广陈皮，能够止咳化痰、健脾润肺、调理气血运行，有健胃整肠、助消化及化痰作用。

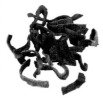

Herbs 当归

■属性：味辛甘，性温

功效 当归具有调经止痛、补血行血、润泽肌肤等功效，是妇科常用的良药，对体弱虚寒女性有温和滋补的作用。

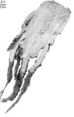

Herbs 薏米

■属性：性微寒，味甘

功效 可清热排毒，加速人体新陈代谢和血液循环，而且可以分解蛋白质酶，软化皮肤的角质层，让肌肤更显光滑有弹性。

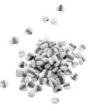

Herbs 罗汉果

■属性：味甘，性凉

功效 含大量维生素、矿物质，具有净化血液效果，可用来治疗喉痛、声带沙哑及咳嗽，具有润肺、清血，止咳化痰等功效。

Herbs 柴胡

■属性：味甘，性微寒

功效 柴胡有清热及疏解肝胆郁结的功效，发表退热，善治邪在足少阳胆经、往来寒热、外感高热及疟疾寒热等；能疏肝解郁、升举清阳，有助元气提升。

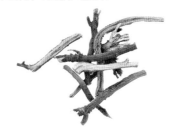

Herbs 黑枣

■属性：味甘，性温

功效 黑枣具有养胃健脾、补血壮神、益气生津、保护肝脏、提高免疫功能、降胆固醇等功效。黑枣排骨汤可补肾添髓、强壮筋骨、补肾益气并生津。

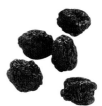

Herbs 桂枝

■属性：味辛、甘，性温

功效 有助发汗，温暖肠胃、促进血液循环，有散寒解表、温经止痛、助阳化气的功能，用于外感风寒、发热恶寒、寒湿痹痛、经闭腹痛、痛经、癥瘕结块、胸痹疼痛、心悸、痰饮咳喘以及小便不利等。

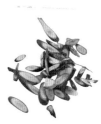

活用药膳　吃出健康
药膳是药材与食物的一种巧妙结合，两者一起食用，
让身体得到疗效又可吸取食物中的营养精华，
美味又保健养生，真是一举两得！
本书列举八大单元，细分各类现代人常见的病症，
一一介绍并对症推荐药膳，让您活用药膳，吃出健康！

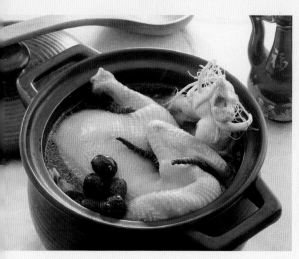

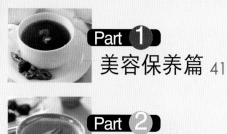
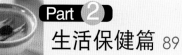

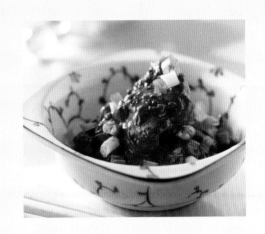

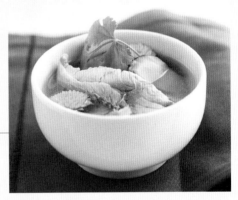

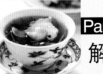

美味药膳
打造元气满分

中国人在进补时，会考虑到春、夏、秋、冬四季，五脏六腑随季节不同而发生的变化，将药草和食物一同食用，让身体既可以得到药物的治疗又吸取食物中的营养精华，故药膳得以流传，有些还成为人们日常生活饮食的一部分，如药炖排骨、当归鸭等。

从5000前神农氏尝百草的历史故事开始，我们就逐渐发展出药食同源的观念。平常利用随手可得的食材，加以调配后，做成具有药效的美食，不仅满足口腹之欲，也达到强身、保健的双重效果。尤其是近几年在强调自然、追求健康的风潮下，这种食补的观念更深入每个家庭。

其实，营养与体质的关系，主要表现在饮食的营养结构不同，会影响体质。不同的体质需要不同的饮食营养结构，适当的营养可以强化体质，维护身体健康，而不当的饮食方式会导致不良体质的形成及疾病的产生。

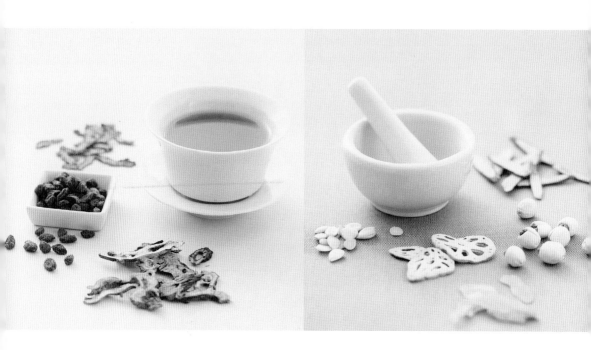

药食同源养生观念

从营养学的角度来看，能量主要来自饮食，尤其是来自于食物中的糖类、脂肪和蛋白质。不同体质对能量、营养素的需要也不尽相同。

传统中药在养生保健方面，比较着重于通过全身五脏六腑气血的相辅相成来达到养生保健及预防疾病的目的，其临床功效早已受到各界的重视与肯定。我们的祖先便以春升、夏长、秋收、冬藏来作为四季药膳配置的原则。冬去春来，到了春季，人体较虚，旧疾较易复发，应该要以养肝补肾，升补气血为主；到了炎夏，气血旺盛，应以心平气和、气血通畅为宜；夏去秋来，秋高气爽，应以调养肺气，清肺、润肺为守；秋去冬来，气候寒冷，应祛寒助阳、补肾固气，为来年保持体内旺盛的精力。

在中国人预防保健的观念中，药食同源扮演着很重要的角色，因此每逢季节交替，中国人会通过进补让身体适应季节的变化。从西医角度来看进补，只要在日常生活饮食中做到饮食均衡，就毋须太刻意摄取某种维生素。

对症下药吃出健康

中医治病时很注重病人所吃的食物，认为食物与中药具有相同的性质与特性，跟治病有密切的关联。因此，有很多中药是药食同源：一方面是食物，可视为药引来加以使用；另一方面兼有保健的性质。

药膳并非每个人都可以食用，除了要评估每个人的体质和健康状况外，还要了解有无潜在的疾病，才能对症下药。如果想要在家自己做药膳，最好多了解各种药材的属性，并搭配适宜的食物，才能让自己吃出健康。

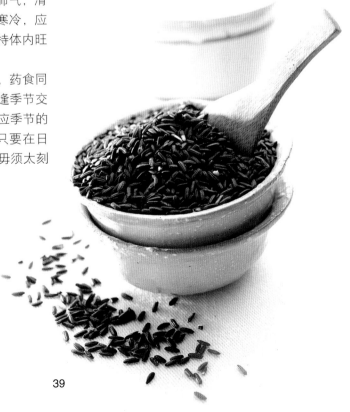

食疗与五脏的关系

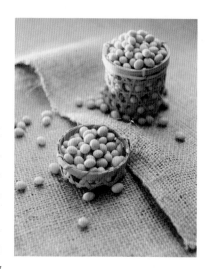

人体常因外在人、事、物、环境影响，产生各种刺激，致使经脉穴位不够通畅。经络系统连系着人体的五脏六腑、四肢百骸，并直接与大脑皮层相通。每条经脉上有很多穴位，如同加压站，辅助心脏将气血输送全身运行。穴位由微动脉、微静脉、微神经所构成，且分深穴位（连接骨骼、皮肤）、浅穴位（连接肌肉、皮肤）。疏通经络，就可以快速消除疼痛，促进血液循环，增强各组织细胞的再生与代谢作用，提高免疫功能，达到祛邪、治病、强身的目的。依据中医的说法，每个内脏器官间都有经脉连系，食物的治疗必须通过经脉的传递，才能发挥它的功效，这个过程就叫做归经。

中医又将食物分为五味，分别为酸、甜、苦、辣、咸5种味道。食物被消化后，酸味为肝胆所吸收，苦味为心脏、小肠所吸收，甜味为脾、胃所吸收，辣味为肺、大肠所吸收，咸味为肾脏、膀胱所吸收，既各种不同性质的食物进入体内后，分别为各个器官所吸收。养分不足或过多都会引起内脏器官的疾病。酸多伤肝，苦多伤心，甜多伤胃，辣多伤肺，咸多伤肾，例如喜欢吃甜食的人，消化器官（脾、胃）往往都比较衰弱。

■不同时段的五脏运行功能

序号	项目 时间	功能
1	7~9点	小肠吸收时刻，吃早餐的最佳时机
2	9~11点	体内淋巴进行排毒
3	11~13点	肝脏进行排毒
4	13~15点	胆进行排毒
5	15~17点	心脏进行排毒
6	17~19点	大肠进行排毒

另外，精神上的喜、怒、忧、思、悲、惊、恐七情会影响身体的状态。例如喜多伤心，怒多伤肝，悲哀多伤肺，恐惧多伤肾，思虑多伤脾。

美容保养篇

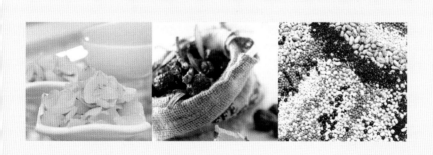

美白

一般的保养品及美容药品经由局部皮肤涂抹之后，不太容易渗透到深层皮肤。超声波美白的原理，是利用高频率振动，使皮肤表皮细胞间隙扩大，让美容保养成分可以进入皮肤较深层的部分，且由于振动时会产生微温，也可加速血液循环。左旋维生素C有优秀的抗氧化作用，能还原黑色素，达到美白的目的，通过超声波美白的方式，能直接渗透至皮肤深层，达到改善肤色的效果。这些皆为外在的保养，若与内在饮食上的调理双管齐下，效果将更为显著。

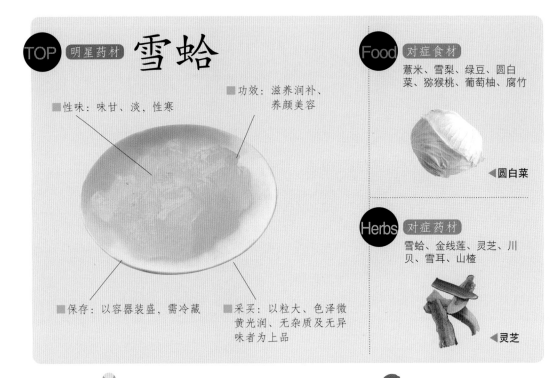

TOP 明星药材 **雪蛤**

■性味：味甘、淡，性寒

■功效：滋养润补、养颜美容

■保存：以容器装盛，需冷藏

■采买：以粒大、色泽微黄光润、无杂质及无异味者为上品

Food 对症食材
薏米、雪梨、绿豆、圆白菜、猕猴桃、葡萄柚、腐竹

◀圆白菜

Herbs 对症药材
雪蛤、金线莲、灵芝、川贝、雪耳、山楂

◀灵芝

中医师的话

中医认为肤质是否白净、肤色是否均匀都可从内在调养。体内脏腑的精气充足时，肤色自然丰润美白；气血淤滞、精力不足的人，当然肤色枯槁或面黄如蜡。除了选择外在治疗和内在调理之外，生活作息正常、不抽烟、不熬夜，正确且持续的防晒工作也是维持洁白皮肤的必要条件。多吃含丰富维生素C的蔬果，如柠檬、番茄、番石榴、橙子、山楂、新鲜绿叶蔬菜等，都是美白的好方法。

营养师的话

要拥有好的皮肤，必须从饮食中着手。平常饮食尽量清淡，避免食用油炸食品和零食，可以防止青春痘。尽量多吃含有丰富膳食纤维的蔬菜和水果，可以减少有害物质的吸收和积累，减少便秘，以免便秘让肌肤暗沉，没有光泽。此外，水果含有丰富的维生素C，可以淡化斑点、美白肌肤，因此，每天最少摄取两份富含维生素C的水果(如柠檬、橙子、猕猴桃、葡萄柚等)，才能达到足够的维生素C摄取量。

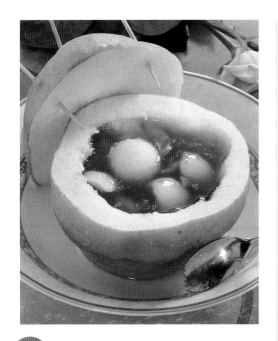

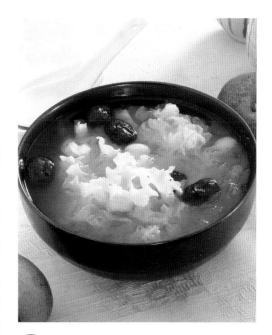

Point 美肌除斑＋靓白洁肤

Point 暖胃润肺＋止咳化痰

川贝煨雪梨

银耳炖雪蛤

〔药膳功效〕

　　川贝煨雪梨可清洁血液，并具有清热散淤、生津润肺的作用，可使肌肤柔嫩、白里透红。

▓材料
雪梨1个
▓药材
川贝粉4克
▓调味料
冰糖1/2大匙

▓做法
❶ 雪梨洗净，横切下上方1/5的果蒂部分，以挖球器挖出果肉，将核切除备用。
❷ 放入果肉，加入川贝粉及冰糖，再以牙签固定，放入炖盅，移入蒸锅中蒸50分钟，取出即可。

〔药膳功效〕

　　雪蛤可养肺补肾，增补元气，还能提升免疫力、预防感冒；而银耳有保养肺部、美化肌肤的功效，可辅助治疗咳嗽，也适合体质虚弱的人食用，以补养元气；莲子则含大量淀粉与钙、磷、钾等矿物质，能滋补元气、去热止咳。

▓药材
发好的雪蛤20克，银耳110克，莲子、红枣各75克
▓调味料
冰糖200克

▓做法
❶ 红枣、莲子洗净，银耳泡水，撕小朵备用。
❷ 容器中倒入1600毫升沸水，加入所有药材及冰糖，移入蒸锅中，隔水蒸炖1小时即可。

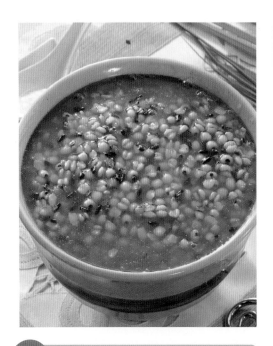

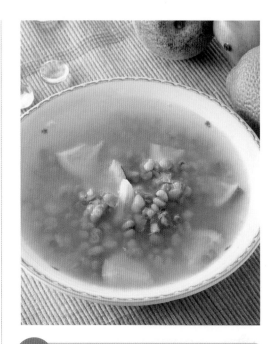

Point 滋润肌肤＋净白抗皱

Point 润肤美白＋调理体质

紫米薏米养生粥

柠檬薏米汤

〔药膳功效〕

糙米、薏米、紫米均含有丰富的维生素E与水溶性膳食纤维，能促进肌肤的新陈代谢，并具有滋润及美白肌肤的作用。

▓材料
糙米、薏米、紫米各180克
▓调味料
果糖2～3大匙

▓做法
❶ 将糙米、薏米、紫米洗净，泡水2小时，捞出备用。
❷ 所有材料放入锅中，加入3杯水煮开，转小火边搅拌边熬煮30分钟，加入果糖调味即可食用。

〔药膳功效〕

夏天阳光炽烈，防晒工作非常重要。除此之外，这个季节不妨多准备些美容汤饮，内外兼施，帮助自己美白一夏。柠檬薏米汤就是一道物美价廉的美容汤饮。

▓材料
柠檬1个，绿豆1/4杯，薏米220克
▓药材
金线莲12克，灵芝18克（用布包起来）

▓做法
❶ 薏米、绿豆洗净，泡水20分钟；药材洗净；柠檬洗净，剖开、切片。
❷ 绿豆、薏米、药材包放入锅中，加1000毫升清水煮沸，煮到薏米、绿豆绽开约30分钟，将药材包捞出，再加入柠檬片浸泡即可。

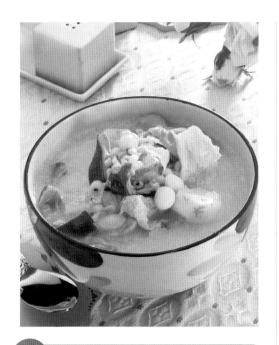

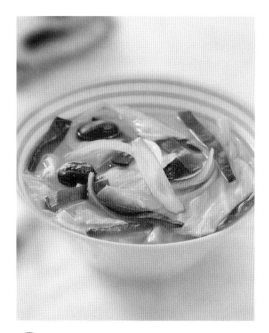

Point 开胃明目＋洁肤养颜

Point 预防骨质疏松症＋改善贫血

马蹄腐竹猪肚汤

圆白菜黄芪红枣汤

药膳功效

　　腐竹含丰富蛋白质，可滋润皮肤、美白，并含有异黄酮，具有防癌的功效。马蹄性寒味甘，具有除胸中闷热、益气、开胃、明耳目的作用。

药膳功效

　　圆白菜含维生素C、维生素K和钾，能促进新陈代谢、修补肠壁黏膜、保护肠胃、预防十二指肠溃疡和胃溃疡，还有美白养颜、改善贫血、预防骨质疏松症等作用。

材料
猪肚1个，白菜110克，姜3片，马蹄230克，腐竹3片

调味料
白胡椒粉1大匙，盐1/2小匙

做法

❶ 猪肚洗净，放入大碗中，加入适量盐抓匀腌10分钟，取出，放入沸水中，加姜片汆烫约5分钟，捞出，翻面洗净备用。

❷ 马蹄去皮洗净；腐竹泡温水20分钟，洗净；白菜洗净，切小片备用。

❸ 煲锅中倒入1800毫升水，以大火煮开，加入所有材料及白胡椒粉，以中火煲2小时，捞出猪肚、切长块，再放回继续煲3分钟，最后加入盐调味即可。

材料
圆白菜300克，洋葱1个，胡萝卜150克，黑木耳5克，鸡骨架225克

药材
黄芪35克，红枣10粒

调味料
米酒1大匙，盐1/2小匙

做法

❶ 鸡骨架、红枣、黄芪放入锅中，加水熬煮半小时成高汤，捞出材料，汤汁留着备用。

❷ 洋葱去皮，切成细丝；胡萝卜去皮，切片；黑木耳洗净，切成宽条状；圆白菜洗净，切块备用。

❸ 所有蔬菜加入高汤中煮10分钟至熟软，加入调味料调匀即可。

美肤润色

要拥有容光焕发的好肤质，多数皮肤科医生及保养专家都会强调足够的睡眠是很重要的，还要搭配均衡的营养，尤其是每天摄取5种蔬果，可以让身体摄取到抗氧化营养素如维生素A、维生素C、多酚类化合物等，可以提高皮肤的自我保护能力，蔬果中的钾、镁等矿物质还可以预防皮肤发炎。此外，适当地清理皮肤，搭配合适的保养品，才能让肌肤更有光泽。当然，出门还是要做好防晒的工作，才能防止肌肤老化、预防黑斑形成。

TOP 明星食材 木瓜

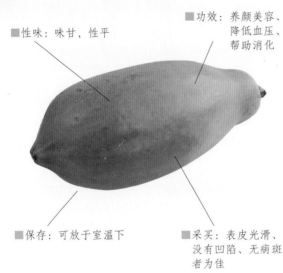

- 性味：味甘，性平
- 功效：养颜美容、降低血压、帮助消化
- 保存：可放于室温下
- 采买：表皮光滑、没有凹陷、无病斑者为佳

Food 对症食材

冬瓜、木瓜、芦笋、山楂、菠萝、芝麻、竹荪、鲢鱼、牛奶、西芹

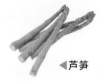

◀芦笋

Herbs 对症药材

玉竹、山药、黑枣、白木耳、西洋参、阿胶、玫瑰花、茉莉花、紫罗兰、莲子、薏米、芡实

◀黑枣

中医师的话

中医认为皮肤健美与心、肝、脾、肺、肾等脏腑生理活动的协调密切相关，认为皮肤缺陷，是在七情失调、脏腑气机紊乱的内因基础上，复感风、湿、热、燥、虫等外邪侵袭所致。此外，皮肤过早老化主要与气虚血淤、气血失衡有关。了解皮肤衰老的原因，运用食疗、药膳润肤美容的保健方法，可有效防止或延缓皮肤的老化。

营养师的话

摄取足够的热量和蛋白质，可以防止皮肤松弛；当必需脂肪酸缺乏时，皮肤会干燥失去光泽。另外，摄取足够的水分也很重要，因为水分的摄取与皮肤的光泽和弹性有关，并且能活化肌肤的功能，协助废物的排除。其实肌肤健康最重要的物质是维生素A、维生素C、维生素E。缺乏维生素A会使皮肤组织粗糙干裂，表皮层损伤剥落。动物肝脏、胡萝卜、南瓜、甘薯、绿色蔬菜等都是富含维生素A的食物。另外，富含维生素C的水果也有利于肌肤美白。

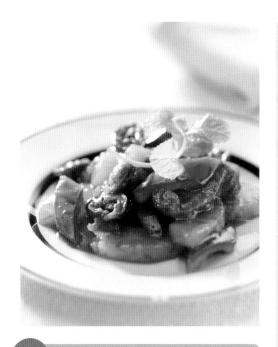

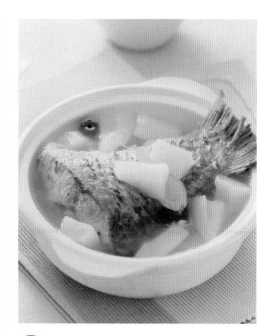

Point 抗老防衰＋养颜美容

Point 滋润皮肤＋减少皱纹

山楂糖醋咕咾肉

青木瓜老姜煲鲢鱼尾

药膳功效

山楂及菠萝同煮，可活化细胞组织，促进新陈代谢，使人保持年轻活力，并具有养颜美容的效果。

药膳功效

鲢鱼尾对健脑、净化血液、降低胆固醇等极有帮助，它还含有丰富的骨胶原，与青木瓜中大量的蛋白质酶配合，能滋润皮肤，防止皮肤、骨骼、眼睛的老化。

材料
猪里脊肉150克，菠萝60克，青、黄、红甜椒各35克，葱段20克，清水250毫升
药材
山楂18克，三七15克，西洋参15克
调味料
A料：白醋15克，糖30克，番茄汁75毫升
B料：淀粉50克，蛋汁1小碗

材料
青木瓜600克，鲢鱼尾650克，老姜片100克，白胡椒15克，清水2500毫升
药材
红枣10粒
调味料
盐1小匙，鲜鸡粉1/2小匙，米酒1大匙

做法
❶ 药材过滤洗净，加250毫升水以中大火煎煮10分钟，把药汁过滤出来备用。
❷ 青、黄、红甜椒洗净，与菠萝均切成片状；里脊肉洗净切成厚片，加入B料略腌10分钟后，放入油锅中炸熟、捞起。
❸ 锅中留下1大匙油烧热，放入里脊肉，青椒、黄椒、红甜椒、药汁、A料、菠萝片及葱段，略炒即可盛盘。

做法
❶ 青木瓜去皮及籽，切块备用；红枣以温水泡软，捞出后备用。
❷ 鲢鱼尾去鳞、洗净，煎至金黄色，捞出；老姜片以热油炸至金黄色后捞出。
❸ 煲锅中倒入清水煮沸，加入青木瓜、白胡椒、红枣以大火煮沸，改小火煮约20分钟，加入老姜及鲢鱼尾以大火煮约15分钟，加入调味料即可。

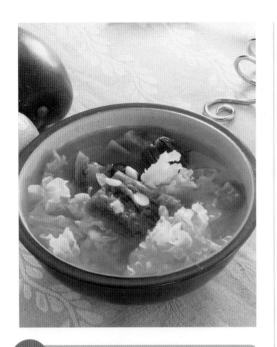

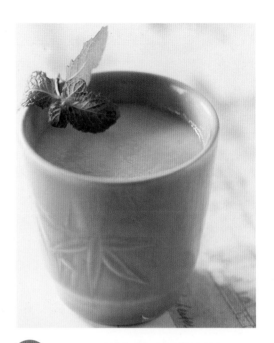

Point 去咳清热＋滋润养颜

杏枣炖木瓜

(药膳功效)

此道药膳别有一番风味，可舒缓喉咙干痒，另外，还能使皮肤滋润，美容养颜。木瓜能有效抗衰老，清理肠胃，有整肠的效果；西洋参则有养阴润肺的功效。

▓**材料**
木瓜半个

▓**药材**
银耳20克，北杏20克，蜜枣10粒，枸杞子25克，西洋参12克

▓**调味料**
冰糖适量。

▓**做法**
❶ 木瓜洗净，去皮，切块备用。
❷ 药材洗净备用。
❸ 容器中倒入1500毫升沸水，加入所有材料、药材及冰糖，移入蒸锅中，隔水蒸炖40～90分钟即可。

Point 润肤美白＋改善体质

姜汁双皮炖鲜奶

(药膳功效)

蛋清中的蛋白质是优良的蛋白质，含人体必需的所有氨基酸。姜汁有益脾胃、祛风寒的功效，两者合用可帮助体虚畏寒的人改善气色和体质。

▓**材料**
鸡蛋4个，牛奶120毫升，姜汁适量

▓**调味料**
冰糖少许

▓**做法**
❶ 先将蛋清及蛋黄分开，取蛋清备用。
❷ 将4个蛋清打匀，加入牛奶、姜汁及冰糖，顺时针方向搅打约5分钟。
❸ 放入电锅内，蒸15分钟，成凝固状即可。

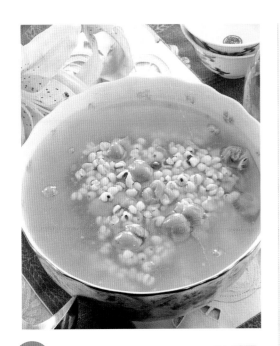

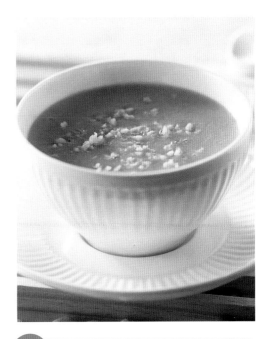

Point 安神除烦＋红润肤色

莲子薏米汤

药膳功效

　　薏米、芡实、蜂蜜均有滋润作用，所以此汤极具滋养皮肤的功效，加上龙眼干能益脾胃、保心血、润五脏，莲子清心除烦，更能增加皮肤的自然红润。

药材
莲子150克，薏米100克，芡实50克，龙眼干30克
调味料
蜂蜜1～2大匙

做法
❶ 龙眼干洗净备用。
❷ 莲子、薏米、芡实均洗净，分别泡水30分钟，放入锅中加入适量水，以中小火熬煮1小时，再加入龙眼干煮约2分钟，最后加入蜂蜜调味即可。

Point 亮丽白皙＋养颜美容

花生露

药膳功效

　　花生营养丰富，含有蛋白质、脂肪、粗纤维、钙、磷等多种成分，并含有十多种人体必需的氨基酸及儿茶素，对抗衰老、美容养颜有很大的功效。

材料
生花生150克，花生酱少许，水淀粉适量，牛奶1/2杯，水1200毫升
调味料
糖适量

做法
❶ 先将生花生炸熟成金黄色，磨碎成粉末状，加入适量的花生酱，搅拌均匀。
❷ 再加入水、糖及牛奶，放入锅中，加上水淀粉略为勾芡，煮成糊状即可。

注意
　　也可直接将花生酱150克用少量热开水调开，放入锅中，加热水与牛奶，以小火煮成糊状即可。

除皱保湿

冬季皮肤瘙痒又叫冬季湿疹，通常发生在秋冬季节交替、温度下降时，主要是因为冬天气温和湿度降低，皮脂及汗水分泌减少，造成表皮含水度降低，引起皮肤干燥、龟裂甚至脱皮、发炎。如果气候温和时，这种情形还不会太严重，一旦遇到低温季节，皮肤血管收缩，会使局部血液循环不良，进而使皮脂及汗水分泌减少，皮肤干燥便易发痒、发炎。通常健康皮肤表面有一层微酸性保护膜，可避免水分流失，抑制细菌，保护皮肤免受环境污染和各种刺激物质入侵。

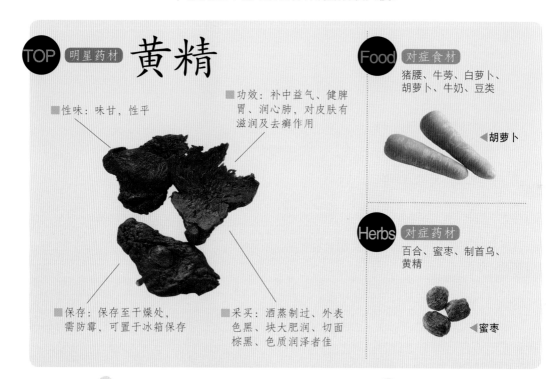

TOP 明星药材 黄精

■性味：味甘，性平

■功效：补中益气、健脾胃、润心肺，对皮肤有滋润及去癣作用

■保存：保存至干燥处，需防霉，可置于冰箱保存

■采买：酒蒸制过、外表色黑、块大肥润、切面棕黑、色质润泽者佳

Food 对症食材

猪腰、牛蒡、白萝卜、胡萝卜、牛奶、豆类

◀胡萝卜

Herbs 对症药材

百合、蜜枣、制首乌、黄精

◀蜜枣

中医师的话

皮肤的好坏与人体的五脏六腑有直接的关系，五脏六腑气血的盛衰，直接关系到面容与身体皮肤的荣枯。气血对于人体各脏腑组织有着防御、营养和滋润的作用。气血旺盛的话，面色就会较红润，肌肉较丰满，皮肤较光滑，毛发也会乌黑亮丽与浓密。平时饮食的调理以及使用药膳滋补，都有助于改善皮肤老化的问题，帮助维持肌肤的弹性与光泽。

营养师的话

维生素A、维生素B_2以及维生素B_6，均是与维持皮肤健康有关的重要维生素。维生素A可以维持皮肤完整性，预防皮肤干燥产生鳞屑。而缺乏维生素B_2时，会出现口角乳白、口唇皮肤开裂、脱屑及色素沉着。富含维生素B_2的食物有肝、蛋、牛奶等。另一方面，维生素B_6与皮肤炎有关，缺乏时会引起口唇炎、脂溢性皮肤炎、口内炎以及过敏性反应，如发痒浮肿的荨麻疹及湿疹等。植物中，全麦、糙米、豆类及坚果类均是维生素B_6的良好饮食来源。

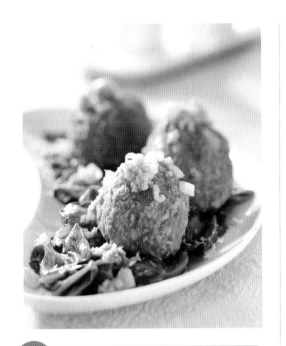

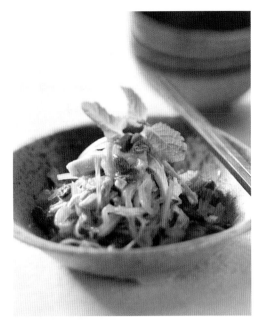

Point 增强体力＋开胃助消化

花旗参烧狮子头

【药膳功效】

　　此道菜健脾生津，具有滋润皮肤、滋阴补气和增强体力的功效，并且可以强化免疫系统。

▓材料
猪肉110克，蒜泥1大匙，豌豆苗40克，蛋黄1个，葱末1小匙

▓药材
花旗参30克

▓调味料
陈醋37.5克，香油、鲜鸡粉各1/2大匙，糖1小匙，蚝油、酱油各1大匙，清水450克，淀粉适量

▓做法
❶ 花旗参、猪肉皆切碎，加入蛋黄及淀粉，以手搅拌至起胶质，分别搓成4个球状，再撒上适量淀粉，放入热油中炸熟，取出；豌豆苗洗净、略炒后放入盘中。
❷ 锅中放入1大匙油烧热，爆香蒜泥，放入清水、其他调味料及猪肉丸略拌，盖上锅盖，以慢火煮1～2分钟，取出，放在豌豆苗上，撒上葱末即可。

Point 加强代谢＋调节免疫功能

当归凉拌鸡丝

【药膳功效】

　　这道药膳能促进血液循环，滋润皮肤，调节免疫系统，温补效果极佳。

▓材料
鸡胸肉150克，海蜇皮丝75克，西芹75克，胡萝卜丝适量

▓药材
当归25克，枸杞子23克，金线莲15克，参须20克（后两种用布包起来）

▓调味料
A料：冰糖75克，酱油110毫升
B料：蚝油1/2大匙，砂糖1小匙，香油1大匙

▓做法
❶ 鸡胸肉放入沸水中氽烫约3分钟，捞起备用；西芹洗净，切丝；海蜇皮丝泡水洗净，放入沸水中氽烫，捞出备用。
❷ 药材洗净后放入锅中，加入3碗清水，以小火煮约15分钟，加入鸡胸肉及A料，续煮15分钟，将鸡肉捞起，待凉切丝，再拌入西芹丝、胡萝卜丝、B料、煮过的枸杞子及海蜇皮丝即可食用。

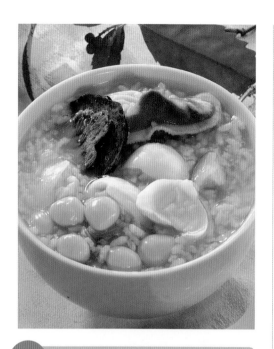

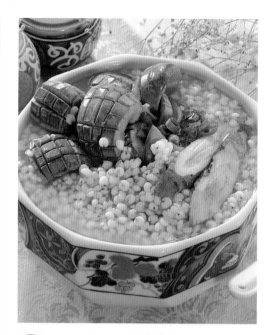

Point 补血养肝＋焕采活肤

润肤药膳粥

药膳功效

　　多食用此粥可以改善皮肤因干燥而引起的发痒、发炎症状，并具有补血及养肝作用，增加皮肤光泽并滋润皮肤，血压低的人可不加白果。

■材料
糙米1杯
■药材
制首乌、黄精各19克，百合11克，白果8克，红枣10粒
■调味料
蜂蜜1大匙

■做法
❶ 制首乌、黄精均洗净，放入纱布袋中包好；糙米、百合、白果、红枣均洗净备用。
❷ 所有材料及药材放入锅中，加入10杯水煮至米烂，熄火，捞出药材包，待凉加入蜂蜜调味，即可食用。

Point 修护五脏＋柔润肌肤

猪腰薏米粥

药膳功效

　　猪腰是很好的女性调养食品，适合女性坐月子或经期时食用，对体内器官具有修护作用，平常食用也有保养功效，搭配薏米更能增加皮肤柔润光滑。

■材料
猪腰1/2副，香菇3朵，葱1根
■药材
薏米225克，黄芪4克
■调味料
盐1小匙，米酒1大匙

■做法
❶ 薏米洗净，泡水一夜；香菇洗净，去蒂，泡水，香菇水留下；葱洗净，切末备用。
❷ 猪腰洗净，去除白膜，先切花，再切片，放入沸水中氽烫，捞出备用。
❸ 薏米、香菇放入锅中，加入香菇水及2杯水煮至米熟，再加入黄芪煮至入味，最后加入猪腰及调味料略煮，撒上葱末即可。

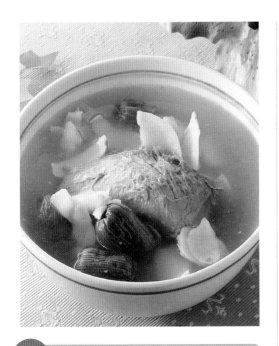

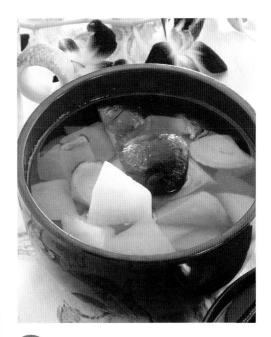

Point 清热润燥＋安神止咳

Point 清热解毒＋明亮肤色

百合蜜枣煲猪腱

牛蒡萝卜汤

【药膳功效】

此汤具有滋润养颜、润肺生津的功效，尤其经过1～2小时的煲煮，猪腱肉酥烂，蜜枣、百合的营养和鲜味尽入汤里，不但美味，而且能安神镇静、缓解压力，经常煲饮滋养身体，皮肤自然润泽光滑。

【药膳功效】

牛蒡能清热解毒；胡萝卜能增加皮肤的光泽，预防毛囊炎和皮肤炎；香菇能滋养皮肤，3种食材组合，能促进皮肤的新陈代谢，并使肌肤柔润有光泽。

■材料
猪腱220克

■材料
白萝卜、胡萝卜、牛蒡各1/2根，香菇6朵

■药材
百合35克，蜜枣6粒，广陈皮1片，西洋参15克，佛手柑15克

■调味料
盐1～2小匙

■调味料
盐少许

■做法
❶ 白萝卜、胡萝卜洗净，去皮、切块；牛蒡刷除外皮，洗净，切块；香菇洗净，去蒂，泡软，切块备用。
❷ 所有材料放入锅中，加入适量水以大火煮开，转小火继续煮1小时至熟软，再加入盐调味即可。

■做法
❶ 药材洗净，放在冷水中浸泡约20分钟，捞起备用。
❷ 猪腱放入沸水中氽烫，去腥味及血水后，泡冷水洗净备用。
❸ 所有材料、药材和清水2000毫升一起放入汤锅中，先以大火煲沸后，改小火煲1～2小时，加盐调味即可。

去斑

当皮肤发生黑色素沉淀时，就会出现斑斑点点，在脸部常见的有雀斑、黑斑、肝斑及痣等，其中呈现片状黑色斑点时，多半是黑斑。皮肤基底层有一种色素细胞，受到各种因素影响，会激活促进黑色素形成的酶，形成斑点。常见的原因有遗传、内分泌、紫外线、皮肤清洁不足、高低温的交替变化(会使皮肤热胀冷缩，致末梢血管调适不良而产生色素沉淀)、不良保养品使皮肤受损、压力、失眠、睡眠不足、药物或放射线、皮肤太薄等，都会导致斑点产生。

TOP 明星药材 陈皮

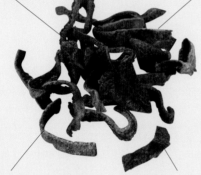

■功效：理气燥湿、健脾调中、导痰利水、促进新陈代谢

■性味：味苦辛，性温

■保存：保存至干燥处，需防霉

■采买：片大整齐，没有霉蛀、斑点者为佳

Food 对症食材

无花果、鸡爪、花生、橘子、橙子、柚子、柠檬

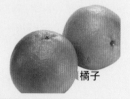

橘子

Herbs 对症药材

北沙参、玉竹、广陈皮、西洋参、枸杞子

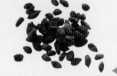

◀枸杞子

中医师的话

斑点有色泽、大小、部位的不同，中医认为此与体内脏腑功能好坏有关。总的来说，引起斑点的原因有风邪、痰饮、气血不调、血虚、肾水不足、七情内伤、肝郁气滞、肝脾不合、肺气失宣等。此时除了外用的去斑淡斑药物之外，利用饮食药膳的方法改善体质，才能杜绝新的面斑出现以及旧斑色素持续沉积。选择具有健脾化痰、祛风行滞、滋补肾水、疏肝理气的食材、药材，对于除去脸上恼人的斑点是很有帮助的。

营养师的话

维生素C是美白去斑的重要营养素，可以抑制黑色素形成，达到间接美白效果，此外，还可以促进胶原蛋白生长，让皮肤更细腻。去除脸上的斑点，平常要多食用富含维生素C的水果，如橘子、橙子、葡萄柚、柚子等。如果觉得吃水果麻烦，却又想要淡化或去除肌肤斑点，也可买富含维生素C的鲜榨果汁来喝，如柠檬汁、番石榴汁、橙汁等。

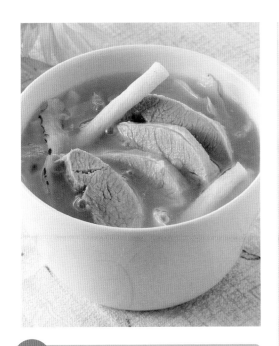

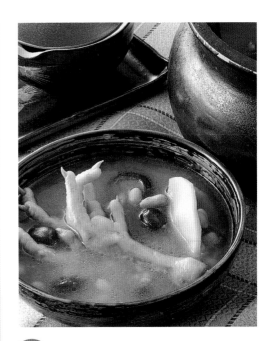

Point 美肤去斑＋抗老整肠

Point 活血养气＋润燥生津

沙参玉竹猪腱汤

冬菇凤爪汤

药膳功效

　　无花果具有滋阴健脾、益胃润肠、清热解毒的功效；北沙参能养阴清肺，益胃生津；玉竹可以养阴，润燥，除烦，止渴等。几味药材都具有滋阴、调理体质、补养身体的效果，是冬季滋养肌肤的好汤品。

材料
无花果2个，猪腱150克
药材
北沙参12克，玉竹12克，广陈皮1片，西洋参12克
调味料
盐1小匙

做法
❶ 药材洗净；无花果对半剖开，备用。
❷ 猪腱放入沸水中氽烫，捞出，用冷水洗净。
❸ 锅内倒入1700毫升清水，先用大火煲沸，再投入所有材料及药材一起煲煮1～2小时，加盐调味即可。

药膳功效

　　冬菇补气血，适合气虚头晕、贫血或抵抗力差、年老体弱者食用。花生衣有非常好的止血功效，煲汤时不要剥掉花生衣。平日多喝此汤可防止淤斑，并让旧有的淤斑尽快褪去。

材料
鸡爪15只，花生、饭豆各120克，冬菇10朵，鲍鱼片4片
药材
红枣6粒
调味料
盐1小匙

做法
❶ 鸡爪洗净，放入沸水中氽烫，去除泡沫及血水后，捞出以冷水洗净；红枣洗净。
❷ 花生、饭豆洗净，浸泡至软；冬菇洗净，泡软、去蒂；鲍鱼片洗净、泡软备用。
❸ 锅中倒入1800毫升水烧开，放入全部材料及药材大火煲沸，改中小火煲3小时，至花生、饭豆、鸡爪熟透后，加盐调味即可。

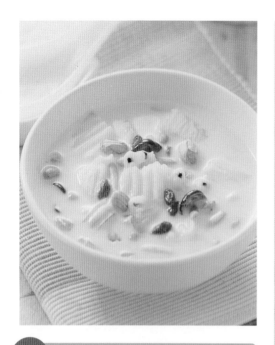

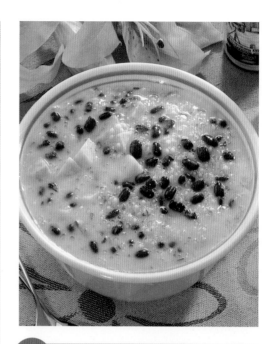

Point 清热利尿＋美白养颜

Point 保肝排毒＋除斑美肌

山药薏米牛奶锅

红豆西米奶露

药膳功效

牛奶富含蛋白质，营养价值很高，对人体有特殊的调节作用；山药以及薏米则有清热利尿、养颜美白的效果。

药膳功效

红豆补血、增强肝脏功能，可消除因气血不顺而造成的脸色苍白，并帮助排除毒素与有害黑色素。

材料
山药100克，花生仁30克，薏米30克，牛奶6～7杯，滑子蘑50克
药材
黄芪2片，枸杞子1/2大匙
调味料
盐2小匙，糖1小匙

材料
红豆、芋头、西米各150克，牛奶1杯
调味料
果糖1～2大匙，水淀粉1大匙

做法
① 山药去皮，切成片；花生仁、滑子蘑洗净；薏米泡水、捞出备用。
② 锅中倒入牛奶和花生仁、薏米煮至花生仁软化，再加入山药片和药材以小火煮15分钟，最后加入滑子蘑和调味料煮匀即可。

做法
① 红豆洗净，泡水8小时，捞出，沥干水分，放入电锅中煮熟；芋头去皮，洗净，切块；西米放入沸水中煮熟捞出，泡入冷水中备用。
② 牛奶倒入锅中，加入2杯水煮开，加入芋头及红豆，以小火煮40分钟，再加入西米及果糖煮匀，最后加入水淀粉勾芡即可。

乌发

如果你有保养头发的习惯，但是头发不够健康，如头发过干、变白或易折断脱落，可能是因为身体营养不均衡所引起。与头发健康最相关的营养素，有矿物质铜、维生素A、维生素C、维生素E以及氨基酸，多摄取这些营养素，可以让枯黄偏白的头发获得重生。食用黑豆和黑芝麻可以增加头发光泽，黑豆含有丰富的蛋白质和维生素A，黑芝麻则含有蛋白质、铁质、卵磷脂、芝麻油素等成分，具有养颜活血、乌黑头发功用，常吃有助于减少头发枯黄或变白。

TOP 明星食材 黑芝麻

■功效：滋养肝肾、润燥滑肠、乌发

■性味：味甘，性平

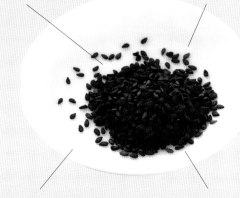

■保存：可置于室温之下，防潮

■采买：种子饱满、色泽乌黑明亮者佳

Food 对症食材

黑芝麻、乌骨鸡、苦瓜、燕麦、牛奶、黑豆、荞麦

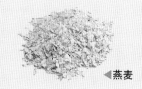

◀燕麦

Herbs 对症药材

制首乌、南枣、黄芪、枸杞子、金线莲、川芎、乌梅、三七

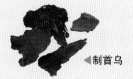

◀制首乌

 ### 中医师的话

中医认为头发为血之终端伸延，生机根源于肾。"肾藏精，精能化血"，精盛血旺，肾气充沛，则毛发润泽美丽，故有"肾，其华在发"的说法。肾精的充盈程度可直接表现在毛发的多少，年轻时体内精气血充沛，毛发自然光泽黑润茂密；而年老之后精血亏虚，毛发则开始花白枯槁、容易脱落，久病体虚亦会导致发落稀疏。若能注意补肾，多选用益精、养血的药膳食疗，可以改善头发灰白与脱落等症状。

 ### 营养师的话

蛋白质摄取不足时，会造成掉发、分岔与头发发黄的现象。适量摄取脂肪对头发的健康也很重要，尤其是一些坚果类食物，含有丰富的维生素E和必需脂肪酸，可以让头发更有光泽。摄取足够的抗压力营养素如B族维生素(全谷类食物、酵母粉、牛奶等)和维生素C(水果)，可以防止掉发和白发。此外，压力、熬夜不但威胁头发的健康，还会刺激头皮屑的产生。所以摄取足够的营养和适当缓解压力，都有益于头发和头皮的健康。

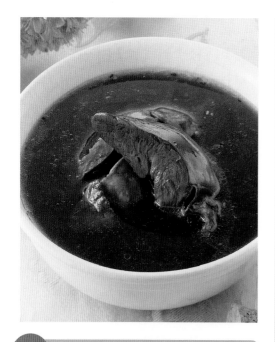

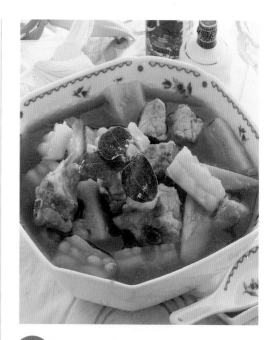

Point 乌发养颜＋润肠通便

芝麻炖猪心

药膳功效

　　黑芝麻含有卵磷脂、蛋白质、维生素E、亚油酸等，常服可让头发乌黑，补血通便。

■材料
黑芝麻12克，猪心4个
■调味料
盐适量

■做法
❶ 黑芝麻放入干锅中以小火炒香，趁温热辗碎备用。
❷ 猪心洗净，去除中心的筋膜及血块。
❸ 猪心放在大碗中，加入1000毫升清水和炒香的黑芝麻，移入电锅隔水蒸炖2小时，加入适量盐，即可取出食用。

Point 清热凉血＋滋补肝肾

金线莲排骨汤

药膳功效

　　本道药膳具有调理肝脏功能及消暑除热的功效，适合春、夏季食用，可缓解头晕及头痛，对于预防早生白发也有助益。

■材料
小排骨250克，苦瓜1/2个
■药材
黄芪18克，金线莲、制首乌各20克，川芎10克，黑枣6粒
■调味料
盐1小匙

■做法
❶ 苦瓜去籽及头尾，切块、洗净，与小排骨一起放入沸水中氽烫、捞出，再冲洗干净、沥干水分。
❷ 所有药材洗净，放入纱布袋中包好。
❸ 排骨、药材包放入锅中，倒入4杯水煮开，改小火煮30分钟。
❹ 加入苦瓜与适量的水再继续煮20分钟，捞出纱布袋，最后加入盐调味即可。

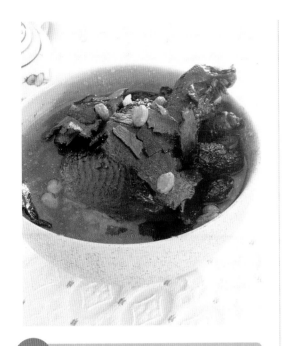

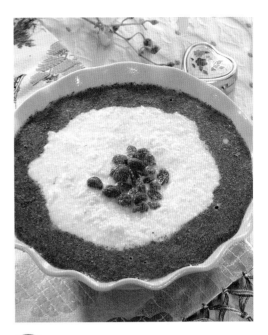

Point 调理肠胃＋降低血脂

制首乌南枣煲乌鸡

药膳功效

这道药膳可用于调肝肾、益精血，改善须发早白的现象，还有降血脂、生津活血、通经络的作用。

材料
乌骨鸡半只，姜6片

药材
制首乌30克，南枣60克，三七30克

调味料
盐适量

做法
1. 乌骨鸡切成4份，放入沸水中汆烫约3分钟，捞出，洗净，沥干；制首乌、南枣、三七洗净备用。
2. 所有材料及药材放入煲锅中，倒入1800毫升热水煮开，以中火煲1～2小时，最后加盐调味即可食用。

Point 乌发抗老＋促进代谢

燕麦芝麻糊

药膳功效

黑芝麻抗老化、乌须发，对耳鸣耳聋、须发早白、病后脱发有很好的辅助功效。食用此粥具有防止皮肤老化的作用，促进新陈代谢功能，并维持头发乌黑亮丽。

材料
黑芝麻粉5大匙，燕麦3大匙

药材
枸杞子10粒

调味料
红糖1/2大匙

做法
1. 枸杞子洗净备用。
2. 黑芝麻粉放入碗中，加入5大匙热水调匀，再加入燕麦、枸杞子搅拌均匀，冲入热水至八分满，最后加入红糖调味即可食用。

减肥

肥胖会引起很多慢性疾病，如糖尿病、高血压、高脂血症、中风等，因此维持理想体重，才能活得健康。减轻体重的方式有很多，很多人在短时间急速减重，多半是减去水分，其日后复胖的概率很高。一般而言，健康的减重方式应该以1星期内减重0.5～1千克为宜。市面上虽然有很多的减肥药，但是多多少少都会造成身体的伤害。最理想的减重方式，还是要改变生活、饮食习惯，并且搭配运动，效果才会持久。

TOP 明星药材 山楂

■性味：味甘酸，性微温

■功效：消食化积、化痰散滞、健脾、降脂降压

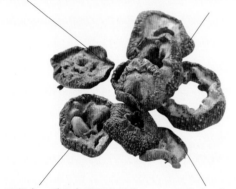

■保存：置于室温下通风处，防虫，防潮湿

■采买：身干片大、质坚肉厚、种子少、皮色红、无霉无虫蛀者佳

Food 对症食材

干贝、白萝卜、白菜、瘦肉、脱脂牛奶

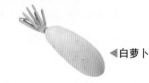

◀白萝卜

Herbs 对症药材

洛神花、枸杞子、甘菊花、山楂、乌梅

◀洛神花

中医师的话

　　造成肥胖的原因有：先天不足；饮食失节，过食肥甘厚味；久卧、久坐，活动过少，气虚气郁，使转输失调，膏脂内聚；脾气不足，不能正常化生精血、输布精微充养周身，而变生膏脂痰湿，蓄于肌肤，发为肥胖；肾气不足，不能正常化气行水，而湿浊内停，溢于肌肤，加重肥胖；长期精神紧张，内伤七情，会使脾肾气虚而肥胖。

营养师的话

　　在减重期间，身体的代谢废物增加，需要多喝水来增加废物排除的速度。血液与体质容易偏向酸性，而使新陈代谢速率变缓，容易使人感到疲劳，此时应该多摄取碱性食物，如蔬菜和水果，以平衡血液酸碱值。此外，B族维生素参与身体的许多代谢反应，可以加快新陈代谢速度。饮食方面多选用富含B族维生素的啤酒酵母、全谷类、脱脂牛奶和瘦肉，每天还要养成最少运动30分钟的习惯，因为运动可以增加身体的基础代谢率。

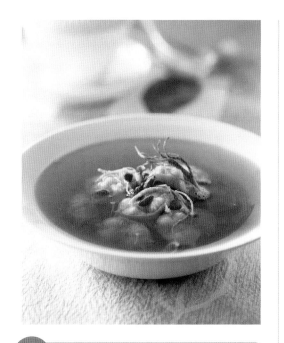

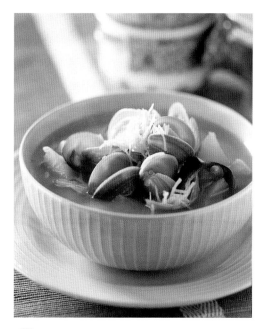

Point 补血养颜＋去脂纤体

Point 帮助消化＋瘦身窈窕

枸杞参须炖白鳝

干贝萝卜蛤蜊汤

药膳功效

参须具有补气、生津效果，枸杞子有补血、养颜、滋肾、润肺、明目的功效，加上白鳝补气养血、养颜美容，故可以舒肠胃、帮助消化，进而达到清肠去毒、去脂纤体的目的，气虚型的肥胖者可以试试。

药膳功效

白萝卜对食积胀满、消化不良有很好的帮助，另含有糖化酶及脂肪酶，可以帮助分解食物中的淀粉及脂肪，促进消化。而干贝性平味甘咸，具滋阴补肾、强身健体的功效。

▓ 材料
白鳝1尾，姜3片
▓ 药材
参须30克，枸杞子18克
▓ 调味料
绍酒2大匙，盐适量

▓ 材料
白萝卜375克，蛤蜊300克，排骨300克，干贝35克，姜2片
▓ 调味料
盐适量

▓ 做法
❶ 先将白鳝切片、氽烫，参须泡水10分钟，枸杞子泡水5分钟备用。
❷ 将所有材料及药材放入炖盅内，加热水及绍酒，以大火炖20分钟，再转中火炖煮1.5小时，起锅前加盐调味即可。

▓ 做法
❶ 白萝卜去皮、切块；蛤蜊、干贝泡水备用。
❷ 把姜、排骨、萝卜、干贝放入锅中煮40分钟，再加入蛤蜊煮3分钟。
❸ 最后加入盐调味即可。

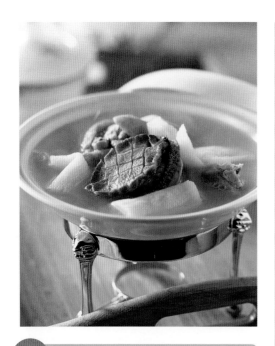

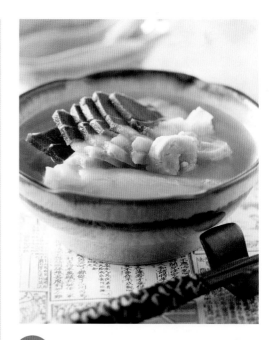

Point 润泽美肌＋健胃整肠

Point 高纤润肠＋消脂去肿

竹荪鲍鱼炖鸡汤

干贝白菜胆火腿汤

药膳功效

竹荪含21种氨基酸，并含有丰富的B族维生素及维生素A、维生素D、维生素E和多种矿物质及膳食纤维，对于体内营养不均的人有帮助。鲍鱼含有丰富的蛋白质，能增加皮肤的光泽弹性，并可加强肠胃蠕动、活化肌肤。

药膳功效

白菜含有多种维生素、微量元素等，多食用可解热除烦、通利肠胃，另外对高脂血症、肥胖也有很好的帮助。

■材料
活鲍鱼2个，土鸡半只，湿竹荪112.5克，姜2片，水1200毫升

■调味料
绍酒少许，盐适量

■材料
白菜胆300克，火腿肉150克，干贝18克，姜3片，水适量

■做法
① 干贝泡水20分钟；白菜胆洗净，切段；火腿肉切片备用。
② 将所有材料放入煲锅中，以中火煲煮1小时即可食用。

■做法
① 将鲍鱼处理干净；竹荪泡水30分钟；土鸡切块、氽烫备用。
② 把所有材料放入炖盅内，加入绍酒及热水炖煮2小时，起锅前加入盐调味即可。

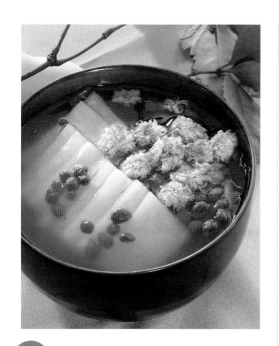

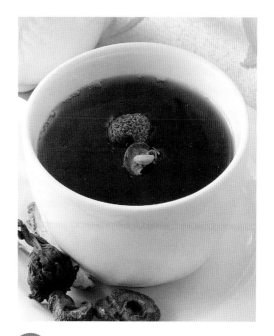

Point 排毒减脂＋瘦身减重

Point 消除脂肪＋降低血脂

枸杞萝卜汤

消脂茶

药膳功效

　　枸杞萝卜汤能清除血液中的毒素及脂肪。萝卜中的粗纤维可提供人体饱腹感，减少食量，达到塑体瘦身的作用。

■材料
白萝卜180克
■药材
枸杞子12克，甘菊花4克
■调味料
盐1小匙

■做法
❶ 白萝卜洗净，去皮，切片；枸杞子洗净，泡软；甘菊花洗净备用。
❷ 白萝卜放入锅中，加入5杯水煮至熟，再加入枸杞子煮10分钟，最后加入甘菊花、盐煮2～3分钟即可。

药膳功效

　　山楂可促进消化，有调整脾胃、行气活血及降血脂作用。甘草具补气、清热解毒功效，但用量不可过大，以免有水肿、四肢无力、胃腔满闷等不适症状。洛神花可消除脂肪，降低血脂。

■药材
洛神花、山楂各18克，乌梅2粒，甘草4片
■调味料
冰糖2大匙

■做法
锅中倒入1500毫升水，放入所有药材以中火煮30分钟，加入冰糖煮匀即可饮用。

丰胸

女性在青春期的时候，雌激素分泌增加，刺激乳腺发育，使乳房明显增大和隆起。一旦乳腺发育定型后（一般为18～20岁），想要让乳房变大就难了。有些妇女在产后哺乳时期会有乳房增大的现象，但只要一停止哺乳，乳房还是会缩回到原来的尺寸。少女乳房平坦的原因，不外乎营养吸收不良、穿着不合适的内衣、青春期延迟来临、激素无法刺激乳腺末梢等情形。所以，要使乳房发育，可补充一些高热量的食物，注意饮食，不要刻意减肥，这样才能使胸部有条件充分发育。

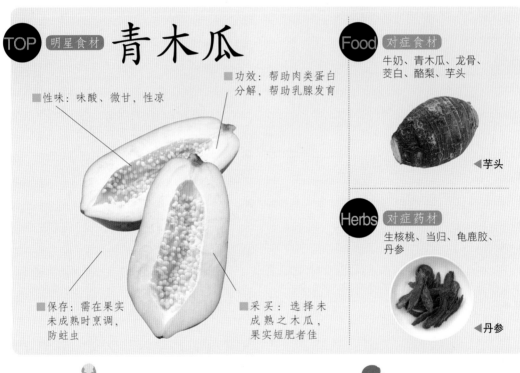

TOP 明星食材 青木瓜

- 性味：味酸、微甘，性凉
- 功效：帮助肉类蛋白分解，帮助乳腺发育
- 保存：需在果实未成熟时烹调，防蛀虫
- 采买：选择未成熟之木瓜，果实短肥者佳

Food 对症食材

牛奶、青木瓜、龙骨、茭白、酪梨、芋头

◀芋头

Herbs 对症药材

生核桃、当归、龟鹿胶、丹参

◀丹参

中医师的话

一般提到乳房的发育通常都离不开激素，在中医看来这是与肾气的盈亏和冲脉、任脉气血的调和有关。根据经络的走向，乳房的发育与肝经、胃经有着密切的关系。所以中医认为冲任二脉和肝经、胃经气血的充盈程度，决定了女性经期、经量的正常与否以及女性第二性征发育的好坏，想要丰胸，就该从这个角度出发。

营养师的话

想要拥有丰满坚挺的双峰，在饮食方面，富含油脂、蛋白质、胶质、维生素A、维生素E、B族维生素的食物都有丰胸效果。维生素A和维生素E可刺激激素分泌，帮助乳房发育。富含维生素E的食物有坚果类、植物油、胚芽等。多吃富含B族维生素的食物，如五谷杂粮、豆类、牛奶、猪肝、牛肉等，也有助于激素的合成。另外，常常食用富含胶质的食物，可以使肌肤更有弹性，如海参、猪脚、蹄筋等，都是丰胸的佳品。

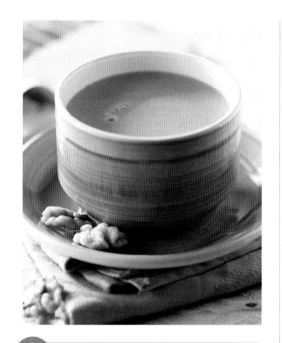

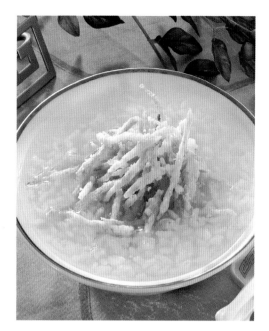

Point 滋补养颜＋丰胸细腰

Point 紧致肌肤＋促进发育

核桃露

酪梨芋头粥

药膳功效

牛奶含有蛋白质、碳水化合物及多种维生素及微量元素等成分，是抗老润肤的保健食疗佳品。核桃具有美容作用，与牛奶一起食用更能发挥其滋补养颜、丰胸的功效。

材料
牛奶1/2杯
药材
生核桃110克
调味料
淀粉、糖各适量

做法
1. 先将核桃炸成金黄色，磨碎成粉末状。
2. 将核桃末加入糖及牛奶搅拌均匀，放入锅中，加水，加淀粉勾芡，煮成糊状物即可食用。

药膳功效

酪梨及芋头均具有强化皮肤的作用，能增加皮肤的抵抗力与弹性，使皮肤看起来更紧致，多食亦有助于胸部发育丰满。

材料
酪梨、芋头各100克，白米1/2杯，面粉、玉米粉各1小匙
调味料
盐1小匙

做法
1. 白米洗净，放入锅中，加入3杯水煮开，改小火煮成粥，盛入碗中。
2. 酪梨洗净，去皮及核，磨成泥，放入碗中，加入面粉、玉米粉及盐调匀，拌成酪梨糊。
3. 芋头洗净，去皮，切丝，均匀蘸裹酪梨糊，放入热油锅中炸至酥黄，捞出，沥干油分，放入白米粥中即可。

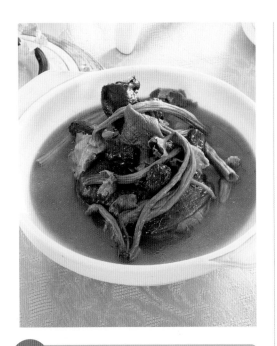

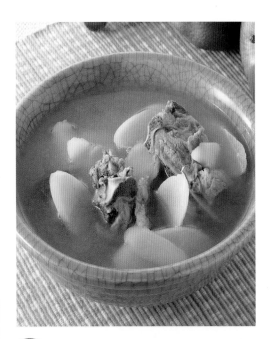

Point 养血安神＋补养中气

茶树菇红枣乌鸡

药膳功效

　　茶树菇的性味甘温，能祛湿、利尿、健脾胃，还能补肾壮阳，是美味珍稀食用菌之一；乌骨鸡是时常用来补肾强肝、补气益血的食材，再搭配红枣的补气作用，合在一起达到补中益气、养血安神、刺激乳房生长之效。

材料
乌骨鸡1/2只，姜2片，干茶树菇75克
药材
红枣10粒
调味料
盐适量

做法
1 乌骨鸡洗净，放入沸水中汆烫约3分钟，捞出，对半切开备用。
2 干茶树菇泡水10分钟，洗净；红枣洗净，去核备用。
3 所有材料及药材放入煲锅中，倒入4000毫升水煮沸，续以中火煲2小时，再加入调味料即可。

Point 强健脚力＋丰胸健美

排骨茭白汤

药膳功效

　　本汤不但可帮助强健脚力，还有丰胸、增加乳汁分泌的效果，产后哺乳期的妈妈不妨煲来补身。

材料
排骨300克，茭白35克，生姜2片，葱1根
药材
龟鹿胶15克，丹参12克（二者用布包起来）
调味料
盐、米酒各1/4小匙

做法
1 排骨放入沸水汆烫，去除血水后捞出，冲冷水洗净。茭白洗净，去皮、切片。
2 生姜、葱洗净备用。
3 汤锅中倒入1000毫升清水，放入姜片、葱和米酒煮至水沸，放入排骨及药材包，以大火烧开，改小火熬煮40分钟，加入茭白片，再煮5分钟后熄火，捞除葱段、药材包，加盐调味即可。

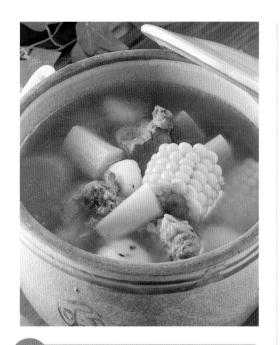

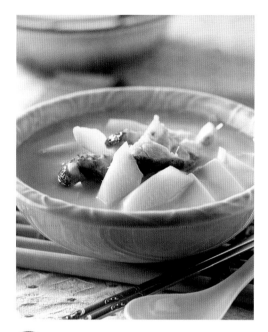

Point 调经活血＋润肺丰胸

甘蔗玉米排骨汤

药膳功效

　　玉米、排骨一起煲汤，鲜美甘甜，可以促进身体吸收玉米中所含的维生素E，有益于造血功能和血液循环。此汤因有甘蔗、玉米与马蹄的甜味，所以不需再加任何调味料，秋冬食用有润肺、丰胸功效。

材料
排骨300克，甘蔗100克，胡萝卜50克，玉米1根，马蹄15粒
药材
当归15克，川芎12克，西洋参15克

做法
❶ 排骨洗净，放入沸水中氽烫，捞出备用。
❷ 甘蔗去皮、切块；玉米洗净，切小段；胡萝卜去皮、洗净，切块；马蹄去皮、洗净；药材洗净备用。
❸ 锅中倒入1600毫升水，放入所有材料及药材，大火煮沸，改用小火慢煮40～80分钟，即可熄火端出。

Point 美肤抗老＋帮助消化

木瓜鱼腩煲

药膳功效

　　青木瓜中含有丰富的蛋白酶，可促进乳腺发育，不但可以丰胸，而且能帮助肠胃消化；木瓜中所含的铜还是使秀发乌黑亮丽的重要因素。

材料
青木瓜600克，鲢鱼375克，豆腐1块，姜3片
调味料
绍酒少许，盐适量

做法
❶ 豆腐洗净切块；青木瓜去皮，切成块状；鲢鱼处理干净。
❷ 将锅预热，油烧热后豆腐煎成金黄色，盛起备用。
❸ 余油再烧热爆香姜，鱼煎成金黄色，淋少许绍酒，放入青木瓜、豆腐，加水及适量盐，以中火煮25分钟即可。

调经补血

月经病，是指月经的周期、经期、经量、经色、经质的异常，或以伴随月经周期出现的症状为特征的疾病，包括初潮年龄的提前、延后，周期、经期与经量的变化，是最常见的妇女病之一。引起月经不调的原因有两大类：一是内分泌系统功能失调；二是器官病变或药物等，包括生殖器官局部的炎症、肿瘤及发育异常、营养不良、颅内疾患、甲状腺功能异常、肾上腺皮质功能异常、糖尿病、肝脏病、血液疾病等。

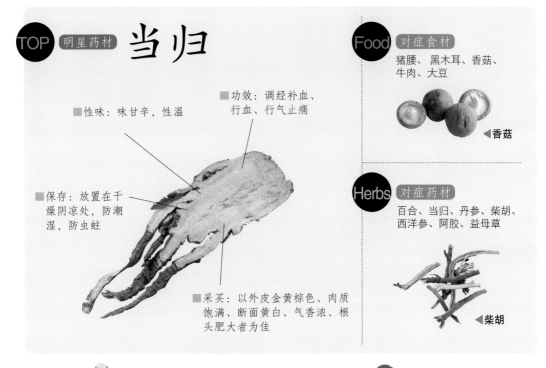

TOP 明星药材 当归

■ 性味：味甘辛，性温

■ 功效：调经补血、行血、行气止痛

■ 保存：放置在干燥阴凉处，防潮湿，防虫蛀

■ 采买：以外皮金黄棕色、肉质饱满、断面黄白、气香浓、根头肥大者为佳

Food 对症食材

猪腰、黑木耳、香菇、牛肉、大豆

◀ 香菇

Herbs 对症药材

百合、当归、丹参、柴胡、西洋参、阿胶、益母草

◀ 柴胡

中医师的话

临床上妇女月经不调多以血虚为主，而血虚的妇女月经运行通常都不顺畅，因此常常经行腹痛。四物汤为最常使用的成方，本方具有养血、活血、行气的功用，不仅血虚之证可以补血，血滞之证亦可加减运用，特别是妇女月经不调，临床应用特别多。而补血还需要先补充元气，补元气的素材有牛肉、羊肉以及素食的材料如红枣、胡萝卜等，这类素材不宜加热太久，否则其中的补血元素会被破坏。

营养师的话

过度消瘦、缺铁性贫血、滥用避孕药、过度烟酒都会影响女性的身体健康。卵巢调节着女性的生理周期，卵巢功能好坏会影响到月经的规律。适当补充维生素E可以延缓性腺萎缩的进程，调节月经周期至正常，维生素E主要存在于日常食用的各种烹调油和坚果类食物中。大豆含有丰富的植物雌激素、钙和植物蛋白质，这些都是正常月经所必需的营养素。此外，月经前后可以多补充富含铁的食物，如内脏类、猪肉、鸡肉以及牛肉等。

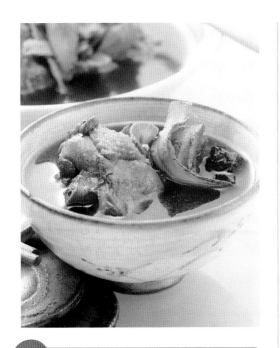

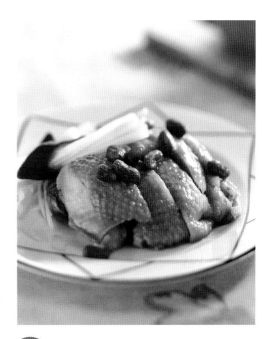

Point 减轻腹痛＋补气养生

四物炖鸡汤

药膳功效

　　此汤具有养血、调血之功效。四物是由当归、川芎、芍药和熟地黄四味药材组成，养血为主，可以促进血液循环、补血调血、促进子宫收缩，具有减轻腹痛的作用。

材料
鸡腿2根

药材
四物药材1份

调味料
A料：米酒1大匙，水4杯
B料：盐1/2小匙

做法
❶ 鸡腿洗净，切块，放入沸水中余烫，捞出；四物药材洗净备用。
❷ 全部材料、药材及A料放入锅中，炖煮约50分钟至鸡肉熟烂，再加B料调匀，即可食用。

Point 调经补血＋抗菌消炎

当归枸杞鸡

药膳功效

　　当归具有调经止痛、补血行血、润泽肌肤等功效，是妇科常用的良药，对体弱虚寒女性有温和滋补的作用。此菜具有补气、降血压、降胆固醇的功效，适量食用可以补血补气、调节免疫功能，适合体质较虚弱的人食用。

材料
鸡腿2根

药材
枸杞子18克，当归15克，川芎12克，芍药12克，东洋参12克

调味料
绍酒100毫升

做法
❶ 鸡腿洗净，划二刀，放入热油中炸约3分钟，捞起，沥干油分，放入容器中备用。
❷ 药材用清水慢火煮约10分钟，淋入绍酒，倒入鸡腿中，移入蒸锅中蒸30～50分钟，取出，待凉，即可切块食用。

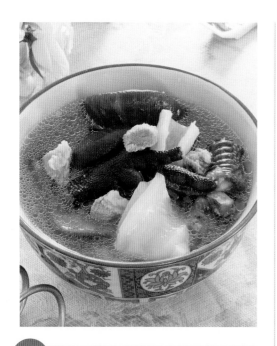

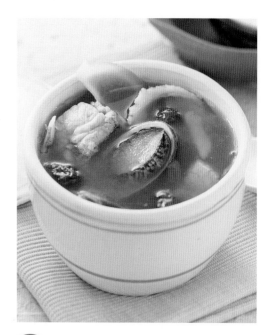

Point 强壮筋骨＋改善经期不适

Point 红润脸色＋止痛补血

香菇阿胶炖鸡爪

当归九孔炖排骨

药膳功效

这道药膳可以滋阴补血，调经顺气，行血通脉，改善血液循环，含高蛋白质、维生素D、维生素E、钙、磷、镁等营养成分。

药膳功效

当归能补血、活血、调经、止痛、润肠，其味辛、甘，性温，适用于治疗脸色经常苍白、头晕眼花或者心悸等血虚亏损等疾病，常与党参、黄芪等一起使用，除了生新血外，乃调经常用的药材之一。

■材料
鸡爪8只，香菇8朵，猪瘦肉110克，姜5片
■药材
阿胶15克，大血藤15克，小泽兰22克
■调味料
A料：淀粉1小匙
B料：绍酒1/2杯，盐适量

■做法
1 阿胶敲碎；大血藤、小泽兰用布包起来，用水过滤洗净。
2 香菇洗净，去蒂，以温水泡软，沥干水分，放入碗中加A料拌匀并腌5分钟，取出洗净；姜去皮，切片备用。
3 鸡爪洗净、修去趾甲，猪瘦肉洗净，切小丁，均放入沸水中氽烫约3分钟，捞出，沥干备用。
4 容器中倒入1500毫升沸水，加入所有材料、药材及B料，移入蒸锅中隔水蒸炖30～90分钟即可。

■材料
排骨300克，九孔鲍鱼8个
■药材
当归30克，姜10克，枸杞子少许
■调味料
盐2小匙

■做法
1 九孔鲍鱼刷洗干净，放入沸水氽烫备用；排骨剁块，以沸水氽烫，捞出、洗净备用；姜洗净切片。
2 容器中放入所有材料及药材，加入热水盖过，移入蒸笼或锅中炖煮120分钟，起锅前加调味料调味即可。

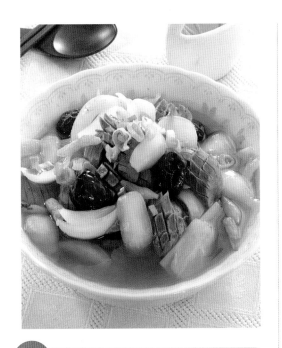

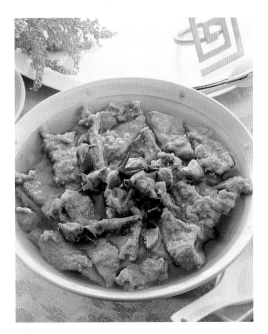

Point 调理经期＋润肺止咳

百合腰花汤

药膳功效

这道药膳主要含有蛋白质、维生素 A、维生素 C、维生素B₁、维生素B₂、钙、磷、铁等营养素。本菜适合秋天润肺及冬日补肾气食用，对治疗女性经血不足所造成之燥咳有帮助。

材料
猪腰1副，姜10克，葱1根
药材
百合、西洋参各15克，红枣6粒，小金英（即小本蒲公英）10克，玫瑰花15克
调味料
盐1小匙，香油1大匙，米酒2大匙

做法
1. 猪腰剖开，切除白筋，先切花再切片。
2. 药材洗净；姜去皮，切片；葱洗净，切末；小金英及玫瑰花放入纱布袋中包好备用。
3. 所有药材放入锅中，加入3杯半水煮开，改小火，约煮15分钟。
4. 加入猪腰、姜片及调味料煮熟，捞出纱布袋，最后加入葱末即可。

Point 调理气血＋预防妇科病

玫瑰香附顺肝汤

药膳功效

此汤有调理气血，预防妇科病的作用。玫瑰花气香，性温，味甘，能和血行血、平肝气。香附具有疏肝理气、调经止痛的功效。猪肝可以提供造血之元素，营养价值颇高，能补肝明目、补益血气。

材料
猪肝210克，葱2根，姜3片，淀粉1小匙，橄榄油1小匙
药材
香附4克，干玫瑰花7朵
调味料
盐、米酒各1小匙

做法
1. 猪肝洗净，切薄片，放入碗中，加淀粉拌匀；葱洗净，切段；姜去皮，切片备用。
2. 香附洗净，放入锅中，加入干玫瑰花及2杯水以中火煮5分钟，滤出汤汁备用。
3. 汤汁倒入另一锅中煮开，淋上橄榄油，加入猪肝、葱及姜，大火煮至猪肝变色，再加入调味料、煮过的玫瑰花拌匀即可。

痛经

痛经可分成原发性痛经及继发性痛经。原发性痛经没有器质性病变，继发性痛经则是可以找到骨盆腔的异常。原发性痛经通常在初潮开始后1～2年，排卵状况正常后发生，而且可能持续到40岁。原发性痛经的原因与自主神经功能紊乱及前列腺素释放有关。继发性痛经通常在月经来潮前的1～2周就开始，而且会持续到出血停止之后几天才慢慢缓解，最常见的原因是子宫内膜异位，其次是子宫腺肌症或是子宫内避孕器造成的疼痛等。

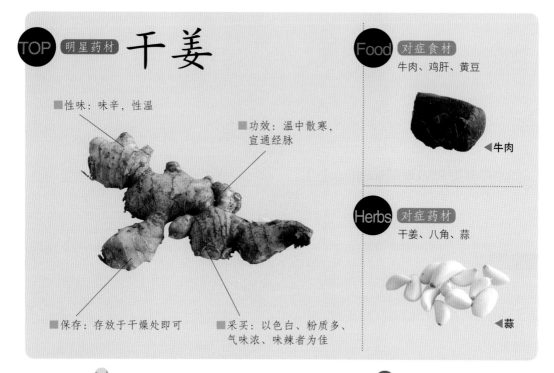

TOP 明星药材 **干姜**

■性味：味辛，性温

■功效：温中散寒，宣通经脉

■保存：存放于干燥处即可

■采买：以色白、粉质多、气味浓、味辣者为佳

Food 对症食材
牛肉、鸡肝、黄豆

◀牛肉

Herbs 对症药材
干姜、八角、蒜

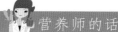

◀蒜

中医师的话

因气滞产生痛经者，多在经行之前下腹痛，疼痛会牵连至胸部两肋处，甚至有乳胀等现象，应多服用行气的药物或食物，如陈皮、咖喱等。血淤痛经，多在经前或月经刚来时，下腹有刺痛感，经色暗，有血块，应多服用活血的药物或食物，如红花、红曲等。因寒凝痛经者，多见下腹冷痛或绞痛，热敷下腹可减少疼痛，可多服用温性的药物或食物，如干姜、红酒等。气虚痛经者，多见行经后下腹部及腰部均有闷痛感，应多服用补气的药物或食物，如黄芪等。

营养师的话

有些女性在月经来潮的前后会觉得很不舒服，尤其在月经前吃太多冰冷的东西后，腹部会很疼痛。经期来的前几天，应尽量少喝冰冷的饮料，可以喝花茶、大麦茶，经期来的时候腹部热敷，喝姜茶，经期前以及经期中避免喝咖啡、可乐、浓茶、冰品等刺激性的饮料。多摄取含必需脂肪酸的食物，如鱼油、花生、坚果等，可减少发炎反应，也可稳定激素水平，减少经痛。多摄取富含B族维生素的全谷类食物、酵母和含维生素C的水果，可以减轻疼痛。

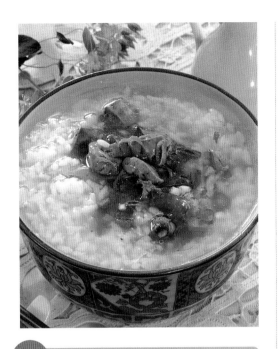

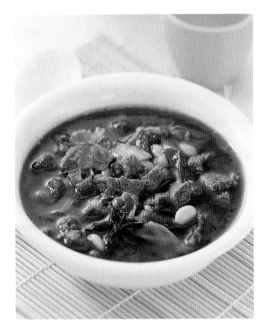

Point 补血养肝＋帮助排毒

鸡肝粥

【药膳功效】

此粥具有补肝、益肾、补血和明目功效，可以帮助身体排出毒素，有利体内气血运行顺畅，改善体质，减少因为气滞而形成的脸色暗沉，但血脂过高者较不适合多食，贫血或女性月经期间宜多摄食。

▓ **材料**

米1/2杯，鸡肝112克，姜20克，葱1根

▓ **调味料**

酱油1小匙，盐1小匙，香油1/2小匙

▓ **做法**

❶ 米洗净；姜去皮，切末；葱洗净，切末。

❷ 鸡肝洗净，切小丁，放入碗中，加入姜末及酱油拌匀并腌15分钟，备用。

❸ 米放入锅中，加入2杯水煮至米烂，再加入鸡肝煮熟，最后加盐调味，撒上葱末、淋上香油即可。

Point 缓解疲劳＋调理体质

黄豆牛肉汤

【药膳功效】

黄豆含有B族维生素，可以增加体力、缓解疲劳、增加人体免疫力，并富含易被人体吸收利用的铁。牛腱的脂肪少，是补气、补血、改善手脚冰冷症状的最佳营养品。

▓ **材料**

牛腱600克，黄豆300克，姜20克，葱1根，红辣椒1个，蒜5瓣，香菜适量

▓ **调味料**

八角2个，米酒1/2杯，酱油1杯，冰糖3大匙

▓ **做法**

❶ 牛腱洗净，以沸水汆烫，捞出切块；黄豆泡水至软，移入电锅中蒸熟，取出；葱及香菜切段；姜洗净，一半切末，一半切片；红辣椒洗净，去蒂切段，蒜去皮切片。

❷ 锅中倒入适量油烧热，爆香葱段、姜片、红辣椒段及蒜片，加入牛腱及调味料，再倒入清水盖过，以大火煮沸，改小火续煮约40分钟，再加入黄豆续煮约10分钟，撒上香菜即成。

坐月子

坐月子是女性健康的一个转折点，只要懂得把握坐月子的时机就可以改变体质。女性怀孕期间，子宫撑大，内脏被胎儿压迫；一旦生产完，内脏因不再受到压迫呈现松垮状态，会不断收缩以复原，若能够在此时采用正确的坐月子方法，就可以让内脏迅速恢复原来的弹性、位置以及功能。

TOP 明星食材 土鸡

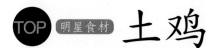

■性味：味甘、咸，性微寒

■功效：补虚、产后调养、养阴清热

■保存：于冷藏室冷藏

■采买：肉质结实有弹性、粉嫩有光泽、毛孔突出、鸡软骨白净者为佳

Food 对症食材

土鸡、青木瓜、猪蹄、黄豆、鸡肉、羊肉、金针菜、牛肚

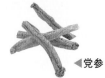

◀青木瓜

Herbs 对症药材

枸杞子、人参、木通、党参、紫河车、艾叶、四物汤、生化汤

◀党参

中医师的话

生产后，需要避免产后的各种疾病，特别是感冒，在洗澡及洗头后需要注意身体的保暖。女性一生中能够调理体质的时机有三，一是月经初至，二是怀孕生产，三是更年期，坐月子就是其中之一。产后多虚，所以需要补身。在坐月子的同时，可以用食补的方式加以保养，顺便调理体质。常用的食补有麻油鸡、杜仲腰子等；可以补虚的方药则有八珍汤等；如恶露不除可用生化汤等。

营养师的话

在自然生产过程中，往往会有会阴撕裂伤，需要补充足够的蛋白质来帮助伤口愈合。在产后，食用一些可以促进子宫收缩的食物，有益于恶露的排出，像是麻油鸡、腰子或是猪肝等，都是坐月子的佳品。动物内脏含有丰富的铁、叶酸、B族维生素，可以补充铁，使产妇尽快恢复元气。摄取足够的热量也很重要，热量摄取不足时会影响乳汁的分泌。另外，补充富含维生素C的水果也有助于伤口的愈合。

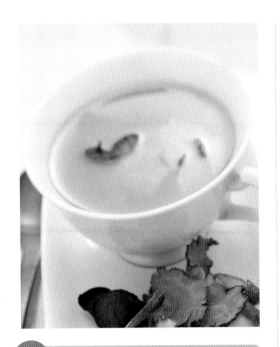

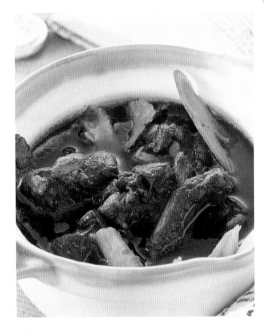

Point 排除淤血＋增强免疫力

生化汤

药膳功效

　　生化汤由当归、川芎等药材搭配，加水同煮成药汁后服用，能够扩张血管、促进体内的淤血迅速排出。本汤中药材均为温热走窜之品，有出血不止者禁用。

▓药材

当归30克，川芎12克，桃仁、炮姜、炙草各3.5克

▓做法

❶ 全部药材洗净，放入锅中，加2碗半水，加盖以小火煮至汤汁剩1碗，过滤渣滓，药汤留着备用。

❷ 原有药渣再放入锅中，加2碗水煮至水剩下八分满，沥出汤汁，加入第一煎药汤混合调匀，即可饮用。

Point 补血活血＋滋补暖身

四物排骨汤

药膳功效

　　四物汤中的药材皆性味甘温，合食颇能补血、活血、散寒、益气，再搭配温和滋补的猪小排，对贫血、气血不顺者颇有助益。此汤无论男女皆可食用，尤其适合妇女产后补血调养。

▓材料

带肉排骨600克

▓药材

四物汤药材1份（当归、川芎、熟地、白芍）

▓调味料

米酒1/2瓶

▓做法

❶ 四物汤药材分别以水冲净；排骨洗净，放入沸水中余烫，捞出备用。

❷ 容器中倒入1200毫升水，放入调味料、四物汤药材及余烫过的排骨，移入电锅中，锅中加入2杯水，蒸煮至开关跳起，取出，即可盛出食用。

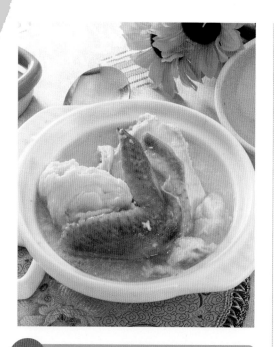

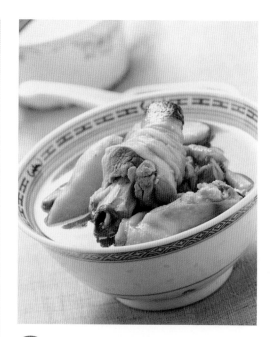

Point 温热滋补＋恢复体力

榴莲炖土鸡

〔药膳功效〕

　　鸡肉含有极优的蛋白质，有助于病愈后体力的恢复；榴莲含有脂肪与膳食纤维，可帮助排便，适合体质虚冷及产后虚寒的妇女食用，体质燥热，如火气大、容易口干舌燥者不宜吃太多。

■材料
土鸡1/2只，榴莲肉1个，姜6片

■药材
玫瑰花15克，金线莲草15克（二者用布包起来）

■调味料
绍酒1杯，盐适量

■做法

❶ 土鸡放入沸水中氽烫约5分钟，捞出洗净，沥干备用。

❷ 所有材料及药材放入容器中，倒入1000毫升沸水再加入调味料，移入蒸锅中隔水蒸炖1小时，捞出药材包即可。

Point 促进血液循环＋温补强身

麻油鸡

〔药膳功效〕

　　土鸡属于高蛋白、低脂肪食品，还含有维生素A、B族维生素，是产后体虚滋补的理想食品。麻油具有温补的作用，可以促进子宫的血液循环，有助于迅速排出恶露。

■材料
土鸡1只，老姜1小块，麻油3大匙

■调味料
米酒1杯

■做法

❶ 土鸡去毛及杂质，洗净，去头及脚，切块；老姜洗净，切薄片。

❷ 锅中倒入麻油烧热，爆香姜片，放入鸡块炒至半熟，加入米酒和3杯水煮开，转小火煮至鸡肉熟烂入味，即可盛出。

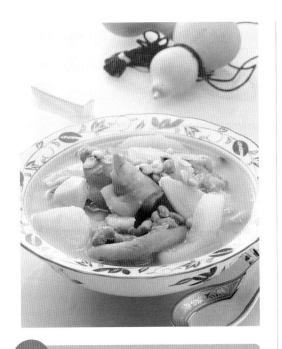

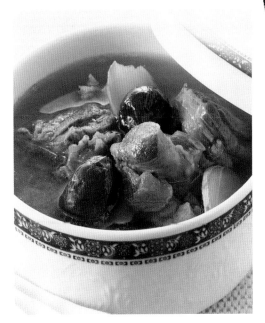

Point 促进乳汁分泌＋紧致肌肤

Point 安胎止血＋缓解疲劳

木瓜炖猪蹄

艾叶羊肉汤

[药膳功效]

猪蹄是哺乳期妇女的最佳食材。猪皮中含有丰富的胶原蛋白和弹性蛋白，可以促进乳汁的分泌。黄豆被称为植物肉，含有丰富的蛋白质，还含有维生素B₁、异黄酮等，可以促进子宫迅速复原。

■材料
青木瓜1个，猪蹄1只，黄豆150克，葱1根，姜4片
■调味料
米酒1大匙，盐1小匙

■做法
❶ 青木瓜去皮及籽，切块；猪蹄去杂毛洗净，放入沸水中氽烫，捞出；葱洗净，切长段；黄豆泡水2小时，捞出备用。
❷ 锅中倒半锅水，放入猪蹄、黄豆、葱段和姜片，加入米酒煮至猪蹄八分熟，再加入木瓜，煮至熟烂，熄火，加盐调味即可。

[药膳功效]

艾草温经止血、散寒调经、安胎、去寒湿、充气血；羊肉甘热属火，能补虚劳、益气血、壮阳道、开胃健力、温润滋补，二者搭配食用能补血升阳，冬季食用更有增暖御寒作用。此汤亦极适合妇女产后食用，有安胎、止血、促进乳汁分泌的功效。

■材料
羊肉300克，姜3片
■药材
艾叶30克，红枣10粒
■调味料
盐1/4小匙，米酒1.5大匙

■做法
❶ 姜去皮，洗净，切片；艾叶以水冲净，切段；羊肉洗净，切块，放入沸水中氽烫，捞出备用。
❷ 容器中倒入2碗水，放入氽烫过的羊肉、姜片、艾叶、红枣及调味料，移入电锅，锅中加入2杯水，蒸煮至开关跳起，即可盛出。

更年期

更年期是雌激素分泌减少，造成月经不规则，最后停经的现象，是妇女的生殖功能逐渐降低至完全丧失的过渡期。一般而言，妇女45～50岁开始步入更年期。更年期的妇女因为内分泌失调和雌激素减少，会造成心理和生理上许多不适，容易有情绪不稳定、焦虑、多疑、失眠等，也有潮热、腰酸背痛、皮肤瘙痒、阴道干燥、尿频等现象。停经后的妇女骨质会加速流失，最后造成骨质疏松症。

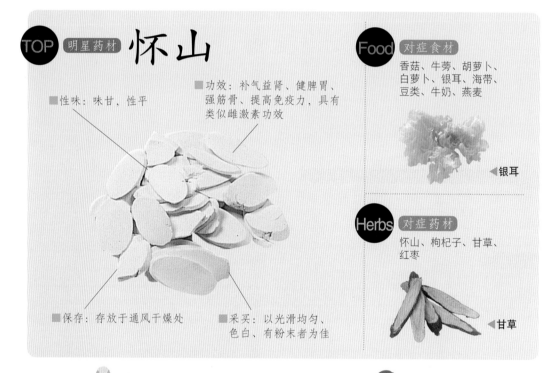

TOP 明星药材 **怀山**

■性味：味甘，性平

■功效：补气益肾、健脾胃、强筋骨、提高免疫力，具有类似雌激素功效

■保存：存放于通风干燥处

■采买：以光滑均匀、色白、有粉末者为佳

Food 对症食材

香菇、牛蒡、胡萝卜、白萝卜、银耳、海带、豆类、牛奶、燕麦

◀银耳

Herbs 对症药材

怀山、枸杞子、甘草、红枣

◀甘草

中医师的话

更年期妇女在月经将绝未绝之时出现的一系列症状，如潮热盗汗、五心烦热、经期紊乱、烦躁易怒、失眠等，直至最后停经，这些均是正常的生理现象和过程。其中潮热盗汗的症状一般出现在每天下午时刻；五心烦热是指手心、足心发热及自觉心胸烦热，而体温有的人升高，有的人并不一定升高，是一种虚烦发热症状；经期紊乱为月经不按周期来潮，或先或后，没有一定规律。

营养师的话

一般而言，妇女45～50岁开始步入更年期，会产生情绪不稳定、焦虑、失眠等精神方面的症状，还会出现潮热、腰酸背痛、皮肤瘙痒等生理反应。在饮食上，要摄取足够的钙、镁以及B族维生素，以缓解焦躁不安的情绪。此外，每天食用豆类制品也很重要，其含有的激素可以缓解更年期的症状。每天喝两杯牛奶，不仅可以调节情绪，也可补充流失的钙。还要摄取足够的维生素D，以利钙质吸收。

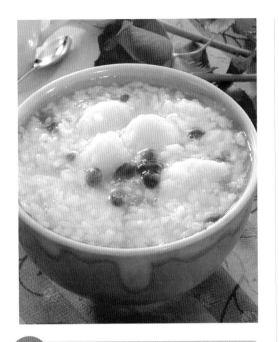

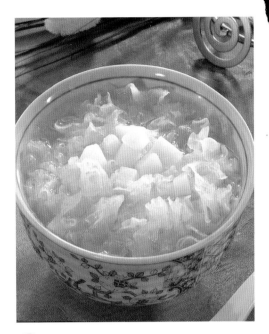

Point 恢复体力＋低脂瘦身

山药枸杞粥

药膳功效

　　此粥可以促进细胞活性、迅速恢复体力、消除疲劳、促进新陈代谢、降低血糖及血脂醇、抗肿瘤，女性更年期间尤应多食用。

材料
米1/2杯，面粉1杯

药材
山药600克，枸杞子5克

调味料
冰糖1大匙

做法

❶ 枸杞子洗净；山药洗净，去皮，磨成泥，放入碗中，加入面粉拌匀成面团，以蘸水的汤匙舀入沸水中煮至浮起，捞出备用。

❷ 米洗净，放入锅中，加入5杯水煮开，改小火煮成粥，加入枸杞子、煮熟的山药团及冰糖，煮1～2分钟即可。

Point 健胃整肠＋润肤抗老

银耳山药羹

药膳功效

　　银耳含植物性胶原蛋白，有助于皮肤恢复弹性，具有滋阴、清热、益气、养血等多种功效，能补充身体所需的氨基酸与植物性胶原蛋白，促加细胞活性并延缓老化。山药具有健肠胃、止泻痢，提升呼吸道抵抗力、抗老化等功用，是近来非常受欢迎的养生食材。

药材
山药225克，银耳110克

调味料
水淀粉1大匙，红糖1～2大匙

做法

❶ 山药去皮，洗净，切小丁；银耳洗净，泡软，去硬蒂，撕小朵备用。

❷ 所有药材放入锅内，倒入3杯水煮开，转小火继续煮15分钟至熟透，加入红糖调味，再加入水淀粉勾芡，即可盛出。

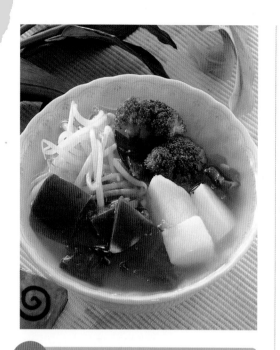

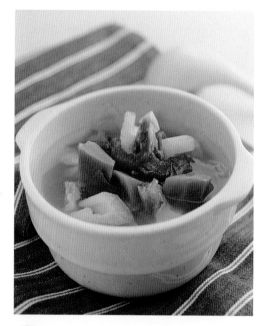

Point 调理体质+抗衰老

五颜六色调理汤

药膳功效

此汤集合数种抗氧化、抗衰老的材料，具有综合调理身体、提升免疫力的作用，能修复细胞功能，并帮助排除毒素，达到抗衰老和美白的目的。山药味甘性平，可益气养阴、补脾肺肾，具有滋补、助消化、止咳、祛痰、降血糖等作用。

材料
新鲜山药、西蓝花各180克，黄豆芽100克，黑木耳75克，红甜椒1/2个
调味料
盐1/2小匙

做法
❶ 新鲜山药去皮，洗净，切小块；西蓝花洗净，撕除老皮，切小朵；黄豆芽洗净，摘除根部；黑木耳洗净，去除硬蒂，切小片；红甜椒去蒂及籽，洗净，切小片备用。
❷ 西蓝花之外的所有材料放入锅中，倒入6杯水煮开，转小火继续煮20分钟，加入西兰花煮3～4分钟，再加盐调味即可。

Point 增强体能+消肿解毒

健康五行蔬菜汤

药膳功效

选择五种颜色的蔬菜，其中又含有各种可以调理身体功能的元素，可帮助机体排毒，提升免疫力。其中香菇具有抗衰老的作用，牛蒡则有利尿、解热、消肿解毒、增强体力之功效。

材料
香菇（太阳晒过）6朵，牛蒡1根，胡萝卜、白萝卜各1根，白萝卜叶120克，番茄1个

做法
❶ 所有材料洗净；牛蒡用刀刮去皮，横切一半，再切成长段；胡萝卜、白萝卜去皮，切滚刀块；白萝卜叶切粗条；香菇去蒂，番茄切块。
❷ 锅中加1200毫升水，放入所有材料煮45分钟，滤出汤汁即可饮用。

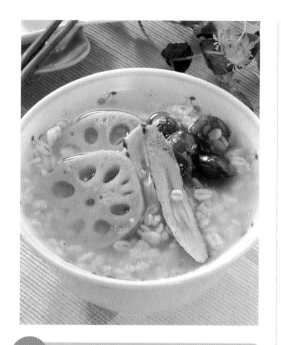 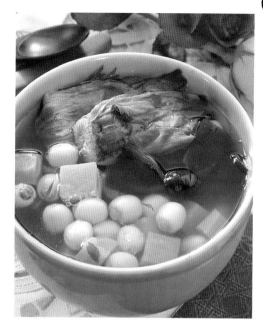

Point 改善气色＋缓解更年期不适

燕麦莲藕汤

药膳功效

　　此汤可维持新陈代谢正常，缓解更年期的皮肤、睡眠变差现象，也可改善气色不佳。生莲藕性味甘寒，凉血散淤，止渴除烦，可解酒毒、蟹毒，煮熟后性味甘温，益胃补心，止泻止怒，久服令人欢愉。莲藕生食寒胃，胃弱者不宜多食。

材料
莲藕250克，燕麦75克
药材
甘草12克，红枣5粒
调味料
盐1小匙

做法
❶ 燕麦洗净，泡水1小时；红枣洗净，泡软，去核；甘草洗净备用。
❷ 燕麦、甘草、红枣放入锅中，加入6杯水煮开，加入莲藕，以小火煮软，再加盐调味即可。

Point 缓解便秘＋延缓衰老

海带结莲花汤

药膳功效

　　海带有清热润燥、消肿散结等功效，能预防动脉硬化、降血压、缓解便秘、预防肿瘤等。此汤具有滋养细胞及提高细胞活性的功效，能帮助细胞延缓老化，维持肌肤弹性与光泽，具有预防文明病的功效。

材料
胡萝卜75克，海带结150克
药材
莲子300克，干莲花2朵
调味料
盐1小匙

做法
❶ 干莲花、莲子去心，与海带结均洗净；胡萝卜洗净，去皮，切小块备用。
❷ 莲子、胡萝卜放入锅中，倒入5杯水煮开，改小火煮至熟，加入海带结煮软，再加入干莲花煮开，最后加盐调味即可。

骨质疏松症

骨质疏松症患者由于钙质流失，使得骨骼变松、变脆，稍一碰撞即容易发生骨折。骨质疏松症引起的骨折常发生于手腕关节、脊椎及大腿骨。病人表现多为腕骨折断、背痛、身高萎缩、驼背。根据统计，女性患骨质疏松症的可能性高出男性6～8倍。平常多运动，特别是进行负重性运动可以增加肌肉量及骨质含量，避免骨质流失。此外，停经后发生快速骨质流失者，应使用雌激素，避免骨质继续流失，对已发生骨质疏松症或骨质疏松引起之骨折者，可在医师建议下使用药物。

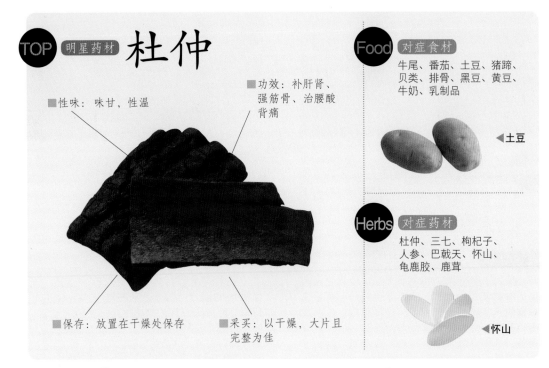

TOP 明星药材 杜仲

■性味：味甘，性温

■功效：补肝肾、强筋骨、治腰酸背痛

■保存：放置在干燥处保存

■采买：以干燥，大片且完整为佳

Food 对症食材

牛尾、番茄、土豆、猪蹄、贝类、排骨、黑豆、黄豆、牛奶、乳制品

◀土豆

Herbs 对症药材

杜仲、三七、枸杞子、人参、巴戟天、怀山、龟鹿胶、鹿茸

◀怀山

中医师的话

骨质流失，在中医看来主要是肾气不足，症状有腰背酸软、长时间站立较困难、下肢无力、面色暗黑、牙齿干枯等。中医认为肾气的充盈与否，决定了骨骼营养及骨骼生理功能。骨之所以能起作用，有赖于骨髓的营养。骨髓由肾气精微所化生。因此，骨质疏松与否，与肾气的充盈有密切关系，补充肾气及肾精，才是决定骨质疏松症的关键。

营养师的话

摄取足够的钙，就可以改善骨质代谢，预防骨质疏松。建议成人每日钙摄取量为1000毫克，可以每星期食用一两次发酵乳制品或每天喝1～2杯牛奶。维生素D的补充也是很重要的，维生素D可以增加小肠对钙与磷酸盐的吸收，具有调节血清钙、肾钙、骨形成与骨再吸收的作用。从食物中摄取足量的维生素D，再经过紫外线照射，在皮肤表面进行活化作用后，才能促进体内钙的增加与平衡。

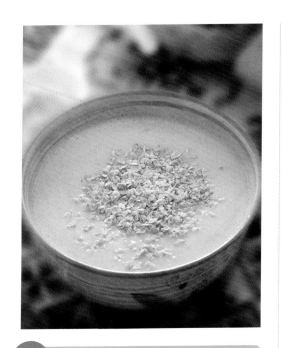

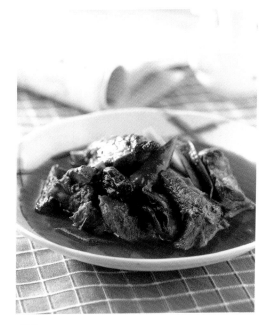

Point 缓解疲劳＋增强活力

Point 帮助发育＋强化骨骼

豆浆土豆泥汤

卤淡菜小排

药膳功效

黄豆中含有丰富的B族维生素，可以增强体力、缓解疲劳，进而提升人体免疫力。黄豆含丰富的钙，可改善骨质，还富含蛋白质、卵磷脂和易被人体吸收利用的铁。

■材料
黄豆50克，土豆150克，麦片1大匙，玉米粒3大匙
■调味料
橄榄油1小匙，盐、黑胡椒各少许

■做法
❶ 黄豆洗净，去除杂质，泡水一夜，放入果汁机中加入350毫升的水，搅打成豆浆，滤除豆渣；土豆去皮，切成薄片备用。
❷ 锅中倒入橄榄油烧热，加入土豆片炒香，盛入碗中，加入豆浆、玉米粒搅成糊状，倒回锅中续煮，加入盐和黑胡椒调味，再加入麦片即可盛出。

药膳功效

淡菜又称为孔雀贝，可补肝肾、益精血，能刺激人体生长发育，修补细胞组织，维持细胞功能的正常运作，强化骨骼，预防骨质疏松症。

■材料
小排骨600克，淡菜1/2杯，蒜5瓣，姜5片，红辣椒1个，葱2根
■药材
大卤包1包
■调味料
酱油1/4杯，冰糖2.5大匙，香油1大匙，水6～8杯，盐适量

■做法
❶ 小排骨放入热油锅中炸至呈金黄色，捞出备用；淡菜洗净，加入1～2小匙盐以及适量的水浸泡；蒜去皮、略拍；红辣椒洗净，切斜刀；葱洗净、切段。
❷ 锅中放入适量的油烧热，爆香葱、姜、蒜、辣椒，再放入卤包、排骨、淡菜及其余调味料，以大火煮15～20分钟，改小火焖煮约30分钟至排骨软烂、入味即可食用。

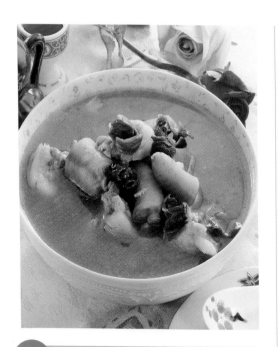

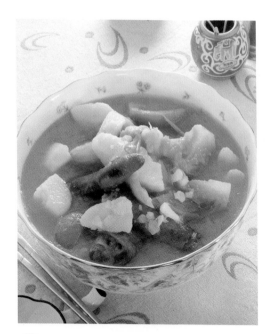

Point 滋补肝肾＋强壮筋骨

仙胶尾骨汤

药膳功效

　　本药膳有补肾强筋骨的功效，适合冬天食用，对于产后或病后骨质流失所引起的骨质疏松症有帮助。

■材料
猪尾骨1根，小排骨200克
■药材
龟鹿二仙胶18克，龙眼肉15克
■调味料
盐1小匙，五加皮酒1大匙

■做法
1. 猪尾骨及小排骨均切小块、洗净，放入沸水中氽烫约5分钟，捞出、冲冷水，以小刀刮除尾骨上的油污。
2. 所有药材洗净备用。
3. 所有材料、药材放入蒸锅中，加入4杯水，隔水蒸50分钟，加调味料调味即可。

Point 补充钙质＋强健腰膝

土豆煲牛尾汤

药膳功效

　　此汤可以滋阴补阳，并可强筋骨、健腰膝，能够改善骨质疏松的问题。

■材料
牛尾120克，番茄2个，土豆1个，姜2片
■药材
杜仲15克，三七18克（二者用布包起来）
■调味料
白胡椒粒少许，盐适量

■做法
1. 牛尾洗净，切小段，放入沸水中氽烫约3分钟，捞出备用。
2. 番茄去蒂、土豆去皮，均洗净、切滚刀块备用。
3. 锅中倒入1800毫升水以大火煮开，加入牛尾、姜、药材包及白胡椒粒，以中小火续煮1小时，再加入番茄、土豆继续煲20分钟，捞出药材包，最后加入盐调味即可。

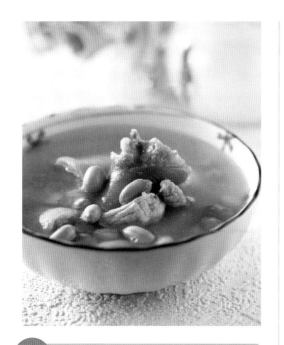

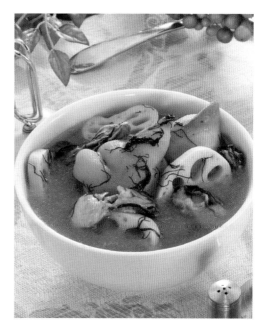

Point 缓解酸痛＋安抚情绪

Point 补血益气＋改善骨质疏松症

花生煲猪尾

发菜蚝豉猪蹄汤

药膳功效

猪尾骨钙质含量高，可强化骨骼、防止腰酸。另外含有丰富的维生素B₁，能舒缓神经紧张；含有丰富的胶质、蛋白质，炖烂后连骨一起食用，可预防骨质疏松。

药膳功效

这道药膳促进血液循环，生精益血，调肾壮阳，强健筋骨，能够改善骨质疏松症，补钙并提供胶质、胶原蛋白。

材料

连骨猪尾2根，花生225克，姜3片，水3500毫升

调味料

盐适量

材料

猪前蹄2只，莲藕100克，蚝干10粒，发菜20克，姜2片

药材

鹿茸75克，万点金15克（二者用布包起来）

调味料

盐适量

做法

❶ 花生泡水30分钟，猪尾汆烫，备用。
❷ 将花生、猪尾放入煲锅内，再加入姜片、水，以中慢火煲2小时，加盐调味即可。

做法

❶ 猪前蹄切块，放入沸水中汆烫约4分钟，捞出，洗净，沥干备用。药材包洗净备用。
❷ 发菜洗净杂质；蚝干泡温水20分钟，洗净；莲藕洗净、去皮，切片备用。
❸ 锅中倒入2000毫升水煮开，加入猪前蹄、莲藕、药材包及姜片，以中火续煮1小时，再加入蚝干及发菜继续煲30分钟，捞出药材包，最后加入盐调味即可。

排毒塑身

肝脏是人体重要的器官，具有解毒的功能。健康的肝脏解毒过程可分为两个阶段：在第一个阶段，体内的酶针对有毒物质加以活化，让它们在第二阶段更容易处理；在第二阶段，许多酶将毒素转化为更容易被水溶解的形态，经由尿液或粪便排除。此外，部分毒素（如药物）在经过肝脏解毒后，到了肾脏再过滤一次，再经由尿液排出体外。有些有毒气体（如二氧化碳）从呼吸系统排出体外，少数有毒物质则会经由汗水排出。

TOP 明星食材 **冬瓜**

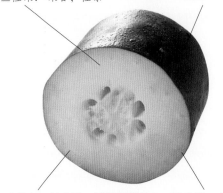

- 性味：味甘，性凉
- 功效：清热解毒、利尿消肿
- 保存：切开后，用保鲜膜包起，放冰箱冷藏室保存
- 采买：肉质必须洁白、富有弹性、切口新鲜者为佳

Food 对症食材

冬瓜、野菌、猴头菇、牛蒡、苦瓜、番茄、胚芽、豆类

◀番茄

Herbs 对症药材

金线莲、赤小豆、莲子、马鞭草、白果、薏米、荷叶、洋甘菊

◀赤小豆

中医师的话

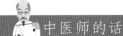

中医学积累了丰富的排毒保健经验，诸如泻火通便、利尿祛湿、发汗、涌吐、针刺放血排毒等。其中的饮食排毒法即是多吃一些具有解毒、排毒功能的食物，帮助排除体内毒素，如绿豆可解酒毒；蜂蜜生食性凉能清热，熟食性温可补中气，且具润肠、解毒、止痛等功能。另外，蔬果类食物进入体内可使血液呈碱性，进而将积聚在细胞中的毒素溶解，然后排出体外。

营养师的话

要避免身体积累毒素，首先要摄取足够的抗氧化营养素（如维生素A、维生素C和维生素E）来预防细胞病变。深绿色蔬菜、动物内脏、番茄、芒果等食物，是维生素A的良好来源。同时，水果亦含有丰富的维生素C。坚果类食物含有维生素E，每天应摄取1～2份。此外，维生素B_2也是很重要的排毒营养素，它是许多抗氧化酶的辅酶，在牛奶、内脏、胚芽、蛋类、豆类中含量都很丰富。每天至少摄取3碗蔬菜，就可以促进肠胃蠕动，减少有害物质的吸收。

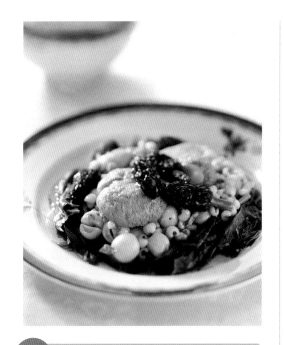

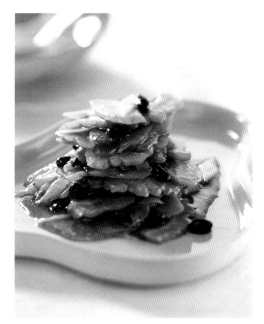

Point 抗菌排毒＋消炎镇静

野菌猴菇烩薏米

药膳功效

　　野菌和猴头菇具有消炎、镇静、抗痉挛作用；薏米可以清热排毒，加速人体新陈代谢和血液循环，还可软化皮肤角质层，让肌肤更显光滑有弹性。

■材料
野菌18克，猴头菇60克，豆苗适量
■药材
薏米30克，莲子30克，怀山30克
■调味料
糖1/2小匙，蚝油1/2大匙，水淀粉少许

■做法

❶ 薏米、野菌、猴头菇、莲子均洗净。薏米、莲子、怀山用温水泡约20分钟，捞起，放入蒸锅中加入1碗水，蒸约30分钟至熟软，取出备用。

❷ 豆苗洗净，放入油锅中以大火炒熟，盛入盘中备用。

❸ 野菌、猴头菇放入锅中，以1碗半的水煮约10分钟，加入糖、蚝油，用水淀粉勾薄芡，加入蒸熟的薏米、莲子、怀山，即可盛放在豆苗上。

Point 促进排便＋调节血糖

牛蒡豆豉炒苦瓜

药膳功效

　　此药膳能排毒、清除体内废物，调节血糖和血脂，改善肥胖和便秘，常吃可提升免疫力、改善循环、促进新陈代谢。

■材料
牛蒡75克，苦瓜75克，姜片8克，蒜泥10克，葱段25克，清水2碗
■药材
荷叶12克，洋甘菊12克，甜菊叶3.5克（以上药材用布包起）
■调味料
豆豉18.75克，盐1/5小匙，绍酒1大匙，蚝油、酱油各1小匙

■做法

❶ 牛蒡洗净，去皮、切成斜薄片；苦瓜洗净、切成斜片；药材包洗净。

❷ 锅中放入1大匙色拉油烧热，爆香姜片、蒜泥及葱段，放入牛蒡、药材包及清水，以小火煮约8分钟，捞出药材包，再加入苦瓜及调味料略炒，盖上锅盖，焖约5分钟即可。

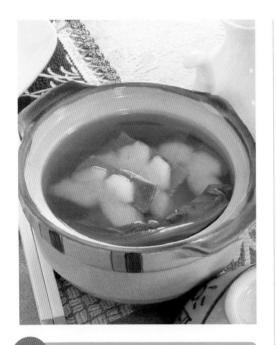

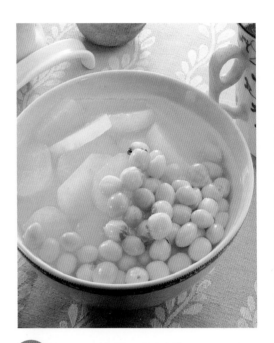

Point 清热利尿＋减脂瘦身

Point 去油消肿＋维持身材

云腿冬瓜汤

白果冬瓜汤

药膳功效

冬瓜富含钾、钙、磷、胡萝卜素、维生素B₁、维生素B₂、维生素C及葫芦巴碱，有利尿消肿、清热解毒、止咳化痰的功效，可辅助治疗暑热所引起的烦闷、泻痢及痔疮，且可帮助人体新陈代谢，消除多余的脂肪。

药膳功效

此汤能去除体内积滞的水分与油脂，更含有能润泽皮肤的维生素，对于瘦身与维持身材均有功效，但血压低或贫血者较不适合食用。

■材料
冬瓜300克，金华火腿80克，姜1片
■药材
金线莲15克，赤小豆15克，马鞭草12克（以上药材用布包起来）
■调味料
绍酒1/2杯，盐适量

■材料
冬瓜37.5克
■药材
莲子20克，白果10粒
■调味料
白糖1大匙

■做法
1 冬瓜洗净，去皮，切成一刀断、一刀不断的厚片；金华火腿洗净，切片，夹入冬瓜中备用；药材过滤洗净。
2 所有材料及药材放入容器中，倒入800毫升沸水，再加入调味料，移入蒸锅中，隔水蒸炖30分钟，捞出药材包即可食用。

■做法
1 冬瓜洗净，去皮，切块；莲子、白果均洗净备用。
2 所有材料及药材放入锅中，加入2杯水以大火煮开，改小火熬煮30～40分钟，再加入白糖煮匀即可食用。

Part 2

生活保健篇

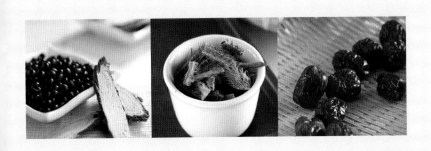

抗衰老

衰老是人体某些蛋白质、糖类及脂肪随机损伤的累积。这些随机损伤开始于生命初期，最后终于逾越身体自我修复的能力。这些损伤逐渐削弱细胞、组织、器官以及系统的正常功能，因此让人容易生病，并显现衰老的特征，如肌肉衰弱、骨质流失、反应变慢等。分子伤害来源有很多，在细胞代谢过程中也会产生有害物质，即自由基，自由基会造成身体氧化伤害，导致衰老。

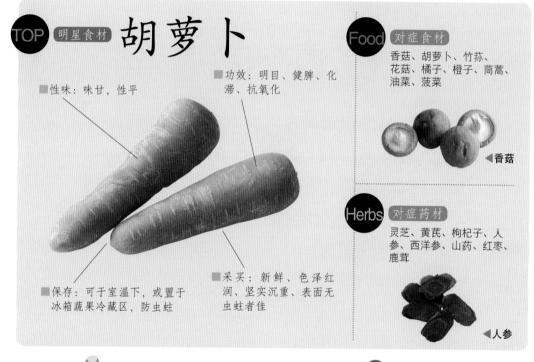

TOP 明星食材 胡萝卜

■性味：味甘，性平

■功效：明目、健脾、化滞、抗氧化

■保存：可于室温下，或置于冰箱蔬果冷藏区，防虫蛀

■采买：新鲜、色泽红润、坚实沉重、表面无虫蛀者佳

Food 对症食材

香菇、胡萝卜、竹荪、花菇、橘子、橙子、茼蒿、油菜、菠菜

◀香菇

Herbs 对症药材

灵芝、黄芪、枸杞子、人参、西洋参、山药、红枣、鹿茸

◀人参

中医师的话

衰老是人体的一种自然过程，要抵抗衰老的过程，要先提高正气、强化免疫力及积极强化对抗自由基的能力。中医的对抗方法一是提高先天正气及后天正气，二是增强免疫力以对抗外邪，最后才是增加对抗自由基的能力。提高先天肾气，方药有济生肾气丸、右归丸等；提升后天脾胃正气，方药有补中益气汤、香砂六君子汤；提升免疫力避免感受外邪，方药有百合固金汤、人参固本丸等。

营养师的话

要想青春永驻，在饮食上要多摄取富含抗氧化营养素（维生素A、维生素C、维生素E）的食物。水果是维生素C的重要来源，其中番石榴的含量最为丰富，此外，橘子、橙子、葡萄柚、柚子等都是重要来源。含维生素A丰富的食材有胡萝卜、木瓜、芒果、番茄、茼蒿、油菜、菠菜、韭菜等。维生素E也是缺一不可的抗老化营养素，主要存在于胚芽、全谷类、坚果类、植物油、豆制品、蛋黄等食材中。

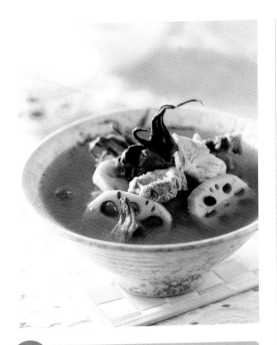

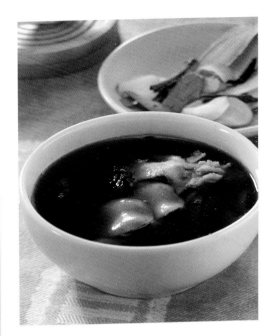

Point 活血养颜＋促进新陈代谢

莲藕排骨汤

药膳功效

　　此汤养颜抗衰老、活血、促进新陈代谢。莲藕味甘性寒，有凉血散淤，止渴除烦，解酒毒、蟹毒的作用。

■材料
莲藕600克，排骨450克，章鱼干2片，老姜3片，水3500毫升

■调味料
盐适量

■做法
① 莲藕去皮，以刀背拍过，切片备用。
② 排骨汆烫，备用。
③ 章鱼干先泡温水20分钟。
④ 将所有材料一起放入水中，以中火煮90分钟，熄火，加盐调味即可。

Point 补气补血＋恢复活力

人参养容汤

药膳功效

　　此汤可补虚、补气及补血，对于面色苍白、无光泽，身体疲倦无力，手足发麻等气血不足症状有缓解效果。

■药材
人参、远志各14克，甘草5克，当归12克，熟地黄8克，茯苓、白芍各12克，大枣10个

■做法
① 所有药材均放入锅中，加入6碗水，以大火煮沸，再以小火焖煮至水量减少一半即可熄火。
② 饮用时可去掉渣滓，取汤汁饮用。

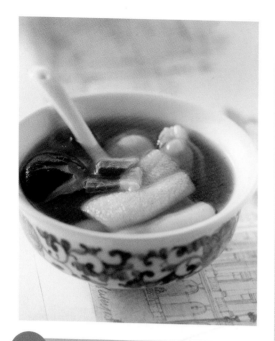

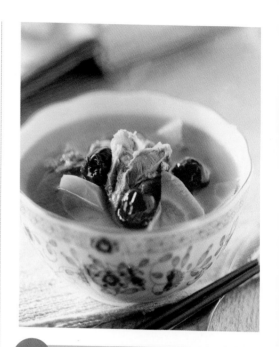

Point 增强抵抗力＋降血压

Point 恢复视力＋清除自由基

花菇炖竹荪

胡萝卜炖牛肉

药膳功效

竹荪富含多种维生素、矿物质，不仅能滋补健身，而且对多种肿瘤、高血压、胆固醇过高及腹壁脂肪过厚等有很好的食疗效果。白菜性偏凉，胃寒者不宜食用过多。

■材料
白菜心250克，火腿片75克，花菇10朵，热水1200毫升，竹荪75克
■调味料
盐、绍酒各适量

■做法
❶ 先将竹荪泡水，洗净；花菇泡水；白菜心洗净备用。
❷ 所有材料放入容器中，加入热水、绍酒、盐调味，放入蒸笼或锅中炖1.5小时即可。

药膳功效

胡萝卜所含的β-胡萝卜素属脂溶性维生素，和油脂一起烹调，才能被吸收利用，在体内转换成维生素A，可维持视力、保护皮肤、清除自由基、抗衰老、防癌。牛肉含丰富的脂肪、蛋白质、铁，能补血、增强抵抗力。

■材料
胡萝卜225克，牛腱225克，姜2片，水1500毫升
■药材
红枣8粒
■调味料
酒少许，盐适量

■做法
❶ 先将牛腱切成块状；胡萝卜洗净、切块；红枣洗净备用。
❷ 将牛腱汆烫后捞起备用，把水煮开后，放入牛腱、胡萝卜、红枣、姜片及调味料，以中火炖煮1.5小时即可。

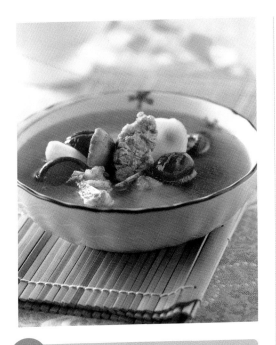

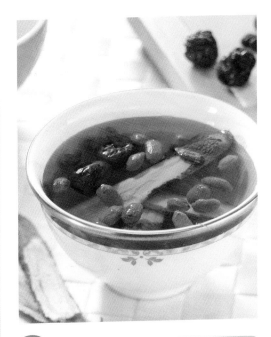

Point 防癌抗衰＋改善体质

Point 保护肝肾＋防止老化

怀山红枣排骨汤

黄芪抗老茶

药膳功效

此汤有滋养补身、强化骨骼功效。山药具有防癌、抗氧化的功效，能促进细胞新陈代谢、提升肌肤保湿功能、抗衰老、改善体质。

药膳功效

黄芪抗老茶主要利用黄芪增强免疫力、预防感冒的功效，加入红枣、枸杞子，可保护肝脏、肾脏，防止细胞老化。

■**材料**
排骨·600克，小香菇1/2杯，水8～10杯

■**药材**
怀山1/2杯，红枣20粒

■**调味料**
米酒3大匙，盐适量

■**药材**
黄芪18克，红枣3粒，枸杞子18克，西洋参12克

■**做法**
所有药材均放入杯中，冲入适量沸水略闷10～15分钟即可。

■**做法**
❶ 排骨洗净，放入热水中氽烫，去除血水，捞出洗净，沥干水分。
❷ 红枣洗净，表面用刀轻轻划过；香菇洗净，略泡备用。
❸ 容器中倒入8～10杯水，放入烫过的排骨和其他材料，加入调味料，移入电锅炖煮约1小时，取出即可食用。

促进代谢

新陈代谢是指细胞吸收营养素与排泄废物的过程。当新陈代谢系统罢工或是出错时，我们就会有不舒服、疲倦的感觉。每一项新陈代谢都有专属的酶负责，以应对各项新陈代谢的需求。人体内的酶有成千上百种，酶对温度极为敏感，当人体发烧、体温上升时，酶会受到影响，使人们呈现疲倦、身体有气无力的反应，严重者连意识都会变得模糊起来。

TOP 明星药材 玉米须

■性味：味甘，性平

■功效：促进新陈代谢、利尿消肿、降血压

■保存：存放于阴凉干燥处，需防蛀虫

■采买：新鲜无蛀虫、色淡黄、微含有水分者佳

Food 对症食材

羊肉、油菜、虾仁、辣椒、蒜、丝瓜、南瓜、糙米

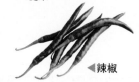

▶辣椒

Herbs 对症药材

山楂、百合、西洋参、阿胶、玉米须、藏红花、山药、黄芪

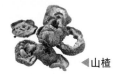

▶山楂

中医师的话

食物进入体内，要经过胃中初步的消化，再进一步通过小肠的消化作用，将饮食中的精华物质吸收并通过血液滋养全身各处。小肠等消化吸收系统能区别物质的好坏，有的加以利用，有的将其变成废物排出。代谢功能较差者会产生纳呆的症状。中医所说的纳呆即为消化不良、食欲不振的症状，一般病人的主述为胃口不好、经常有饱滞感、腹胀等症状。体内元气的充沛程度决定新陈代谢功能的好坏。能促进新陈代谢的食品有麦芽等。

营养师的话

新陈代谢的过程需要维生素、矿物质作为一连串化学反应的辅助，其中B族维生素更是参与体内生化反应不可或缺的营养素。当然，酶也是新陈代谢过程里不可或缺的一环，不过酶十分容易被热破坏，所以最好是食用未经烹调的生鲜蔬菜或是水果。另外，糙米、南瓜里的铬元素是葡萄糖代谢的必备物质，蔬果里所含的锰也是加速新陈代谢的必备物质。

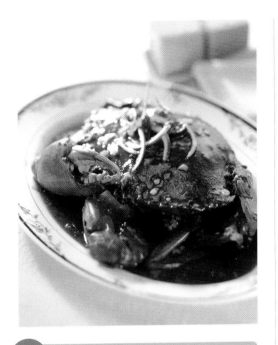

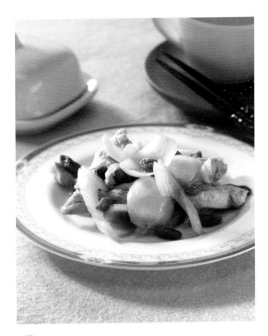

Point 帮助消化＋代谢脂肪

山楂辣椒蟹

药膳功效

　　此道菜可以加速脂肪组织的新陈代谢，促进能量消耗，并能防止体内脂肪堆积，亦能刺激唾液和胃液分泌，促进胃肠蠕动，帮助消化。

■**材料**
青蟹1只，红辣椒片、蒜泥各30克，清水4碗
■**药材**
山楂10克
■**调味料**
A料：辣豆瓣酱、糖各11克，番茄汁15毫升
B料：水淀粉1小匙

■**做法**
❶ 先将青蟹洗净。
❷ 锅中放入少许色拉油，放入山楂、蒜泥爆炒后，加入A料及青蟹、红辣椒片，再倒入清水并盖上锅盖，以中火煮约20分钟，淋入B料勾薄芡即可。

Point 增强活力＋促进新陈代谢

百合枸杞炒鸡柳

药膳功效

　　这道菜能增进活力，促进新陈代谢，改善血液循环，食补、药补一次搞定!

■**材料**
鸡胸肉100克，西芹50克，蒜1瓣
■**药材**
百合40克，枸杞子18克，阿胶15克
■**调味料**
鲜鸡粉、糖、蚝油各1/2小匙，盐1小匙，绍酒37.5毫升，淀粉、水淀粉各适量

■**做法**
❶ 西芹洗净、去老筋，切斜片；鸡胸肉洗净、切长条，加入淀粉略拌；枸杞子洗净用热水泡约5分钟；蒜去皮、切末备用。
❷ 锅中倒入3大匙色拉油烧热，爆香蒜末，加入西芹、枸杞子、鸡胸肉过一下油，捞出备用。
❸ 锅中倒入1碗清水煮滚，放入鸡胸肉、阿胶、百合和鸡粉、糖、盐、绍酒，盖上锅盖煮约6分钟，再加入其余材料，用水淀粉勾薄芡即可。

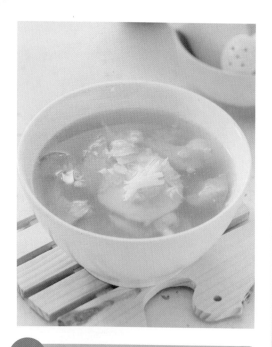

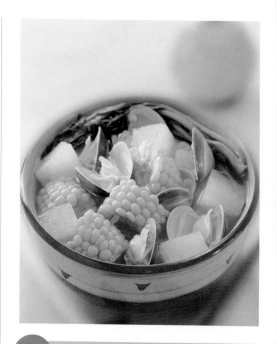

Point 促进代谢＋清热排毒

丝瓜咸蛋汤

药膳功效

丝瓜含有B族维生素和维生素C，能促进人体吸收蛋白质和代谢多余脂肪，有清热排毒功效。

▌材料
丝瓜1根，生咸蛋1个，姜10克，葱1根
▌调味料
米酒1大匙，盐1小匙

▌做法
1. 丝瓜去皮，切滚刀块；姜洗净，切丝；葱洗净，切末。
2. 锅中放入1大匙油烧热，放入丝瓜、蛋黄及适量的水，待丝瓜熟后，汤中打入蛋清煮熟，加入调味料，撒上一半姜丝、葱末即可。

Point 润肤补血＋消除疲劳

玉米蛤蜊蔬菜汤

药膳功效

玉米含有丰富的营养，有清热润肤、预防便秘和改善贫血、促进造血功能等作用；玉米须还具有促进细胞更新、维持血液循环和新陈代谢、消除疲劳、预防老化等功效。桂枝、黄芪属温性药材，感冒及发烧时不可食用。

▌材料
玉米2根（连须），冬瓜600克，芥蓝150克，蛤蜊300克，姜2片
▌药材
桂枝7.5克，茯苓、黄芪各11克
▌调味料
米酒1大匙，盐少许

▌做法
1. 芥蓝洗净，切段；冬瓜去皮，切块；玉米撕下须根，洗净备用。
2. 玉米须放入汤锅，加入药材和600毫升水中煮20分钟，捞出药材，汤汁继续加热，放入玉米、冬瓜和蛤蜊煮10分钟。
3. 最后加入芥蓝菜和调味料煮沸即可。

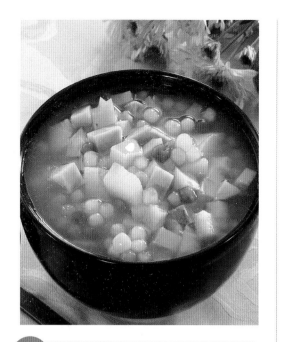

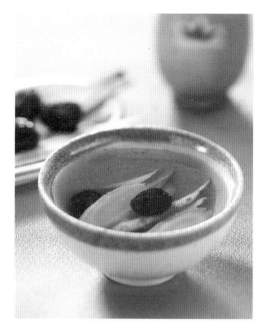

Point 帮助消化＋排除宿便

山药甘薯芋头汤

（药膳功效）

　　此汤可促进新陈代谢，维持体内的酸碱平衡，避免内分泌失调所引起的发胖及皮肤粗糙问题。山药益气养阴，补脾肺肾，固精止带，具有滋补、助消化、止咳、祛痰、脱敏和降血糖等作用。另外，芋头、甘薯均含丰富的膳食纤维及淀粉，有助于消化及排除宿便。

■材料
芋头、山药、甘薯各120克，珍珠圆100克

■调味料
果糖1～2大匙

■做法
① 珍珠圆放入沸水中，煮熟，捞出。
② 芋头、山药、甘薯均洗净，去皮，切小块。
③ 锅中倒入3杯水，放入芋头、山药、甘薯，以大火煮开，转中火煮至熟透，加入珍珠圆及果糖煮匀即可。

Point 抗老防衰＋增强免疫力

黄芪甘草茶

（药膳功效）

　　黄芪、甘草具有补充元气及增强免疫力的功能，能清热解毒、抗病毒、全面提升免疫能力，在抗老、加强细胞新陈代谢方面亦有显著作用。另外，西洋参可以清热养阴，在增强免疫力、强化脾胃功能方面也有一定的功效。

■药材
红枣20克，甘草5克，黄芪14克，西洋参14克，开水320毫升

■做法
所有药材放入杯中，冲入开水，盖上盖子闷10～20分钟至味道释出即可。

提神醒脑

现代人工作繁忙，容易疲倦，有精神不继、注意力没办法集中、记忆力减退、突发性的健忘、白天想睡觉晚上却睡不安稳等神经衰弱现象。中医认为"心主神明"、"心为君主之官"，即脑和神经功能都归属于"心"的范畴。另外"心又主血"，若心血不足时产生的血虚或阴虚，就会导致上述的相关症状，正所谓"心神不宁"、"心烦意乱"，这时候就需要一些能提神补脑的食物或药材了。

TOP 明星药材 天麻

■性味：味甘辛、性微温

■功效：治头昏、头痛，有醒脑作用

■保存：放于通风干燥处

■采买：以肥厚个大、色泽黄白、断面无空心者为佳

Food 对症食材

核桃、大鱼头、乌骨鸡、牛奶、牛肉、动物内脏、龙眼肉

◀牛肉

Herbs 对症药材

川芎、白芷、远志、金线莲、灵芝、天麻、杜仲、薄荷、广藿香、甜菊叶

◀薄荷

中医师的话

中医认为心、肾与脑及精神是互相关连的。当肾精气充足时，人体自然精力充沛，并与脑、髓、骨的生长发育相关。而心主神明，肾藏心志，因此肾虚患者每多健忘。当心肾不交时，主要症状有容易心烦、失眠多梦、怔忡害怕、心跳加快等。补心方药有养心汤，补肾方药有肾气丸等。一般提神补脑的食品有胡桃、龙眼肉等。

营养师的话

B族维生素摄取不足会使新陈代谢变慢，间接影响到大脑功能。因此，尽量避免大量吃甜食、含糖饮料，以免造成B族维生素的耗损。全谷类、豆类、核果类、红肉、内脏、牛奶、深绿色蔬菜等都是B族维生素的良好来源。摄取足够的钙质，具有安定神经的作用，可以使心情平稳，不过分紧张。

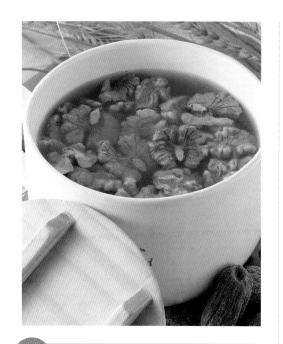

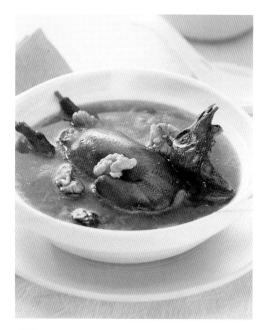

Point 补肾固精＋增强记忆力

核桃炖麦芽糖

药膳功效

　　本汤虽然是四季皆宜的甜汤，但是特别适合在隆冬时分饮用。家里有要考试的学童，可选择本汤作为日常点心。

▓**材料**
核桃肉120克，麦芽糖4汤匙
▓**药材**
远志25克（用布包起来）

▓**做法**
❶ 核桃保留红色皮，用清水洗净。
❷ 容器中加入所有材料、药材包及适量冷开水（可依个人对甜度的喜好决定水量），盖上盅盖，放入蒸锅（或电锅）隔水蒸炖30～60分钟，捞出药材包即可。

Point 强健筋骨＋温肺润肠

核桃炖乳鸽

药膳功效

　　此汤补脑安神。杜仲能补肝肾、强筋骨；核桃可温肺润肠、补气养血、补肾益脑，含有益于神经系统生长与发育的营养要素，可迅速被脑部吸收利用，因此可收补脑之效。

▓**材料**
乳鸽1只
▓**药材**
杜仲30克，核桃75克
▓**调味料**
绍酒少许，盐适量

▓**做法**
❶ 杜仲泡水；乳鸽氽烫，捞出，沥干水分。
❷ 容器中放入乳鸽、杜仲、核桃，加入热水及绍酒盖过食材，放入蒸笼或锅中炖煮2小时，加盐调味即可食用。

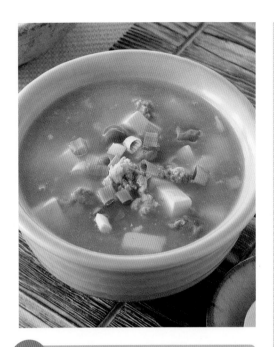

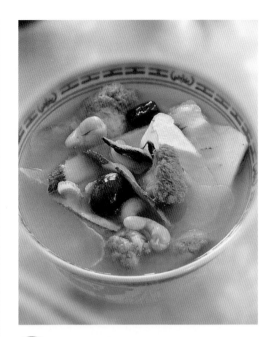

Point 生津醒酒＋神清气爽

酸梅豆腐醒酒汤

药膳功效

　　洛神花含有多酚类化合物，具有抗氧化功效，维生素C含量也高，可消暑退火、提神、养颜美容；迷迭香可改善紧张情绪、滞闷和嗜睡，能让人活力充沛，有安神和使人愉悦的功效。针对自主神经失调的情况采用花类的药材，可帮助稳定神经，自然神清气爽、头脑清醒。

■材料
豆腐1块，猪肉馅120克，葱花少许

■药材
洛神花12克，迷迭香12克，甜菊叶7.5克，酸梅6粒，金线莲15克（除酸梅，全用布包起来）

■调味料
盐少许

■做法
❶ 先将豆腐切小块。
❷ 锅内倒入清水850毫升，先放入酸梅、肉馅、药材包，以大火煲沸后，转小火煮20分钟，再加入豆腐，煮沸即可熄火，捞出药材包，加葱花和盐即可食用。

Point 抗老防衰＋预防中风

天麻补脑汤

药膳功效

　　天麻性平、味甘，益气强阴，通血脉，强筋力，疏痰气，能增加心、脑血液流量，降低脑血管阻力，有益脑神经，对轻度中风者有改善作用，与茯苓搭配还具有抗衰老的效果。

■材料
腰果60克，罐头猴头菇6朵（约100克）

■药材
天麻4片，红枣10粒，茯苓2大片，党参20克

■调味料
酱油1小匙，玉米粉1大匙

■做法
❶ 猴头菇用手剥小块，加酱油调味，均匀沾上玉米粉，放入热油锅中略炸一下，捞出，沥干油分备用。
❷ 党参切片，红枣用手剥开，一起放入圆盅内，加入其他中药材和材料，倒入热水至全满，以耐热保鲜膜封口，移入蒸笼中，隔水蒸约45分钟即可取出食用。

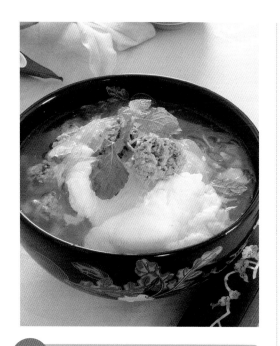

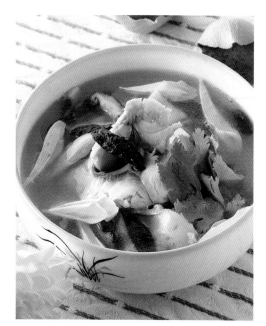

Point 提神醒脑＋清热消暑

Point 保护眼睛＋改善头痛

薄荷银丝汤

菊花鱼片汤

药膳功效

　　此汤能够解虚热、提神醒脑、促进血液循环，具有调整脏腑等功效，另外还可清暑热、改善肠胃不适症状。

■材料
猪肉馅150克，粉丝1把，鸡蛋2个
■药材
薄荷7.5克，广藿香7.5克，金线莲22克，甜菊叶7.5克（全部用布包起来）

■调味料
盐、胡椒粉各适量

■做法
1 药材包用水过滤，洗净；猪肉馅捏成肉丸子备用。
2 粉丝泡软，切段备用。
3 煲锅中倒入4碗水煮开，加入肉丸子、药材包，以中火炖30分钟，捞出药材包，再加入粉丝继续煮开，分次打入鸡蛋煮熟，最后加入调味料即可。

药膳功效

　　菊花有清热功效，尤其是黄菊花对眼睛充血以及因寒风吹袭引起的头晕、头痛有帮助，且具有醒脑作用。

■材料
草鱼肉120克，冬菇2朵，姜10片，油1小匙，香菜少许
■药材
菊花12克，金银花12克，灵芝15克，甜菊叶7.5克（全部用布包起来）

■调味料
盐少许

■做法
1 药材包洗净备用。
2 草鱼切成薄片，放入锅中，加入姜片快速滚烫一下，捞出。
3 冬菇泡软，去蒂头，菇肉切片。
4 锅内倒入1000毫升水以大火煮沸，放入冬菇、鱼片、姜片、药材包沸煮约12分钟，捞出药材包，加盐调味，撒入菊花瓣即可。

腰酸背痛

腰酸背痛通常指的是腰部的慢性疼痛，造成的原因有内在及外在因素，内因脊柱先天性异常（发育畸形），或缺乏劳动和体育锻炼，腰部肌肉及韧带比较薄弱；外因有腰部长时间姿势不良、腰部肌肉韧带过久处于紧张状态、多次反复急性损伤或急性损伤后未得到及时合理的治疗、经常受风寒湿气的侵袭、筋脉不和、气血失调、软组织发生痉挛等。

TOP 明星药材 刺五加

■性味：味微辛、稍苦涩，性温

■功效：补中益气、强筋骨、治腰酸背痛

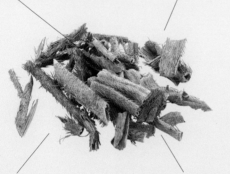

■保存：放于室温下干燥通风处，防潮湿

■采买：表面呈灰褐色，皮薄、质硬，香气浓郁为佳

Food 对症食材

牛腩、猕猴桃、橘子、橙子、番石榴

◀猕猴桃

Herbs 对症药材

刺五加、鹿茸、阿胶、巴戟天、续断

◀巴戟天

 ## 中医师的话

一般轻度腰酸背痛以酸软不适感为主，故称腰酸；而重度的以腰部酸楚不适，持续不停，且伴有腰部轻度疼痛，又称腰酸痛。若因一时劳累，偶感腰部酸楚不适，乃属急证实证。而一般的腰酸与腰痛有明显的不同之处，但均属虚弱的表现。实证的急性腰伤可以用针灸等方法解决。而虚证的慢性劳损及寒湿伤则须温补活血。急性实证可先以热敷的方式减轻疼痛，此时可以用身痛逐瘀汤等活血去瘀的方剂。慢性虚证的病患则需要补肾。

 ## 营养师的话

腰酸背痛、关节疼痛等情形，大都是因为关节滑液不足，造成骨骼摩擦，导致疼痛。适当补充葡萄糖胺可以刺激受伤的软骨组织开始进行重建，促进关节软骨素和关节液形成，增加骨关节的弹性，从而减轻关节的疼痛、肿胀，使关节变得更柔软、更有弹性。再搭配软骨素，可以使软骨细胞保有足够的水分，以达到缓冲、润滑的作用。此外，补充足够的维生素C也很重要，可以促进胶原形成，帮助软骨新生。

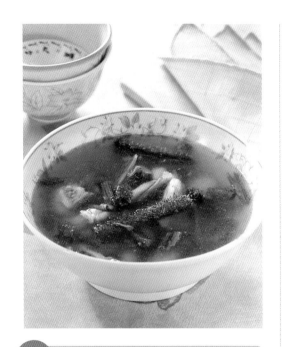

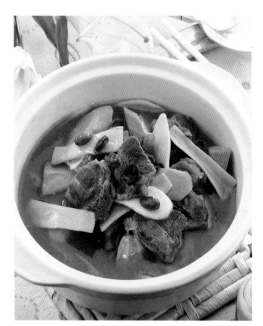

Point 增强体能＋消除酸痛

Point 强筋健骨＋补充气血

刺五加蒜仁田鸡汤

阿胶炖牛腩

药膳功效

　　此药膳具有延缓老化、增强体能和免疫力作用，对改善末梢血液循环、消除肌肉酸痛及疲劳也有一定功效。

■材料
田鸡（养殖）200克，蒜35克
■药材
刺五加35克，鹿茸12克，甜菊叶7克（后2味用布包起来）
■调味料
绍酒110毫升，盐、鲜鸡粉各1/2小匙

■做法
❶ 田鸡切成4等分，放入沸水中氽烫，捞出备用；蒜去皮，用热油炸至金黄色，捞出。
❷ 药材包洗净，放入蒸锅中，再加入所有材料、刺五加、调味料及1000毫升沸水，蒸炖约2小时，捞出药材包，即可食用。

药膳功效

　　本药膳有补益肝肾、强筋骨、补气血的作用，对于腰膝酸软、筋骨疲弱者有帮助。

■材料
牛腩200克，胡萝卜1个，姜25克
■药材
怀山20克，阿胶18克，巴戟天8克，续断、小枣肉各6克（后3味用布包起）
■调味料
A料：盐1/2小匙，米酒2大匙
B料：香油1小匙

■做法
❶ 胡萝卜洗净，去皮，切块，放入沸水中氽烫，捞出；姜去皮，切片；所有药材洗净。
❷ 牛腩洗净，切块，放入沸水中烫去血水，捞出沥干，放入锅中，加入阿胶、药材包及7杯水煮开，改小火煮50分钟，捞出牛腩。药汁滤渣后，留下备用。
❸ 锅中倒入2大匙油烧热，爆香姜片，放入牛腩、胡萝卜、怀山及A料，加入药汁焖煮15分钟，淋上香油即可。

保护眼睛

现代人长时间使用电脑，经常目不转睛、眨眼次数减少，且在办公室的空调环境中温度和湿度偏低，容易出现眼睛干涩、视觉疲劳或视力模糊等问题，这些都是电脑视觉综合征的表现。电脑视觉综合征发生的原因，多是因为电脑族长期盯着电脑，没有让眼睛休息放松，或太过专心忘了眨眼，当眨眼次数降低，眼睛表面的水分快速蒸发，加上所处环境的温度及湿度都普遍偏低时，眼睛就会产生疲劳感及干眼症病状。

TOP 明星药材 枸杞子

■功效：明目益精、养血润肺

■性味：味甘，性平

■保存：保持干燥，需防潮

■采买：表面鲜红色、颗粒大、肉厚、甘甜者为佳

Food 对症食材

竹荪、九孔鲍鱼、排骨、南瓜、猪腱、乌骨鸡、生蚝、鸡肝、胡萝卜、番茄、茼蒿、菠菜

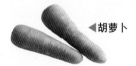

◀胡萝卜

Herbs 对症药材

枸杞子、黄芪、藏红花、西洋参、金锦莲、薰衣草、洋甘菊、决明子

◀洋甘菊

中医师的话

中医认为肝开窍于目，肝脏的精气通于目窍，视力的强弱和肝是有直接关系的。同时认为"肝受血而能视"，即视力和肝血的调节功能有关，如肝血不足，目不受肝血营养，就会出现两眼干涩、视力减退或夜盲。较严重的为肝火上炎，常见目赤多泪，严重者眼睛红肿疼痛。因此，眼病多被认为和肝有关，而从治肝入手。属实证的眼疾，治肝明目方药有洗肝散、补肝散等；虚证的眼疾，方药有杞菊地黄丸。护眼食品有枸杞子、决明子、猪肝。

营养师的话

蔬菜和水果中含有丰富的β-胡萝卜素，是维生素A的前体物质，维生素A与视力有密切关系。维生素A摄取不够时，在黑暗地方的视觉感应会较差。平日应该多摄取富含β-胡萝卜素的蔬果，如橘色的胡萝卜、甘薯、木瓜、杏桃干、芒果、番茄，绿色系的蔬果如茼蒿、油菜、菠菜、韭菜、萝卜叶等，都有保健视力的效能。

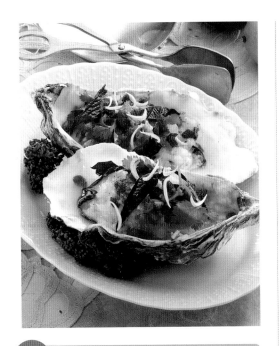

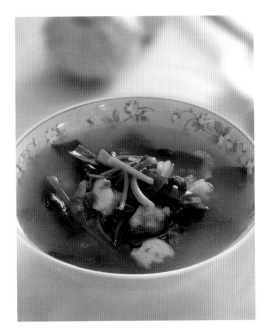

Point 补肾强精＋保护视力

枸杞拌生蚝

药膳功效

这道菜滋补而不致造成肠胃负担，适合眼睛易疲劳酸涩的人群，有保护视力的效用。

材料
生蚝2个，白萝卜70克，洋葱、红甜椒各30克，香菜10克
药材
枸杞子30克，紫苏、菊花各5克
调味料
A料：醋1大匙，盐1/2小匙
B料：柠檬汁4大匙，白葡萄酒2小匙，糖、香油各1/2小匙，姜汁、山椒各1/4小匙

做法
❶ 蚝剥开外壳，挖出蚝肉，以A料搓洗干净，放入白开水中浸泡一下，去除腥味。
❷ 生蚝捞出，沥干水分，放回洗净的外壳中，排入盘中备用；洋葱去皮、红甜椒去蒂及籽、香菜去根部，均洗净、切丝。枸杞子洗净，以热开水泡软，捞出，沥干水分。
❸ 菊花取花瓣，紫苏切末。白萝卜磨成泥，挤干水分，放入碗中，加入B料调匀，淋在生蚝上，最后撒上其他材料与药材即可。

Point 降压活血＋通便明目

决明子西洋菜汤

药膳功效

此汤利水、活血、通便、明目。海带味咸，性寒，能消痰、利水消肿、润肠通便。决明子有清肝明目、润肠通便之效，但气虚者则不宜食用。

材料
海带60克，西洋菜200克，生姜1小块
药材
决明子2小匙，黄耳5粒

做法
❶ 西洋菜洗净、切段；姜切丝；黄耳泡水，洗净备用。
❷ 锅中倒入600毫升水煮开，加入决明子煮3～4分钟，捞除，再加入黄耳、姜丝、海带、西洋菜煮约15分钟即可。

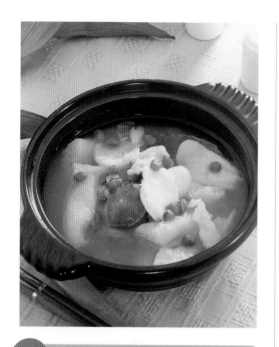

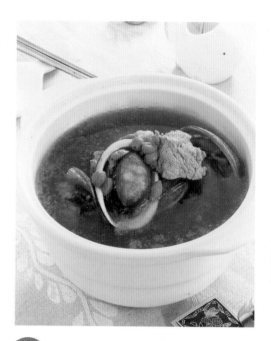

Point 养颜美容＋润肤明眸

Point 强化筋骨＋养睛明目

怀杞竹荪炖鲍鱼

杞子排骨炖九孔

药膳功效

此药膳可以补气生津，滋阴与增强抵抗力，另外还有养颜美容、润肤等功效，还可强化视力、明眸等。

药膳功效

排骨含丰富的蛋白质与钙、磷，有帮助骨骼发育、强化筋骨的功效；常食九孔鲍鱼有明目、强精之效；枸杞子能滋补肺肾、养睛明目，有补血的功效。

材料
罐头鲍鱼2粒，竹荪各15克
药材
怀山18克，枸杞子18克
调味料
绍酒1/2杯，盐适量

材料
排骨200克，九孔鲍鱼4个，姜10片
药材
枸杞子30克，三七18克，一支香草15克，金线莲14克（后3味用布包起来）
调味料
绍酒1/2杯，盐适量

做法
1. 鲍鱼洗净；怀山、枸杞子均泡水洗净；竹荪泡软洗净，切段备用。
2. 所有材料及药材放入容器中，倒入1000毫升沸水，再加入调味料，移入蒸锅中，隔水蒸炖2小时即可端出食用。

做法
1. 排骨放入滚水中汆烫约3分钟，捞出，洗净，沥干备用。
2. 九孔鲍鱼刷洗干净；枸杞子洗净；药材包洗净备用。
3. 所有材料放入容器中，倒入1000毫升沸水，再加入调味料，移入蒸锅中隔水蒸炖2小时，捞出药材包即可。

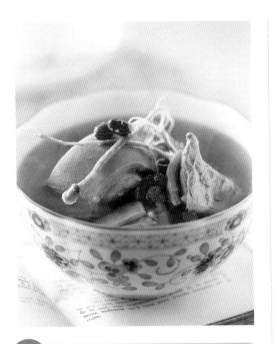

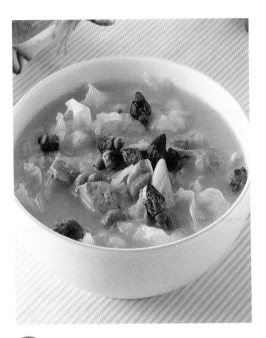

改善体虚＋滋肾补肝

参须枸杞炖羊肉

药膳功效

此道药膳含有滋补的药材如参须、枸杞子，可以改善体虚、血虚的人视力模糊和衰退的情况。羊肉用于补气血和补虚劳，也可避免虚火上冲于目引起眼睛的问题。

▓材料
羊肉450克，姜2片
▓药材
参须15克，枸杞子18克
▓调味料
绍酒少许，盐适量

▓做法
1. 参须、枸杞子先泡水。
2. 热锅，将羊肉放入热锅中，加姜片干煸3分钟，让羊肉中的污水、油脂渗出来，再放入热水中余烫，煮熟后捞起，切块备用。
3. 羊肉和参须、枸杞子、姜、绍酒一起放入锅中以小火焖煮，煮到羊肉煮烂。
4. 再将羊肉等材料移到炖盅，放入蒸锅中，以中小火蒸煮2小时，加盐调味即可。

Point 益肾明目＋纾解郁闷

银杞明目汤

药膳功效

此汤具有益肾明目的功效，老年人两眼昏花、视力模糊，或小朋友有假性近视，都可以尝试用这道汤来保护眼睛。煮好的汤中由于加了活血的玫瑰，还有解郁的功效。

▓材料
鸡肝2副
▓药材
银耳18克，枸杞子18克，玫瑰花15克，薰衣草12克（后2味用布包起来）
▓调味料
A料：米酒1小匙，姜2片
B料：盐1/2小匙

▓做法
1. 银耳泡开，挑去杂质，撕成小片。
2. 药材包洗净。
3. 鸡肝洗净，切薄片，以A料腌拌一下。
4. 锅中放入1000毫升清水，加入银耳、枸杞子、药材包烧开，滤去浮沫，放入腌好的鸡肝煮熟，捞出药材包，加B料调味即可。

头晕

很多人认为头晕是小毛病，饥饿时会头晕，经期前后会头晕，蹲久了站起来会头晕。不过，如果长时间头晕就可能是重病的先兆。部分女性有时会将血虚与感冒混淆，因为两者都有疲惫、头晕、胸闷等症状。女性容易在怀孕期间出现血虚的情况，贫血者亦经常有此问题。西医将原因不明的头晕归类为耳水不平衡，从中医角度来看，这种情况往往是因压力太大，或长期睡眠不足，一时虚弱所致。其他不可不防的头晕病因包括脑瘤、血压高以及颈椎骨退化等。

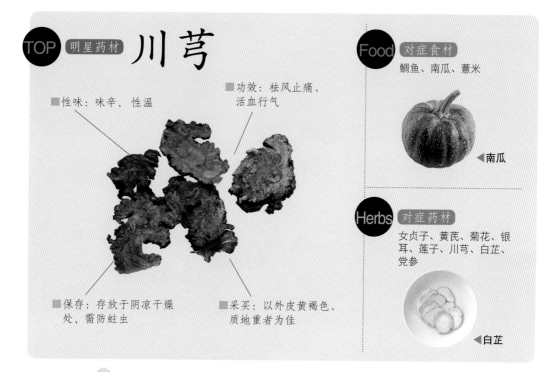

TOP 明星药材 **川芎**

■性味：味辛，性温

■功效：祛风止痛、活血行气

■保存：存放于阴凉干燥处，需防蛀虫

■采买：以外皮黄褐色、质地重者为佳

Food 对症食材
鲷鱼、南瓜、薏米

◀南瓜

Herbs 对症药材
女贞子、黄芪、菊花、银耳、莲子、川芎、白芷、党参

◀白芷

中医师的话

头晕的定义很广泛，包括头部昏昏胀胀的感觉、眩晕、平衡感失调以及脑部血液循环降低造成的晕眩昏厥等。就中医而言，头晕主要与饮食和情志活动有关，另外，失血过多、劳役过度、脑失所养及肝郁化火等都会导致这个病症。中医认为头晕与肝、脾、肾这3个脏腑关系最大。患者平时应避免情绪刺激及情绪失控，注意高血压及脑血管疾病的预防，饮食宜少油，头部需避免剧烈转向或晃动，如此才能减少头晕目眩的情形发生。

营养师的话

眩晕九成可借由饮食、生活、药物得到改善。眩晕者应该避免抽烟和饮酒，建议每天1杯茶，可改善眩晕和偏头痛。避免压力或失眠，压力大除了影响免疫系统外，也会造成自主神经失调，可能引发眩晕。眩晕病人少吃含有谷胺酸的食物，如橙子、番茄、奶酪、巧克力等，以免血管收缩，导致血管狭窄、血液循环不良。此外，补充维生素B_2可以减轻和预防头痛，而且其效果优于偏头痛预防药物。

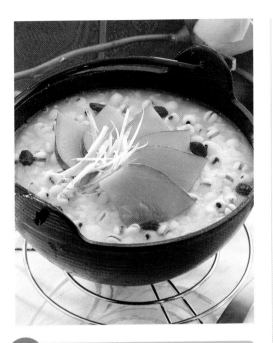

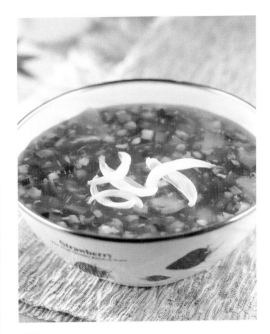

改善头晕＋消炎解毒

金瓜薏米粥

药膳功效

　　此粥有益糖尿病、高血压患者日常保健之用，对漫长夏季的暑热湿气导致的倦怠或头晕颇有助益。

▦材料
南瓜70克，白饭100克，青葱芽10克，蛋清1个

▦药材
薏米30克，枸杞子20克

▦调味料
A料：高汤3杯
B料：白胡椒1/4小匙，盐1/2小匙

▦做法
1. 南瓜洗净，去皮，切片，放入滚水中余烫，捞出；青葱芽洗净，切丝；枸杞子洗净备用。
2. 薏米洗净，放入沸水中煮30分钟，捞出。
3. A料倒入锅中，放入南瓜慢熬至入味，捞出，留下汤汁，加入白饭及薏米煮匀。
4. 加入B料调味，打入搅匀的蛋清，盛入碗中，放入南瓜，撒上枸杞子及青葱芽即可。

治疗晕眩＋明目清心

鲷鱼菊花羹

药膳功效

　　菊花能疏风散热、解毒明目，对于改善暑热引发的偏头痛颇有功效，与白米煮粥能清心去燥。将菊花和鲷鱼、香菇同煮成菊花羹，能祛烦热、利五脏，治疗气血失调的头晕目眩。

▦材料
鲷鱼200克，新鲜白菊花1朵，豌豆50克，干香菇、白萝卜各100克

▦调味料
A料：酱油2大匙，白胡椒粉2小匙，米酒3大匙，香油1大匙
B料：水淀粉1/2大匙

▦做法
1. 鲷鱼洗净，切片；新鲜白菊花去心，取花瓣洗净；豌豆洗净，去老筋；香菇泡软，去蒂，切丁；白萝卜去皮，切小块。
2. 锅中倒入5杯水煮沸，放入除菊花以外的全部材料煮熟，加A料调匀，最后以B料勾芡，盛出，撒上白菊花瓣即可。

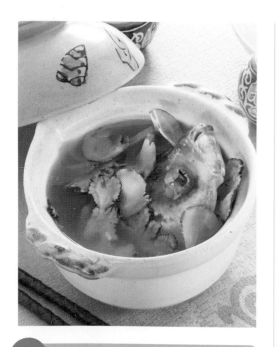

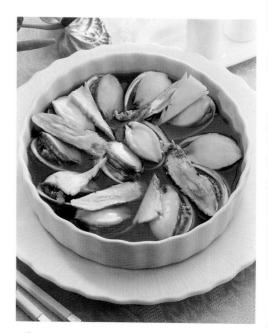

Point 行气活血＋舒缓头痛

Point 滋养肝肾＋乌发明目

川芎白芷炖鱼头

女贞子炖九孔

药膳功效

川芎白芷鱼头汤适合作为因血虚引起头痛的食疗汤，主要是因为川芎有活血行气的作用，白芷则可以祛风止痛，煲炖鲜美的大鱼头，有行气活血、祛风止痛的作用。

■**材料**
鱼头1个，姜4片
■**药材**
川芎、白芷各20克
■**调味料**
绍酒1/2杯，盐适量

■**做法**
❶ 川芎、白芷泡水3分钟，捞出、沥干备用。
❷ 鱼头洗净，对半切开，放入沸水中，加入一半的姜片氽烫约3分钟，捞出，沥干备用。
❸ 容器中倒入700毫升沸水，加入所有材料、药材及调味料，移入蒸锅中隔水蒸炖90分钟即可。

药膳功效

本道药膳主要含蛋白质和铁等营养素，有滋养肝肾的作用，适合于冬、春季食用。对于因肾虚引起的视力不佳和早生白发、头晕目眩有帮助。

■**材料**
九孔鲍鱼8个，姜15克，葱2根
■**药材**
女贞子18克，黄芪15克，藏红花6克（全部用布包起来）
■**调味料**
盐1小匙，米酒1大匙，高汤1杯，水2.5杯

■**做法**
❶ 姜去皮，切片；葱洗净，切段；九孔鲍鱼放入碗中，加盐搓去脏污，洗净。
❷ 九孔鲍鱼放入沸水中，加入葱及一半的姜略煮2分钟，去除腥味后捞出，冲冷水，挖除嘴部备用。
❸ 九孔鲍鱼、剩余的姜及调味料放入大碗中，加入药材袋，移入蒸锅以大火蒸30分钟，取出，捞出药包即可。

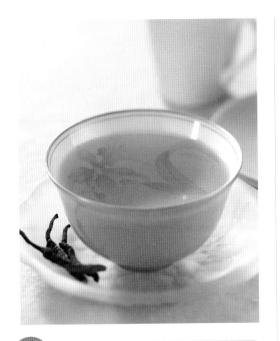

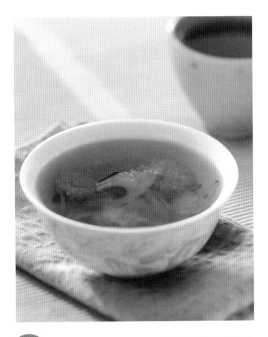

Point 强壮滋补＋增强免疫力

冬虫夏草养生饮

药膳功效

　　本品有强壮滋养、止咳喘等功效，常用于病后体弱、头晕、呼吸系统衰弱等，可增强抵抗力。

▓药材
冬虫夏草10克，枸杞子20克，党参20克

▓做法
所有药材均放入容器中，加入两碗半水，移入电锅中，外锅放入1杯水，按下开关，待开关跳起，即可取出饮用。

Point 镇定安神＋帮助消化

润肺金菊茶

药膳功效

　　此道茶饮有镇定安神，辅助治疗感冒、咳嗽的作用，并可消除胃部胀气、消化不良以及咽喉肿痛的症状，还有祛风散热，消除头昏、头痛，明目养肝的功效。

▓药材
金银花、菊花各12克，桑叶10克，薄荷、甘草各3克，浙贝母15克

▓做法
❶ 药材洗净。
❷ 所有药材均放入锅中，以中小火煮15分钟即可饮用。

牙痛

牙痛的表现有牙龈肿痛、遇冷热刺激酸楚、面颊部肿胀等。牙痛大多由牙龈炎和牙周炎、龋齿（蛀牙）或牙齿折裂而导致牙髓（牙神经）感染引起。不注意口腔卫生，食物残渣、细菌等物结成的软质牙垢和硬质牙石会阻塞齿缝，引起病症。此外，不正确的刷牙习惯、维生素缺乏等原因也会造成牙痛的问题。牙周病是目前口腔常见病，其病因较复杂，如牙垢、牙石、食物残渣阻塞、不良修复体等局部因素的刺激，造成牙龈受到损害，再加上细菌的作用，使牙周膜受到破坏。

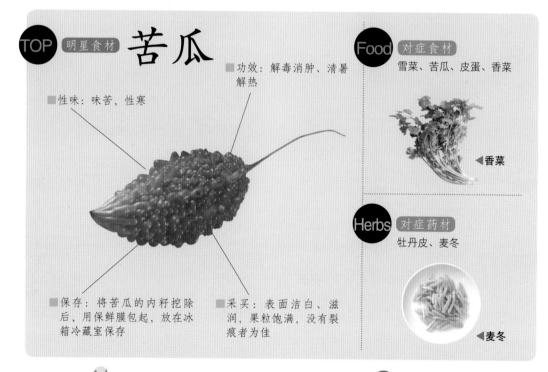

TOP 明星食材 苦瓜

■功效：解毒消肿、清暑解热

■性味：味苦，性寒

■保存：将苦瓜的内籽挖除后，用保鲜膜包起，放在冰箱冷藏室保存

■采买：表面洁白、滋润、果粒饱满，没有裂痕者为佳

Food 对症食材

雪菜、苦瓜、皮蛋、香菜

◀香菜

Herbs 对症药材

牡丹皮、麦冬

◀麦冬

中医师的话

中医认为，牙痛初期主因为胃热，中期发展为胃火上升，晚期则为胃热壅盛（胃中热）。初期胃热时胃受邪热，或过度食用煎炒燥热的食物，出现口渴、口臭等症状，而胃热化火时，则见口腔糜烂、牙周肿痛等。中期胃火上升时，指胃热化火，出现口腔炎症，如口臭、牙龈肿痛、牙龈出血等。晚期胃热壅盛，主要症状有烦渴、喜冷饮、口臭、牙周肿痛、脘腹灼热、小便短赤、大便秘结等。泻胃火的方药有泻黄散、清胃散等。

营养师的话

要避免牙痛，最重要的就是要预防蛀牙。因此，要注意口腔清洁，饭后刷牙漱口，喝碳酸饮料后要记得漱口。因牙周发炎、慢性牙周病造成牙龈出血时，可以用饮食的方式来改善。缺乏维生素C会造成微血管脆弱，碰到压力容易出血；缺乏维生素K，会使血液凝集功能受损，止血缓慢。要预防维生素C缺乏，每天可多吃新鲜的蔬果，成人一天吃一个橙子就可以预防缺乏维生素C的疾病。

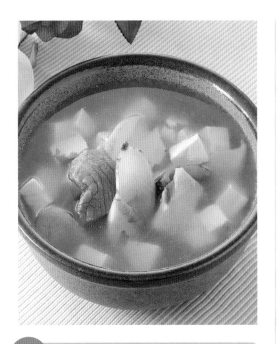

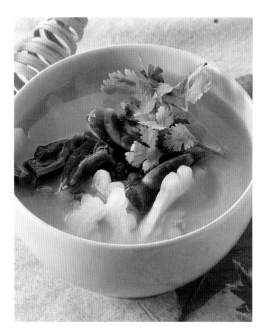

Point 开胃生津＋清热滋阴

Point 排毒降火＋改善发炎

雪菜豆腐响螺汤

苦瓜香菜皮蛋汤

【药膳功效】

本汤具有清热滋阴、开胃、生津的作用，除了防治虚火牙痛，平日身体出现燥热、心烦、口渴等上火现象时，也可以煮一碗下饭。

▓材料
雪菜60克，豆腐1块，响螺片（干货）60克，姜2片

▓药材
牡丹皮15克，麦冬15克，甜菊叶3.5克（全部用布包起）

▓做法
❶ 响螺片、雪菜分别用水浸透，洗净，捞起，雪菜切碎。
❷ 豆腐用清水漂洗干净，切小块；姜洗净；药材包洗净备用。
❸ 汤锅中倒入1000毫升清水，烧沸后放入所有材料、药材包，以中火煲煮到响螺片熟软，捞出药材包，即可熄火饮用。

【药膳功效】

这道汤是专为入秋后准备退火的汤谱，材料中用到的苦瓜、皮蛋、香菜都有清毒降火的功效，尤其是香菜对牙龈肿痛和喉咙发炎很有效果。

▓材料
苦瓜1根，香菜3棵，皮蛋1个，老姜2片
▓调味料
盐1小匙

▓做法
❶ 苦瓜洗净，去籽、切薄片，抹上少许盐腌一下，去除苦味再冲净。
❷ 皮蛋去壳，切成片；香菜洗净备用。
❸ 汤锅内倒入1600毫升水，放入苦瓜以大火煮沸，加入皮蛋、老姜煮滚后加入香菜，汤汁一沸即可加盐调味，并熄火盛出。

火气大

所谓火气大，是指一个人自觉全身燥热，出现口疮、口干、喉痛、大便干结、小便少而色深赤黄、青春痘等现象。从中医角度来说，有这些症状的人属热性体质。造成火气大的原因很多，如食用过多油炸的食物、天气干热、睡眠不足、内分泌失调、脏腑气血出现紊乱等。其实火气是维持身体活动的能量，这种好的火叫做"少火"，超过限度造成疾病的火则是不好的火，又叫做"相火"，通常以清火、泻火、降火等方式解除之。

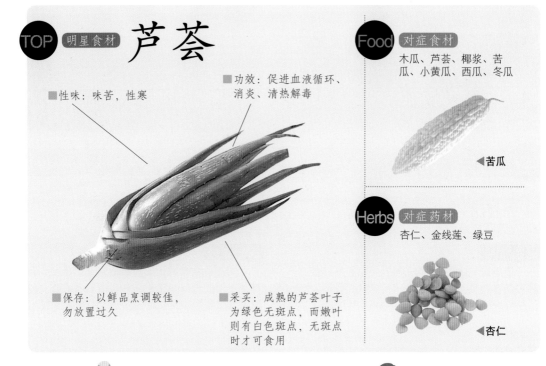

TOP 明星食材 **芦荟**

■ 性味：味苦，性寒

■ 功效：促进血液循环、消炎、清热解毒

■ 保存：以鲜品烹调较佳，勿放置过久

■ 采买：成熟的芦荟叶子为绿色无斑点，而嫩叶则有白色斑点，无斑点时才可食用

Food 对症食材

木瓜、芦荟、椰浆、苦瓜、小黄瓜、西瓜、冬瓜

◀ 苦瓜

Herbs 对症药材

杏仁、金线莲、绿豆

◀ 杏仁

中医师的话

中医所说的火分为温热、暑热等，均属火邪，病理方面为功能亢进的表现。另外，当感受各种外在的病邪，或生理功能过度亢进时，也会转化为病理上的火。火在临床上分实火、虚火。实火多因病邪亢盛，多见于急性热病，主要表现为高热、多汗、烦渴、躁狂、面目红赤等。虚火多因体内阴液亏损，多见于慢性消耗性疾病，主要表现为烦躁失眠、五心烦热、两颧潮红等。实火可灭，方药有白虎汤等；虚火须补虚，方药有当归六黄汤等。

营养师的话

睡眠品质差、熬夜、失眠、刺激性食物、青春痘、压力大、焦虑以及习惯性便秘等，都是造成火气大的原因。要解除火气，其实可以先从改善生活饮食习惯开始。方法如下：随时补充温水，可以促进循环，抑制口腔中的细菌生长，预防口臭；提升睡眠品质，避免日夜颠倒；饮食清淡，避免进食易上火的食物如油炸类、饼干、花生等食物，多吃蔬菜和水果；避免刺激性食物，如麻辣香锅、葱、姜、蒜、香菜、羊肉、鳝鱼等。

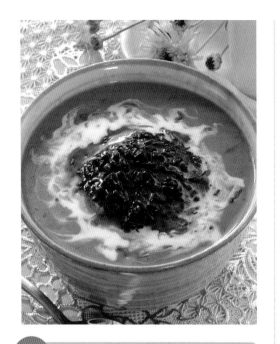

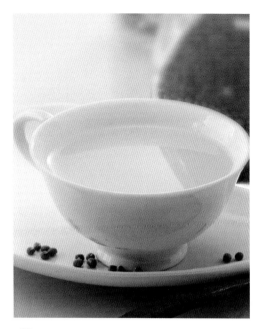

Point 美白养颜＋预防青春痘

Point 清热解毒＋缓解压力

椰汁黑糯米粥

清心绿豆浆

药膳功效

　　黑糯米有补血养颜的功效，椰汁则有美白皮肤与预防青春痘的作用，尤其对熬夜、火气大所导致的皮肤问题有很好的缓解作用。

药膳功效

　　绿豆具有清热解毒、消暑生津、降火、利尿消肿、促进代谢的功效，能辅助治疗虚烦造成的睡眠障碍，对于压力的纾解也有所帮助。

材料
黑糯米200克

调味料
冰糖1大匙，椰汁1/2杯

材料
绿豆600克

调味料
白砂糖150克

做法
1 黑糯米洗净，泡水2小时，取出，沥干水分备用。
2 黑糯米放入深锅，加入3杯水煮开，转小火边煮边搅拌，煮约30分钟至完全米烂，加入冰糖继续煮1～2分钟至完全溶化，熄火，待温度稍降，加入椰汁调匀即可。

做法
1 绿豆洗净，泡水3小时，捞出沥干。
2 泡软的绿豆放入食物处理机中，加入冷开水800毫升，搅打成绿豆浆。
3 打好的绿豆浆倒入锅中，开大火煮沸后，加糖调匀，熄火待凉，即可饮用。

祛寒

寒邪在中医学属于"外感六淫"的范围，主要有内寒和外寒之分。外寒指的是自然界寒冷的气候和环境状态；内寒则指因多种原因如饮食或失血引起的脏腑阳气亏虚、机体失于温煦所形成的病态。外寒侵袭人体肌表，肌表失温而畏寒怕冷；寒邪侵犯肠胃道，则容易"脘腹冷痛，呕吐腹泻清稀，形寒肢凉"；内寒中的肾阳虚，可见"畏寒肢冷，腰脊冷痛，小便清长"等。依据中医"寒者热之"的观念，选用具有温热性质的药物或食材，则可以达到祛寒的效果。

TOP 明星药材 南姜

■ 性味：味辛，性热

■ 功效：加速血液循环、祛寒、改善感冒

■ 保存：存放在通风干燥处

■ 采买：外形完整、具有强烈辛辣气味、没有虫蛀者为佳

Food 对症食材

虾仁、羊肉、辣椒、蒜、芥末、奶酪、糙米

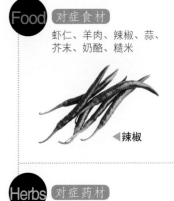

◀ 辣椒

Herbs 对症药材

南姜、核桃、芝麻、松子

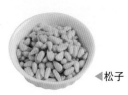

◀ 松子

中医师的话

人体阳气不足，就容易受到外在寒邪侵袭而生病，较常见的有恶寒、发热、头痛、身痛、骨节疼痛或腹痛泄泻等症状。一般当人体虚弱时易受外寒，阳气不足时易生内寒，阳气不足且阴气旺盛时易生内寒。外寒有恶寒、发热、无汗、头痛、身痛等症状，指人体阳气虚弱，形寒畏冷，易感冒。内寒临床表现为吐泻、腹痛、手足逆冷、冒冷汗等。祛寒方药有荆防败毒散、麻黄附子细辛汤等。

营养师的话

冬天天气寒冷，利用食补的方式，可以促进血液循环，改善血液循环不良。首先，要摄取足够的维生素E，维生素E可以扩张末梢血管，使血液循环畅通。坚果类食物如核桃仁、芝麻、松子等是维生素E的重要来源。多吃富含烟酸的食物，如动物肝脏、蛋、牛奶、奶酪、糙米、全麦制品、芝麻、花生，可以稳定神经系统和循环系统，更可扩张末梢血管。另外，辣椒、芥末、大蒜、青葱、咖喱等香辛料也可促进血液循环。

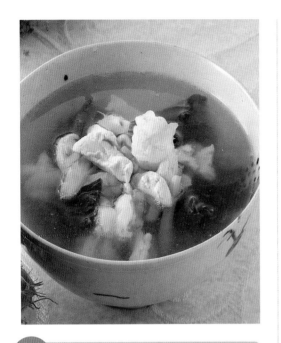

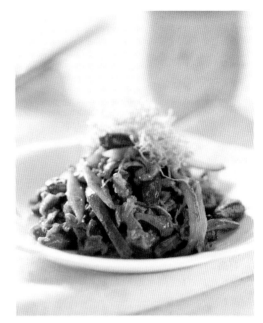

Point 帮助消化＋促进新陈代谢

菜心虾球鸡柳汤

药膳功效

　　本汤中所用的材料，像油菜、虾仁、鸡肉，都属于性平、甘温的食材，滋补却不燥热，可以说老少咸宜。

材料
油菜150克，鲜虾110克，鸡柳75克，姜2片

药材
金线莲草75克，藏红花75克（全用布包起来）

调味料
A料：盐1小匙，淀粉、色拉油各1/2小匙
B料：姜1片，米酒1小匙
C料：盐少许

做法
❶ 油菜洗净、切段；姜片洗净备用。
❷ 鸡柳洗净、切丝，放入碗中加入A料抓拌。
❸ 虾仁去肠泥，对半切片，放入小碗中加入B料去腥。
❹ 汤锅内倒入900毫升水煮沸，放入姜片、药材包、鸡丝和虾片，待汤汁煮开后，加入油菜煮沸，最后捞出药材包，加盐调味即可。

Point 滋肾补肝＋祛寒暖身

南姜尖椒炒羊肉

药膳功效

　　南姜和羊肉都有祛寒的作用，外感风寒时，赶快来一盘热乎乎的南姜炒羊肉，保证马上就能祛除寒意，血液循环也跟着活络起来。

材料
羊肉片187.5克，葱段37.5克，南姜末、红辣椒各37.5克，蒜泥12克。

调味料
A料：鲜鸡粉1/2小匙，淀粉1/2大匙
B料：酱油、辣豆瓣酱各1大匙，蚝油1/2大匙，糖20克，水3大匙
C料：水淀粉1/2大匙
D料：绍酒1大匙

做法
❶ 红辣椒洗净、去蒂及籽，切成斜片；羊肉放入容器中，加入A料略腌约10分钟备用。
❷ 锅中倒入1大匙油烧热，爆香蒜泥及南姜末，烧至金黄色，放入羊肉、葱段炒匀，加入红辣椒片及B料拌炒至熟，淋入C料勾芡，最后淋上D料即可盛盘。

胸闷

胸闷又称为胸痞、胸满、胸中痞满，指自觉胸中堵塞不畅、满闷不舒。造成胸闷的原因很多，但有时候有胸闷的症状却又找不到原因。在中医看来，胸闷实证多而虚证少。实证多由气滞、邪热、痰饮、淤血内阻胸膈等造成；虚证则可能有心肺的气虚、血虚或阴虚。胸为心、肺二脏所居，胸闷(或称胸痞)多是心、肺二脏的病症表现，与"心下痞"之胃部病症表现迥异，临症应予以详细辨别。

TOP 明星食材 **金针菜**

■性味：味甘，性凉

■功效：利尿止血、消肿、清凉降火

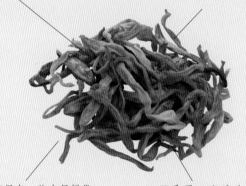

■保存：装在保鲜袋，放入冰箱冷藏室中

■采买：宜选小、颜色鲜、清洁略带黄晕、香气浓者为佳

Food 对症食材
苦瓜、金针菜、白萝卜、黄豆、牛肉、肝脏

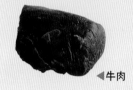
◀牛肉

Herbs 对症药材
白果、芡实、杏仁、陈皮、玫瑰花、柴胡

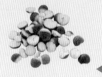
◀芡实

 中医师的话

胸闷一般先有胸胁部气滞的现象，疾病积久则成为气郁。气滞的临床表现主要是局部出现胀满或疼痛的症状。气滞久则可引起血淤，形成气滞血淤，局部的疼痛明显，严重者刺痛拒按。气郁多与情志刺激、气血失调有关，临床上主要症状有胸闷胁痛、急躁易怒、食欲不振、月经不调等。解气滞、解郁的方药有小柴胡汤、加味逍遥散等。一般解胸闷气滞的食品有玫瑰花、咖喱等。保持心情愉快，适时前往郊外踏青散步、放松心情，也有利于缓解胸闷。

 营养师的话

如果是胃病引起的胸闷或上腹部不舒服，往往是因消化不良、胃酸分泌过多或胃液回流至食管下端所导致。应尽量避免饮食过量、减少刺激性食物(如辣、酸)以及高油脂食物摄入，并避免饮用含咖啡因和酒精的饮料。不要抽烟，因尼古丁会刺激胃酸的分泌，造成不适。另外，缺铁性贫血也会让人出现胸闷、疲倦、虚弱、晕眩、呼吸急促、心跳加快、脸色苍白等情况，饮食上可以多补充富含铁的食物。

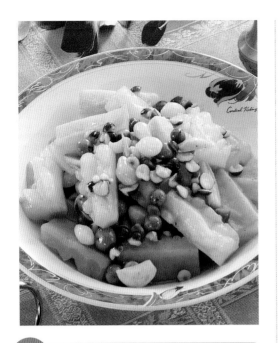

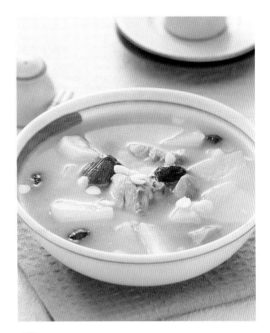

Point 润肺胸闷＋消暑除热

白果苦瓜

药膳功效

　　苦瓜具有清暑除热的作用。白果可收敛肺气，改善胸闷现象。芡实能够补脾祛湿，有益肾脏。

材料
苦瓜1个，蒜3瓣
药材
白果16克，芡实18克
调味料
糖、香油各1小匙

做法
1. 苦瓜对半切开，去籽及头尾，洗净，切薄片，放入沸水中汆烫约1分钟，捞出，冲冷水，沥干水分。
2. 蒜去皮，切片备用。
3. 所有药材洗净，放入锅中，加入3碗半水煮开，加入材料和药材，改小火熬煮20分钟，以调味料调味即可盛出。

Point 止咳平喘＋润肠通便

萝卜杏仁煲腩排

药膳功效

　　北杏性平味甘，对辅助治疗咳嗽、气喘有较好效果；由于杏仁内含油脂，对润肠通便也有良好功效，且具有缓下、舒缓胸口郁闷等作用。

材料
白萝卜300克，胡萝卜100克，腩排300克，清水200毫升
药材
北杏20克，红枣6粒，陈皮1片
调味料
盐1小匙

做法
1. 胡萝卜、白萝卜洗净，去皮，切成滚刀块；北杏、红枣均洗净，泡水；腩排洗净、切块，放入滚水中汆烫，捞出后洗净备用。
2. 煲锅中倒入清水煮沸，加入所有材料及药材，以大火煲煮约10分钟，改小火续煲约90分钟，加入盐调味即可盛出。

消暑

夏天天气炎热，如果长时间处于高温和阳光直接照射的环境下，会使体温调节功能失常，导致排汗困难，造成身体闷热、不舒服。消暑可选用退热、发汗、回阳救逆的药物或方法，来赶走暑热邪气。食物选择方面，可以选择具有消暑作用的丝瓜、冬瓜、绿豆、苦瓜、仙草、西瓜等食物，用以消暑解热、利尿消肿。此外，避免在中午太阳最大的时间出门，以免中暑。

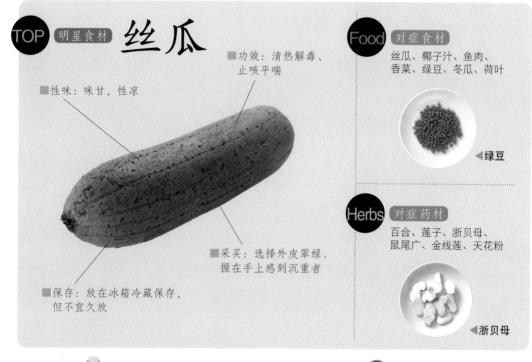

TOP 明星食材 **丝瓜**

■功效：清热解毒、止咳平喘

■性味：味甘，性凉

■采买：选择外皮翠绿、握在手上感到沉重者

■保存：放在冰箱冷藏保存，但不宜久放

Food 对症食材
丝瓜、椰子汁、鱼肉、香菜、绿豆、冬瓜、荷叶

◀绿豆

Herbs 对症药材
百合、莲子、浙贝母、鼠尾广、金线莲、天花粉

◀浙贝母

中医师的话

一般暑病多好发于夏天，属于感受暑热邪气而发生的多种急性热病。轻者以感染暑湿为主，以胸部胁肋及胃脘闷、身发热为主症。较严重的为感染暑秽之气，表现为发病急速、头痛而胀、胸脘胀闷、心情易烦躁、常恶心呕吐、身热易发汗，甚至出现神昏、耳聋等症状。最严重者为中暑昏厥，指患者出现神志昏迷、手足厥冷至肘膝部。祛暑药方有新加香薷饮、清暑益气汤等，一般可清暑的食品有青草茶、苦茶等。

营养师的话

夏日炎炎、气温不断升高，身体的代谢处于高峰状态，大量流汗后猛喝冰水还是口干舌燥，高温让人食欲不振、容易疲倦。因此，在夏季可以选择具有清热消暑、去湿健脾的夏季当令水果，特别是梨、西瓜、哈密瓜、香瓜等。此外，水果含有大量的水分、纤维质和钾元素，可防止脱水、清除宿便、消除暑气以及消除疲劳。不过上述水果性味偏凉，脾胃功能较差的人吃多了容易拉肚子，须适量食用，以免影响到消化系统的功能。

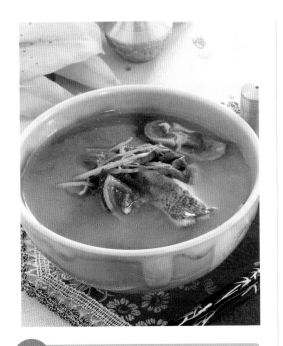

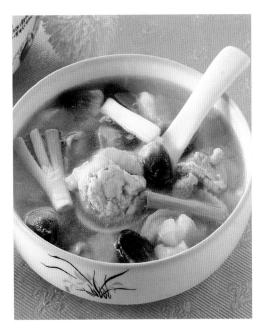

Point 清热消暑＋提神补气

香菜皮蛋鱼片汤

药膳功效

此汤补气生津，滋阴，清热降火，提神解劳，补元气，是消暑的良汤，夏日可多多食用，以消火气。

▥材料
鱼肉230克，香菜110克，皮蛋2个，姜丝20克
▥药材
西洋参15克，党参10克
▥调味料
绍酒1/2杯，盐适量

▥做法
1. 鱼肉洗净，切小片；香菜泡水洗净；皮蛋去壳，切块备用。
2. 煲锅中倒入1600毫升水煮开，加入香菜、皮蛋、姜丝及药材，以中火煮5分钟，再加入鱼肉片，继续煮10分钟，最后加入调味料即可。

Point 去火解热＋化痰凉血

草菇丝瓜肉片汤

药膳功效

以丝瓜搭配草菇和肉片，不但味道清鲜，还有消暑解燥热、利水去湿的保健功效。

▥材料
草菇150克，丝瓜2根，里脊肉120克，姜1片，葱1根
▥药材
浙贝母18克，桔梗12克，红枣5粒
▥调味料
盐少许

▥做法
1. 草菇洗净，切去菇蒂，对半剖开；葱洗净，切段；药材洗净备用。
2. 丝瓜去皮，洗净、切块；老姜去皮，切片；里脊肉切薄片备用。
3. 锅中倒入2000毫升水和姜片，大火煮到水沸，加入所有材料和药材，改用中火继续煮到肉片熟透，加盐调味即可盛起。

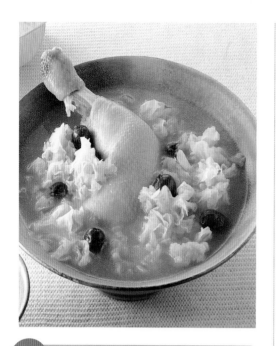

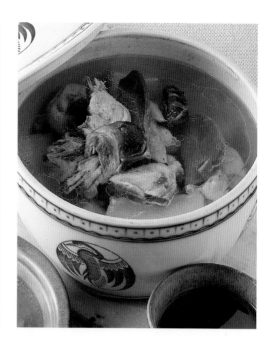

Point 消暑降火＋润肺养颜

银耳椰子煲鸡汤

药膳功效

　　这道汤品是盛夏的清凉滋润汤水，有滋补血气、润肺养颜的功效，汤中的银耳和椰子汁，都有降火气的清凉效用。

▨材料
银耳18克，新鲜椰子1个（取汁约600毫升），鸡腿2根，生姜2片
▨药材
红枣8粒，仙草、天花粉各15克，川贝母18克，甜菊叶3.5克（后4味用包起来）
▨调味料
盐少许

▨做法
❶ 银耳用清水浸泡发透，洗净备用。
❷ 鸡腿放入滚水余烫后捞出，冲冷水备用。
❸ 红枣去核；生姜去皮、切片；药材洗净备用。
❹ 汤锅内倒入清水800毫升，以大火煮沸，再放入银耳、鸡腿、红枣、生姜片和药材包，先以大火煮开，改小火继续煲1～2小时，汤快煮好时加入椰子汁，捞出药材包，加盐调味即可。

Point 清凉退火＋保健排毒

双冬金华汤

药膳功效

　　此汤可以解虚热，清凉退火、清热解毒，还可调整脏腑功能，是保健良汤。

▨材料
冬瓜200克，土鸡半只，冬菇8朵，火腿35克，老姜8片
▨药材
鼠尾广15克，金线莲12克，枸杞子15克（3味用布包起来）
▨调味料
盐1小匙

▨做法
❶ 土鸡洗净、切块，放入滚水中余烫，去除浮沫及血水后捞出备用。
❷ 冬瓜洗净，连皮切块；冬菇泡软、去蒂，清洗干净；火腿切片；药材包洗净备用。
❸ 全部材料放入炖盅内，加入1600毫升沸水，移入蒸锅中，以隔水蒸的方式蒸3小时，捞出药材包，盛起前加入盐调味即可。

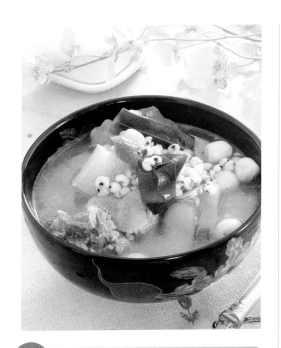

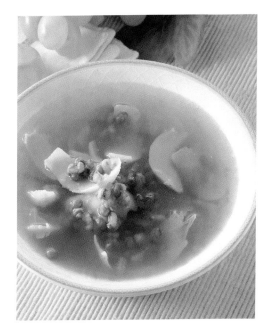

Point 促进食欲＋降脂消肿

冬瓜荷叶炖老鸭

药膳功效

　　此汤可以清暑利湿、生津降虚火，散淤血、消除水肿，还能够健脾开胃，具有降血脂等功效。

■材料
老鸭半只，冬瓜200克，姜8片

■药材
薏米、莲子各30克，陈皮、荷叶各12克，参须、枸杞子各18克

■调味料
盐适量

■做法
❶ 冬瓜洗净，连皮切块；荷叶洗净，剪成条状；薏米、莲子洗净后泡水20分钟；陈皮、参须、枸杞子过滤洗净，泡水备用。

❷ 老鸭切除鸭尾，放入烧热的干锅中，加入姜片干煎5分钟盛出，放入沸水中余烫约5分钟，捞出备用。

❸ 煲锅中倒入2200毫升水烧开，加入所有材料、药材，以大火煮沸，再改中火续煮1～2小时，最后加入调味料即可。

Point 清热解毒＋美白养颜

绿豆百合汤

药膳功效

　　夏天吃绿豆，除了阳春的绿豆汤，还可以试着在汤中加料，最常见搭配薏米，合煮成养颜消暑汤。新鲜百合也可以用来与绿豆搭配，止渴、消肿、清热解毒的功效一流。

■材料
绿豆75克，薏米35克

■药材
百合25克

■调味料
冰糖1大匙

■做法
❶ 绿豆和薏米分别洗净，浸泡20分钟；百合洗净备用。

❷ 加入所有材料及药材，用6碗水煮开，改小火续煮50分钟。

❸ 最后加入冰糖煮沸即可。

TOP 明星药材 仙草

■性味：味甘，性寒

■功效：清凉解渴、降火气、消除疲劳

■保存：通常制成仙草冻或仙草茶，冷藏保存食用

■采买：原植物外形似薄荷叶，小巧翠绿、略带茸毛者佳

Food 对症食材

雪梨、苹果、银耳、苦瓜、西瓜、菠萝

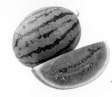

◀西瓜

Herbs 对症药材

白鹤灵芝草、仙草、金银花、蒲公英、防风

◀防风

中医师的话

中医将夏天感受暑热邪气而发生的多种急性热病称为暑病，但狭义的暑病一般多是指暑温、中暑、感暑之类的病症。轻者为中暑湿，即暑热夹湿，一般以胸脘痞闷、身热为主；而受暑秽之气表现为发病急速、头痛而胀、胸脘胀闷、易烦躁、恶心呕吐、身热有汗，严重的出现神昏、耳聋等症状；严重者称为"暑厥"，指中暑患者出现神志昏迷、手足厥冷至肘膝部等症状。祛暑药方有新加香薷饮、清暑益气汤等。一般解暑气的食品有青草茶等。

营养师的话

如果出现头痛、头晕、口渴、多汗、四肢无力发酸、注意力不集中、动作不协调等症状，就是中暑了，要及时转移到阴凉通风处，补充水分和盐分，短时间内即可恢复。因此，在夏季出门不要忘记多带一瓶矿泉水，且平日饮食要多摄取蔬菜和水果，补充维生素和矿物质，以免中暑。可以选择比较消暑的蔬菜和富含维生素C的水果，如苦瓜、菠萝、橙子、西瓜等。如果在运动后大量流汗，也可以补充运动饮料，维持身体电解质的平衡。

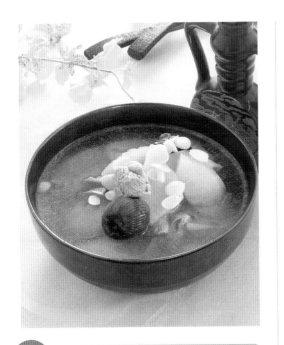

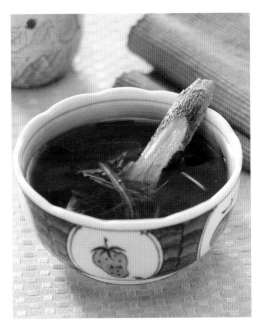

Point 生津化痰＋消肿排毒

Point 润肺清火＋调理体质

雪梨苹果煲猪肉

玉屏风散免疫汤

【药膳功效】

　　雪梨属性为甘寒，有生津润燥、清热化痰之功效，可清热消暑、利尿、消除水肿，还能降肝肾虚火。蜜枣亦具有清热、利尿、凉血、解毒的作用，对于身体燥热、喉干口渴的类中暑症状有帮助。

■材料
雪梨、苹果各1个，猪肉250克，姜5片
■药材
蜜枣8粒，东洋参、笔仔草、苦藏(博仔草)各14克(后2味用布包起来)
■调味料
盐适量

■做法
❶ 雪梨、苹果洗净、去核，切块；药材洗净。
❷ 猪肉洗净，切小块，放入沸水中氽烫，捞出、沥干备用。
❸ 煲锅中倒入3500毫升水烧开，加入除水果、东洋参以外的材料及药材，以中火煲30分钟，再加入雪梨、苹果、东洋参继续煲15分钟，捞出药材包，最后加入盐调味即可。

【药膳功效】

　　这道茶饮健脾益气，润肺清火，对于容易感冒、中暑，面色苍白，或脾肺虚弱、排便不畅的体质，具有调理的作用。

■药材
黄芪22克，金银花、蒲公英、防风、白术各12克

■做法
所有药材均放入锅中，加入1000毫升水以大火煮沸，转小火续煮30～60分钟即可。

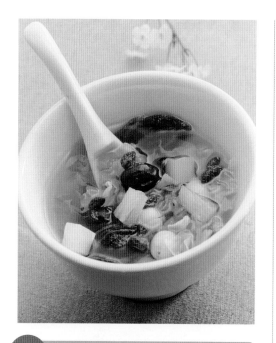

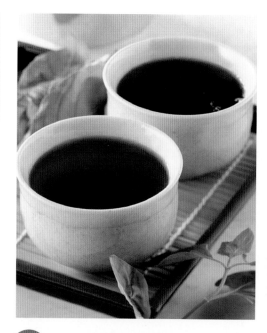

Point 滋阴润肺＋提神醒脑

魔芋莲子凉汤

【药膳功效】

　　银耳富含胶质(胶原蛋白)，为养颜佳品，含丰富的磷，对大脑皮质和神经系统有调节作用，所含钾、钙对心脏维持正常收缩也非常重要。银耳是滋阴润肺的食材，可润喉、治中暑、降火以及提神醒脑。

■药材
银耳、魔芋各50克，百合、人参片各30克，莲子、红枣各10粒，枸杞子20克

■调味料
冰糖2大匙

■做法
❶ 银耳泡水至软、撕成小朵；莲子、百合分别泡水至胀发；其余材料洗净备用。
❷ 容器内加入5杯水，放入所有材料，移入电锅，锅内加2杯水，煮至开关跳起。
❸ 加入调味料拌匀，锅内再加半杯水，煮至开关跳起，待凉放入冰箱冰镇，即可食用。

Point 消肿止痛＋预防中暑

白鹤灵芝冰糖饮

【药膳功效】

　　白鹤灵芝草即为白鹤草，有清火解毒、润肝、利尿、降火等功效，可益肺调理、消肿止痛、排毒解毒。仙草则以清热凉血、降血压为主要功效，不加糖食用时，味道略苦，但入口滑顺，有生津解渴的作用，能预防中暑。

■药材
白鹤灵芝草75克，仙草35克

■调味料
冰糖适量

■做法
❶ 白鹤灵芝草、仙草均洗净备用。
❷ 锅中倒入1000毫升清水，放入白鹤灵芝草、仙草，以大火煮沸，改小火焖煮约10分钟，熄火后滤除茶渣，待凉，加入冰糖调匀即可。

Part **3**

调理肠胃篇

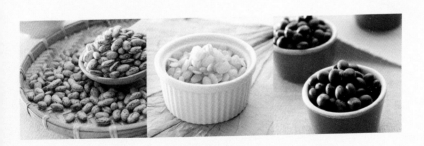

帮助消化

　　进食后发生上腹部或胸部疼痛、胀气等症状，就是所谓的消化不良。胃部在进食后觉得饱胀不适，感到食物没有完全消化或吃了某些食物就觉得不舒服，经常打饱嗝，排气也多，部分人甚至会有胸部灼热感，或伴有恶心、饭后呕吐的现象，这些都是消化不良的症状。消化不良部分与胃肠疾病有关，最常见的是消化性溃疡，或服用非类固醇消炎药、止痛剂所造成；胃食管逆流是另一个常见的致病原因，胃酸逆流食管也会引起胸口灼热感或疼痛。

TOP 明星药材 麦芽

- 功效：疏肝健胃、和中下气
- 性味：性平，味甘
- 保存：保持干燥，防潮，防蛀虫
- 采买：炒过、色黄粒大、饱满、芽完整者佳

Food 对症食材

胡萝卜、木瓜、香鱼、豆豉、白菜、白萝卜、芹菜、酸奶

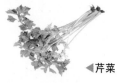

◀芹菜

Herbs 对症药材

陈皮、麦芽、花旗参、薏米、佛手柑、白果、无花果、金线莲、洋甘菊、白花草、鸡内金、小飞扬草

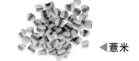

◀薏米

中医师的话

　　消化不良与体内的消化分泌及肠胃蠕动快慢有关，所选用的药物、食材以能调整脾胃功能的为主，如白萝卜、山药、莲心、红枣、猕猴桃、橙子、橘子、西蓝花、芦笋等。另外能促进食欲、帮助消化的食物，如山楂、金橘、陈皮、乌梅等也可以搭配使用，但是必须先排除肠胃本身是否有发炎或溃疡的病变才行。胃酸过多的患者则不宜多服山楂，脾胃虚寒的人食用白菜、白萝卜等较寒凉的蔬菜水果也要格外小心。

营养师的话

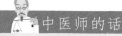

　　要预防消化不良的情形，应避免暴饮暴食，三餐尽量定时定量，有助于肠胃在正常的时间分泌适量的消化液。消化酶分泌不够会造成消化不良，可以适度补充乳酸菌、酸奶、养乐多等富含乳酸菌的食物来改善消化不良的情形。当大量的乳酸菌进入肠道后，会分泌乳酸，使肠道pH值降低，会抑制坏菌生长，有益于好菌生长，进而调整肠道内的菌种生态，降低有害菌的伤害。此外，能促进肠胃蠕动的乳酸菌也很有帮助。

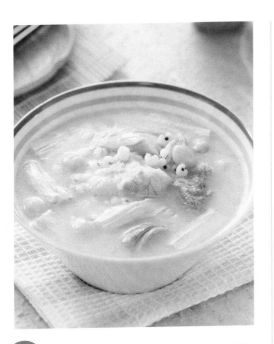

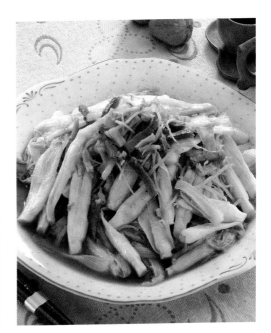

Point 清热健脾＋帮助消化

Point 促进排便＋滋阴润燥

白果腐竹炖猪肚

干贝菜心

药膳功效

　　白果具温肺益气之功效，而薏米有健脾益胃、补肺清热的效果，加上猪肚有补虚治胃之用，凡胃部消化不良或患胃溃疡者，食之都很有效。

■材料
腩排400克，猪肚1/2个，姜片40克，腐竹100克，白胡椒10克，清水3500毫升
■药材
白果、薏米各100克
■调味料
盐、鲜鸡粉各1小匙

■做法
❶ 猪肚洗净，放入适量盐抓洗10分钟，取出，放入滚水中，加入10克姜片，氽烫约5分钟，捞出，翻面后再洗净，切片；腩排氽烫，捞出备用；腐竹以温水浸泡约20分钟，洗净；薏米泡软后捞出备用。
❷ 煲锅中倒入清水，以大火煮沸，加入除腐竹之外的所有材料及药材，以大火煮沸，改小火续煮30分钟，加入腐竹再煮30分钟至猪肚熟软，加入调味料即可盛出。

药膳功效

　　此道药膳有帮助大肠蠕动、促进排便的作用，有利于血虚的习惯性便秘者调养，且有滋阴润燥功效，适合秋天燥气旺时食用。

■材料
白菜心200克，腊肉35克，干贝6粒，姜15克
■药材
地黄7克，当归6克，东洋参6克，鸡内金5克
■调味料
盐、鲜鸡粉各1/2小匙，香油1小匙

■做法
❶ 腊肉洗净、姜去皮，均切丝；白菜心洗净；干贝泡水半小时，以刀背压成丝。
❷ 所有药材及干贝放入锅中，加入3杯水煮开，改小火熬煮20分钟，滤出药汁及干贝。
❸ 锅中倒入2大匙油烧热，放入腊肉及姜爆香，加入白菜心炒匀，再加入干贝及药汁，以小火焖煮约10分钟，最后加入调味料即可。

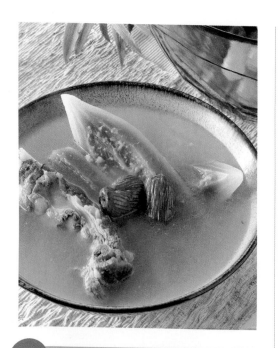

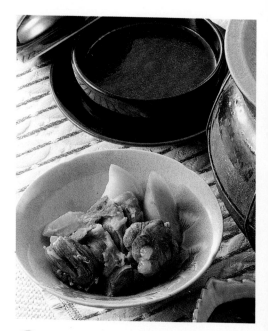

帮助消化＋滋补养生

润燥除痰＋缓解燥郁

万寿果煲西施骨

青胡萝卜煲牛腱

药膳功效

这道广式水果煲汤用排骨做鲜汤底，以木瓜、陈皮提味，汤中有排骨的营养和木瓜的香甜。更重要的是，汤里有木瓜所含的木瓜酶，不但可以健胃，对强化消化道也很有帮助，特别适合肠胃功能不佳的人饮用。

■材料
木瓜半个，西施骨（排骨）22克

■药材
蜜枣2粒，西洋参18克，广陈皮3.5克，木香12克，金线莲7.5克(后3味用布包起来)

■调味料
盐少许

■做法
1 木瓜去皮、去籽，切长块。
2 西施骨放入沸水氽烫，再冲冷水洗净。
3 药材洗净。
4 汤锅中倒入冷水1400毫升，加入木瓜、西施骨、药材一起煲煮，先以大火煲沸，改小火续煲1～2小时，捞出药材包，熄火前加盐调味即可。

药膳功效

青萝卜在每年十二月至次年二月可以买得到，时间虽短，但具有润燥、除痰及帮助消化的功能，用来煲牛腱，可做成一菜一汤。如果冬季在市场上看到青萝卜，可别错过这道一味两吃的可口汤品。

■材料
青萝卜3根，胡萝卜3根，牛腱300克

■药材
蜜枣6粒，杏仁粒12克，柠檬香茅12克，洋甘菊7.5克（后两味用布包起来）

■调味料
酱油适量

■做法
1 牛腱洗净，放入沸水氽烫片刻，捞出、洗净备用。
2 青萝卜、胡萝卜洗净，去皮，切滚刀块；药材用水过滤洗净。
3 煲锅中倒入沸水1800毫升，加入全部材料、药材，以大火煲沸，改中小火慢煲1～2小时，熄火，捞出牛腱切块、装盘，连同煲汤一起端出，食用时蘸酱油即可。

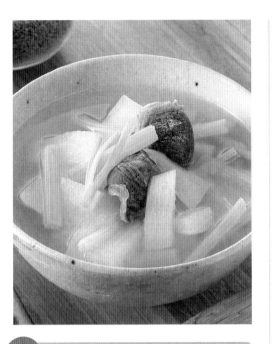

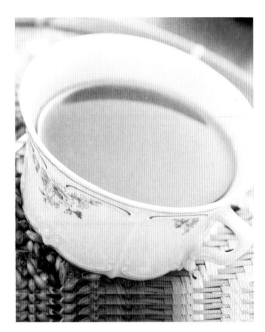

Point 解热清毒＋帮助消化

Point 治疗胃酸过多＋改善便秘

消滞清胃汤

麦芽茶

药膳功效

用白萝卜、芹菜煲煮干鸭肾的消滞清胃汤是专门治胃滞的汤，其中干鸭肾可以帮助消化，萝卜、芹菜都有清热解毒的功效。

药膳功效

麦芽中含有维生素A、矿物质、类黄酮，可以增进消化功能，改善胃酸过多，并有助于改善便秘。

材料
白萝卜3根，干鸭肾2个，鲜芹菜7.5克，葱花少许

药材
红枣10粒，白花草12克，小飞扬草15克（全部用布包起来）

调味料
盐1小匙

做法

① 白萝卜去皮、洗净，切块；芹菜洗净，切段备用。

② 药材洗净，红枣捏破。

③ 干鸭肾泡软，洗净。

④ 汤锅中倒入1500毫升清水，放入白萝卜、干鸭肾以及药材包，先以大火煮开，转小火煲煮1小时，再加入芹菜、葱花续煮10分钟，熄火，捞出药材包，加盐调味即可。

药材
麦芽18克

调味料
红糖1小匙

做法
麦芽放入锅中，加5碗水以小火煮20分钟，加红糖调匀，沥出汤汁，即可饮用。

整肠健胃

饮食不节制、饮食习惯不良、长期饮酒、过度吸烟、精神刺激等，都可能成为胃肠道功能失调的原因。胃肠道功能失调的症状有腹痛、腹胀，伴有嗳气（打嗝）、反酸（胃酸逆流）、反胃（呕吐感）、排便异常（可能是长期腹泻或是出现交替型便秘腹泻）等。中医认为"脾为中州"，脾胃是五脏的枢纽，故有"胃气存则生"的说法。肠胃道不适的症状除了本身脏器有问题之外，还要审视身体是否有其他问题，也许真正的病因病位不是胃肠本身。

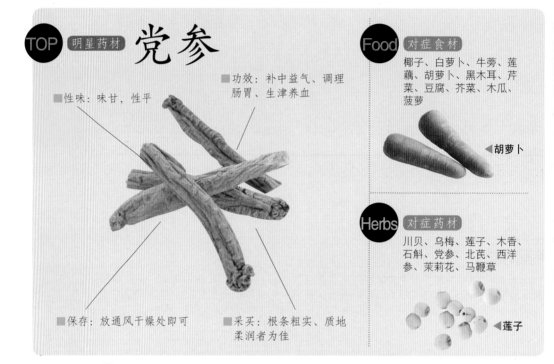

TOP 明星药材 **党参**

■性味：味甘，性平

■功效：补中益气、调理肠胃、生津养血

■保存：放通风干燥处即可

■采买：根条粗实、质地柔润者为佳

Food 对症食材

椰子、白萝卜、牛蒡、莲藕、胡萝卜、黑木耳、芹菜、豆腐、芥菜、木瓜、菠萝

◀胡萝卜

Herbs 对症药材

川贝、乌梅、莲子、木香、石斛、党参、北芪、西洋参、茉莉花、马鞭草

◀莲子

中医师的话

肠胃功能较差的人，平时的调理是很重要的，其中包含饮食的习惯及饮食的取舍，宜食用富营养、易消化和无刺激性的食物。饮食当定时定量，切忌暴饮暴食。另外忌食辛辣、燥烈的饮食，忌饮酒、浓茶、冷饮等。如有不正常的腹泻或腹痛，有可能不是单纯的肠胃失调吃坏肚子，需考虑是否有发炎、出血、结石或是感染等原因。选择药膳食物来健胃，可直接选取有益于肠胃功能的食材，更能避免肠胃道对药物的不良反应。

营养师的话

不当的饮食习惯、情绪压力及身体老化，身体分泌酶的能力逐渐下降，造成食物中的营养素无法被消化，增加肠胃道的负担。在水果方面，木瓜和菠萝富含蛋白质水解酶，可以帮助消化，促进营养素的吸收。尤其是菠萝酶，可以帮助肠胃道溃疡黏膜愈合，是改善肠胃功能的极佳选择，但其酸度较高，可以在餐后食用。酸奶对于肠胃功能不佳者而言，也是不错的选择，乳酸活菌可以增加肠胃道有益菌，帮助肠道正常蠕动，其代谢产物可抑制造成腹泻的细菌生长繁殖。

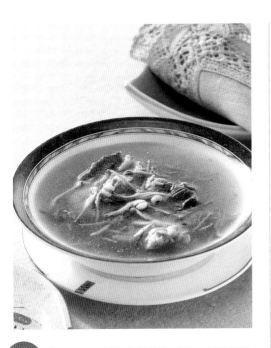

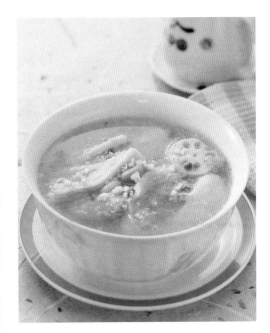

Point 健胃润肺＋保护气管

Point 保护胃肠＋改善便秘

金银花川贝炖排骨

蜜枣莲藕炖排骨

药膳功效

此汤能滋阴润肺、止咳化痰，并可保护气管、促进胃肠消化吸收，对病菌有绝佳的抑制作用。

药膳功效

莲藕含维生素B_2，可以促进铁吸收，有补血、保护胃肠的功效。蜜枣对肠胃有益，能改善失眠和便秘，常用来炖甜汤或粥品，老少咸宜。

■材料
排骨220克
■药材
金银花、川贝各15克，三七22克，老姜2片，蜜枣8个
■调味料
盐、鲜鸡粉各1/2小匙，绍酒1小匙

■材料
莲藕600克，肋排600克，姜片10克
■药材
蜜枣10个，白果1大匙，枸杞子1/2大匙
■调味料
米酒1/2杯，盐1大匙

■做法
❶ 排骨洗净，放入沸水中汆烫约3分钟，捞起备用；药材洗净。
❷ 容器中倒入清水6碗煮沸，放入所有材料、药材及调味料，盖上锅盖，移入蒸锅内蒸1～2小时即可。

■做法
❶ 枸杞子、白果均洗净，泡水至软；肋排洗净，以沸水汆烫，捞出冲净；莲藕刮除外皮，洗净，切厚片。
❷ 材料及药材全部放入煲锅中，加水盖过，大火煮沸，改小火炖煮约40分钟，加入调味料续煮20分钟即可。

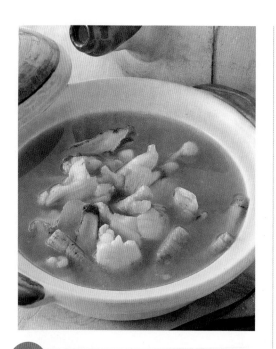

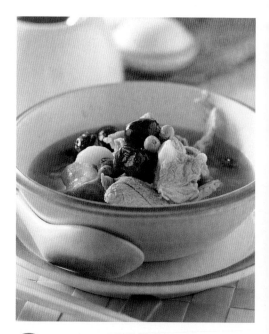

Point 增进食欲＋利尿消肿

Point 抗菌止痛＋滋养脾胃

北芪党参炖田鸡

树子当归枣排

<u>药膳功效</u>

　　具有健脾胃、增食欲、补益气食效的北芪党参炖田鸡，主要是取田鸡清热解毒、利尿消肿，以及北芪、党参补中益气的功效，尤其田鸡对肠胃具有补养功用。

■材料
田鸡（养殖）400克
■药材
北芪、党参各35克
■调味料
盐 1 小匙

■做法
① 田鸡去头、去爪尖，剥去外皮，清除内脏，切成4块。
② 北芪、党参洗净。
③ 锅内加入1200毫升清水，先以大火煲至水沸，放入所有材料及药材，待水再次沸腾，转中小火继续煲1～2小时，加盐调味即可。

<u>药膳功效</u>

　　树子(破布子)具有行气止痛、治心肺气痛、镇咳、缓下之效。而红枣富含维生素，有抗菌效果，能补中益气、养脾胃、润心肺，经常用来调和各药材药性。

■材料
排骨300克，树子1/2杯，蒜10瓣
■药材
当归2片，红枣20粒
■调味料
盐适量，柴鱼味精3小匙

■做法
① 排骨切长段，放入热水中汆烫，去除血水后捞出，洗净，沥干备用；红枣泡水洗净；蒜去皮。
② 锅中倒入5杯水，放入烫过的排骨煮至熟烂，加入其他材料、药材及调味料，以小火煮10～15分钟，即可取出食用。

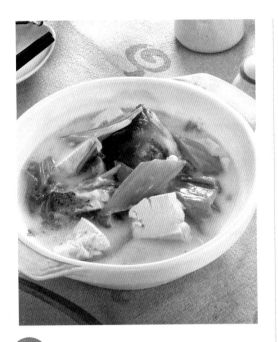

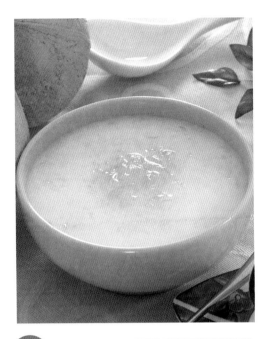

Point 清热降火＋健脾开胃

豆腐芥菜鱼头汤

药膳功效

此汤品利尿通淋、健脾开胃，可解肾火，改善中暑状况。

▧材料
鱼头1个，豆腐1块，芥菜150克，姜2片

▧药材
仙草15克，白花草12克，甜菊叶7.5克（全部用布包起来）

▧调味料
绍酒1/2杯，盐适量

▧做法
① 豆腐洗净，切长方块；芥菜洗净，切片备用；药材洗净。
② 鱼头去鳃，洗净，沥干，放入热油锅中煎至呈金黄色，捞出备用。
③ 锅中倒入2大匙油烧热，爆香姜片，放鱼头、豆腐、药材包、绍酒及900毫升热开水煮沸，再加入芥菜，以大火滚15分钟，捞出药材包，最后加入盐调味即可。

Point 清热化痰＋调理肠胃

椰汁炖燕窝

药膳功效

此汤品生津止咳，具有养阴润肺、调理肠胃、养颜美容的功效。

▧材料
椰子1个

▧药材
干燕窝40克

▧调味料
冰糖150克

▧做法
① 干燕窝泡水4小时，捞除杂质，备用。
② 椰子切开顶端，椰汁倒入锅中，加入冰糖煮成椰汁糖水，椰子壳留下备用。
③ 燕窝及椰汁糖水均放入椰子壳中，移入蒸锅中，隔水蒸炖1小时即可。

便秘

　　造成便秘的原因很多，最常见的是不良的排便习惯，造成大便越积越硬，导致便秘。另一常见原因为不良的饮食习惯，如饮食太过精细、饮水不足、水果蔬菜摄取不足等均会造成便秘。此外，药物使用不当，如过度使用利尿剂、制酸剂、钙离子阻断剂、钙剂、止痛药等也会引起便秘。缺乏运动或长期卧床的病人，因肠道蠕动减缓，影响排空，也会造成便秘。生活习惯改变，如怀孕、焦虑、生活不规律、时常熬夜造成自主神经功能失调，也会造成肠胃蠕动不良，引发便秘。

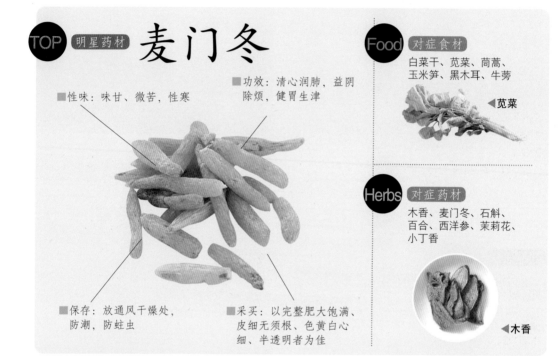

TOP 明星药材 **麦门冬**

■功效：清心润肺，益阴除烦，健胃生津

■性味：味甘、微苦，性寒

■保存：放通风干燥处，防潮，防蛀虫

■采买：以完整肥大饱满、皮细无须根、色黄白心细、半透明者为佳

Food 对症食材

白菜干、苋菜、茼蒿、玉米笋、黑木耳、牛蒡

◄苋菜

Herbs 对症药材

木香、麦门冬、石斛、百合、西洋参、茉莉花、小丁香

◄木香

中医师的话

　　便秘的原因颇多，如腹肌、提肛肌肌力衰弱，肠黏膜功能减弱及精神紧张等均可引起便秘，症见腹部胀压感及欲便不畅感。正常排便次数为一日一次，严重便秘者可能数日或一周才排便一次。中医认为便秘与体内津液亏乏、虚火内生、气滞血淤、气机不畅有关。饮食上宜多吃含纤维较多的蔬菜，如芹菜、韭菜、洋葱、萝卜、菠菜等；多喝开水、淡盐水，多吃水果；忌食温燥、辛辣有刺激性的饮食。另外养成正确的排便习惯也是十分重要的。

营养师的话

　　现代人饮食不均衡，很多人都有便秘的困扰。要解决便秘问题，首先就要从饮食习惯着手，每天摄取3～4碗蔬菜和两份水果，因其含有丰富的膳食纤维，可以促进肠道蠕动、缩短食物通过的时间，从而改善便秘。另外，也可每天喝200毫升酸奶，增加肠内有益菌生长，降低有害物质的伤害，同时也可增加钙的吸收，改善便秘。每天喝8大杯的水，尤其是早上空腹喝一杯温水，具有刺激大肠蠕动、利便的效果。

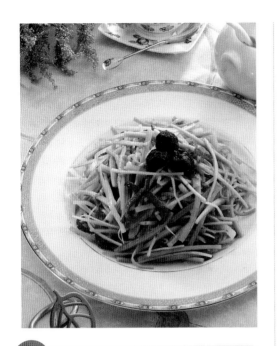

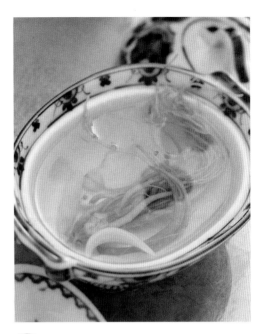

Point 清热凉血＋强健肠胃

三丝牛蒡

药膳功效

　　此道菜具有清热、凉血作用，能强健肠胃，对预防高血压和改善便秘都有效果。

■材料
牛蒡1根，胡萝卜100克，黑木耳2朵，芹菜35克
■药材
乌梅3粒，槐花3克，灵芝12克，金线莲15克(后3味用布包起来)
■调味料
盐1/2小匙，糖2小匙，香油1小匙

■做法
❶ 牛蒡洗净，切丝，泡入盐水中防止变黑；胡萝卜去皮、黑木耳去蒂，均洗净、切丝；芹菜去根部，切段；乌梅洗净备用。
❷ 药材洗净后放入锅中，加入2杯水煮开，改小火熬煮20分钟，滤出汤汁备用。
❸ 锅中倒入2大匙油烧热，放入牛蒡、胡萝卜、黑木耳及药汁焖煮3分钟，再加入芹菜及调味料翻炒均匀即可。

Point 消除浮肿＋改善便秘

参须珠贝茶

药膳功效

　　麦冬中含有氨基酸、葡萄糖等有效成分，可以温和滋补，并具有增强免疫力和利尿作用。百合可以改善神经衰弱、滋阴通便，二者搭配是相当美味又营养的药膳。

■药材
参须、麦冬、百合、川贝各7.5克
■调味料
冰糖1小匙

■做法
❶ 所有药材均洗净备用。
❷ 碗中倒入1/2杯水，加入全部药材，隔水蒸30分钟，熄火，闷10分钟，最后加入冰糖调匀，即可饮用。

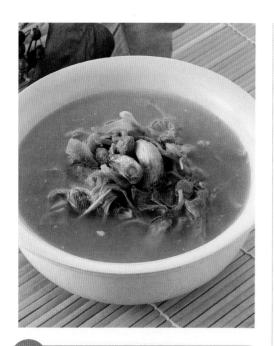

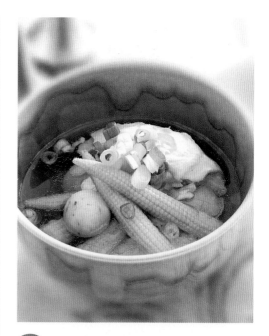

Point 预防贫血＋通便润肠

金蒜苋菜汤

药膳功效

　　苋菜除了炒来吃，煮汤滋味也很好，尤其将大蒜煎黄和苋菜一起下锅，汤中有香蒜的鲜味和苋菜的清甜味。喝苋菜汤除了吃进苋菜的营养，还有通便、润肠的功效。

■材料
蒜8瓣，苋菜120克，清水1000毫升
■调味料
盐少许

■做法
① 加少量油在锅中，加热后放下蒜瓣，以慢火煎黄。
② 在煎蒜的锅中加入清水，煮滚后放入苋菜，汤沸加盐调味，即可熄火。

Point 改善便秘＋消脂降压

玉米笋蔬菜汤

药膳功效

　　玉米笋是尚未成熟的幼嫩笋状玉米，口感脆嫩，并具天然甜味，能促进肠胃蠕动，预防便秘、消除浮肿，在减脂、降血压方面的功效也很明显。

■材料
玉米笋100克，鸡蛋1个，葱1/2根，魔芋丸5粒
■调味料
香油1/4小匙

■做法
① 玉米笋连须洗净；葱洗净，切末；鸡蛋打入碗中搅匀备用。
② 锅中倒入3杯水煮沸，放入玉米笋及魔芋丸煮熟，淋入打匀的蛋汁以大火煮开，最后撒入葱末，起锅前加调味料调匀，即可盛出。

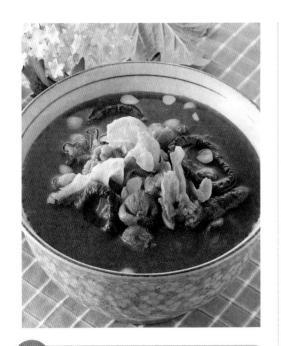

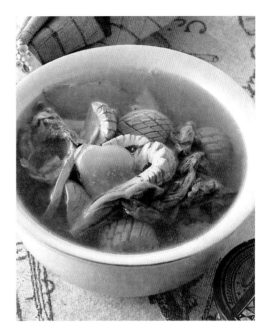

Point 宁心安神＋温润肠胃

Point 暖胃益肠＋清爽化痰

杏桂银耳冬菇汤

茼蒿腰花汤

药膳功效

这道温润可口的汤具有滋阴润燥、宁心安神、润肠通便的功效，尤其对胃肠不适等症状具有食疗作用。唯一要注意的是，有伤风感冒、咳嗽现象的人最好暂时不要饮用。

药膳功效

猪腰有补肾气、通膀胱、消积滞、止消渴的功效，与茼蒿同食，更清爽。

材料
冬菇8朵，猪腱（瘦肉）22克，生姜2片
药材
杏仁、银耳各18克，龙眼肉15克，红枣10粒，天麻22克
调味料
盐少许

材料
茼蒿菜600克，猪腰1副，姜2片，高汤900毫升
药材
茉莉花10克，洋甘菊10克(全部用布包起来)
调味料
盐1/2小匙，香油1大匙

做法
① 冬菇去蒂，与银耳分别用清水浸透、泡发，洗净备用。
② 杏仁、龙眼肉、猪腱、红枣、天麻、生姜用清水洗净；红枣捏破。
③ 汤锅中倒入2200毫升清水，大火煮沸，放入全部材料及药材，改以中火继续煲1～2小时，加盐调味，即可食用。

做法
① 茼蒿菜洗净。猪腰对半剖开，切去里面的白色筋条，交叉切花，切成块状（或直接切片）。
② 高汤倒入煲锅内煮沸，加入药材包、香油、盐调味，待汤沸投入茼蒿菜。最后再加入腰花及姜片，至汤再沸时熄火，盖上锅盖闷3～5分钟，腰花熟透后，捞出药材包，即可食用。

食欲不振

造成食欲不振的原因有很多：情绪紧张、过度疲劳；过度的体力或脑力劳动，引起胃壁供血不足，使胃消化的功能减弱；酗酒、吸烟导致胃黏膜的损伤；经常处于饥饿状态，久之会造成胃黏膜损伤；暴饮暴食使胃过度扩张；睡前饱食，胃肠负担加重，胃液分泌紊乱；饱食后短时间内剧烈运动会导致胃蠕动增快，继而导致胃痉挛、食欲不振；长期服用某些药物导致药源性味觉障碍。

TOP 明星药材 木香

■性味：味辛、苦，性温

■功效：健脾行气、开胃、疏肝解郁

■保存：需放置在干燥的地方保存，防潮湿与蛀虫

■采买：质地坚硬、油性足、香气浓者佳

Food 对症食材

小米、白萝卜、绿金针菜、柠檬、菠萝、橙子

◀柠檬

Herbs 对症药材

荷叶、黄芪、木香、枣仁、金线莲、莲藕、红枣

◀荷叶

中医师的话

造成食欲不振的原因主要有二：脾开窍于口，就是说，脾的功能与口味和食欲有密切的关系；肝火上升、肝气郁结，令消化功能减弱，出现脘腹胀痛、恶心、呕吐等所谓"肝气犯胃"的情形，也会造成食欲下降。前者治疗上当以健脾为主，辅以帮助消化及养胃的药材；后者则必须考虑使用健脾理气、清热降火、解郁的方式调理。在饮食习惯上必须细嚼慢咽，先选择比较容易消化吸收的食物，避免吃过于刺激及过于冰凉的食品。

营养师的话

如果食欲不佳，饮食上尽量避免油炸食物，因为油腻的食物容易引起恶心和反胃感。食物可以搭配一些偏酸性的水果，例如菠萝、橙子、柠檬等，以刺激唾液分泌，增加食欲，且在烹调上也可以使用糖醋的方式，酸酸甜甜的口感，较为开胃。菠萝含有蛋白水解酶和膳食纤维，可以帮助蛋白质消化以及促进肠道蠕动，帮助消化和减少便秘情形，但因酸度较高，肠胃功能不好的人，较适合餐后食用。

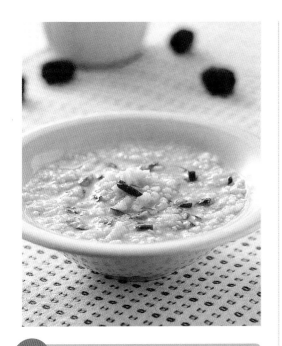

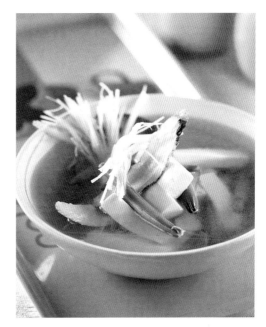

Point 补脾润燥＋安定神经

Point 清凉降火＋促进食欲

枣仁小米粥

金针豆腐姜丝汤

药膳功效

小米本身具有益气补虚、安定神经的作用；加入枣仁末一起熬成粥，可兼具补脾润燥、养血安神的功效。失眠、食欲不振的患者可以试试这道粥品。

药膳功效

黄芪味甘、性温，可补气通气，提振脾胃之气；豆腐及绿金针菜属性较凉，能清热退火；姜可以帮助食物消化并促进食欲。

材料
小米100克

药材
枣仁末15克

调味料
蜂蜜1大匙

材料
绿金针菜100克，嫩豆腐1/2盒，姜30克

药材
黄芪7.5克

调味料
盐1大匙，鲜鸡粉、香油各1/2大匙

做法
1. 小米洗净，泡水1小时，捞起沥干备用。
2. 锅中倒入800毫升清水烧开，放入小米，以大火煮沸，转小火续煮至米粥呈黏稠状。
3. 煮好的粥加入枣仁末搅匀盛起，食用时加入蜂蜜即可。

做法
1. 绿金针菜洗净，泡温水30分钟，洗净；嫩豆腐切小块；姜洗净，切丝；黄芪洗净备用。
2. 锅中倒4杯水煮沸，放入黄芪煮入味，加入绿金针菜煮软，再加入豆腐及姜丝略煮，最后加调味料煮匀，即可盛出。

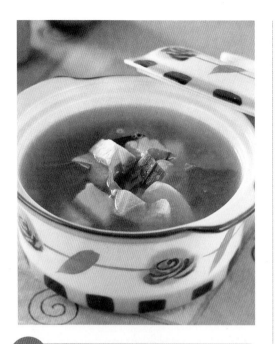

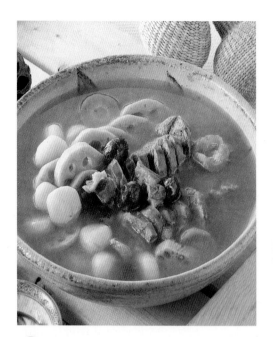

Point 健胃排毒＋提振食欲

荷叶瘦肉汤

药膳功效

　　口干心烦、食不下咽的时候，荷叶的清香最是提味宜人。这道汤谱是用微苦的百合来为青涩的汤汁提鲜，加上"小人参"胡萝卜的点缀，既能疏通郁气，又能解热毒、养脾胃，加上热量低，非常适合女性食用。

▓材料
瘦肉200克，胡萝卜150克

▓药材
荷叶6克，百合50克

▓调味料
盐2大匙

▓做法
❶ 瘦肉洗净，切小块，放入滚水中氽烫，去除血水及杂质，捞起；胡萝卜洗净，去皮，切小块；荷叶及百合均洗净，切小片备用。

❷ 锅中倒5杯水，加全部材料及药材，大火煮20分钟至熟透入味，盛出，加盐调味即可。

Point 清热凉血＋健脾开胃

莲藕牛腱汤

药膳功效

　　用莲藕、胡萝卜搭配牛腱煲汤，主要取牛腱肉的鲜甜，并有清热、凉血、健脾开胃的功效；此外，胡萝卜因为富含维生素A，是保养眼睛的最佳食材。做这道汤时，最好用新鲜的牛腱肉，莲藕则要选比较沉重、饱满，颜色呈赤白色的藕，因为其淀粉质丰富，粉质口感格外好。

▓材料
莲藕、牛腱各600克，胡萝卜1根，姜2片，陈皮1片

▓调味料
盐1小匙

▓做法
❶ 锅内加水煮沸，将牛腱放入氽烫5分钟后，冲冷水洗净。

❷ 莲藕、胡萝卜去皮、切大块；陈皮用水泡开备用。

❸ 汤锅中倒入2400毫升清水煮沸，放入所有材料，先以大火煲煮到水沸，转中小火煲3小时，熄火前加盐调味，即可盛出。

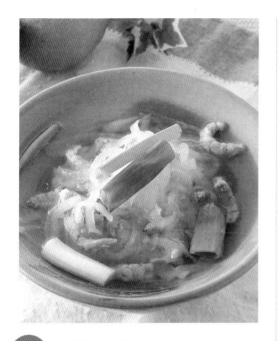

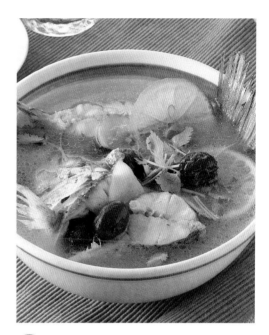

Point 疏通肝气＋调理肠胃

海米萝卜汤

[药膳功效]

　　炎热的天气，喝不下浓郁的煲汤，不妨试试海米萝卜汤。本道汤品可疏通肝气及调理肠胃，对于肝脏功能衰弱者有助益，适合夏季调整肝脏功能时食用。

▓**材料**
海米30克，白萝卜半根，葱（或香菜）2根

▓**药材**
金线莲18克，密蒙花12克，枸杞子7.5克（全部用布包起来）

▓**调味料**
盐1小匙，香油数滴

▓**做法**
❶ 白萝卜洗净、去皮，切成萝卜丝；药材过滤洗净；海米以冷水泡开；葱洗净，切段。
❷ 油锅烧热，爆香海米，放入白萝卜丝和适量清水，水量以盖过萝卜丝为准，接着放入药材，加热煮至萝卜丝软化，捞出药材包，加盐调味，淋上少许香油提味，并撒上葱段（或香菜末）即可端出。

Point 活血健脾＋刺激食欲

青柠红枣鲈鱼汤

[药膳功效]

　　此汤健脾开胃、刺激食欲的效果一流，因柠檬含有大量维生素C，鲈鱼蛋白质丰富，红枣则能活血。

▓**材料**
新鲜鲈鱼半条，柠檬1个，老姜2片，葱2根，香菜少许

▓**药材**
红枣8粒，西洋参12克，木香15克，石斛12克(后两味包起来)

▓**调味料**
盐少许

▓**做法**
❶ 鲈鱼洗净，去鳞、去鳃、去内脏，切块。
❷ 红枣浸水泡软，去核；柠檬切片。
❸ 葱洗净、切段；香菜洗净，切末。
❹ 汤锅内倒入1000毫升水，加入药材、姜片、柠檬片，以大火煲至水沸，放入葱段及鲈鱼，改中火继续煲半小时至鲈鱼熟透，捞出药材包，加细盐调味，熄火前放入香菜末即可。

胃胀气是指上腹部有饱胀、压迫感，有时从外观也会发现胃部有点向外凸、胀气，甚至连续性地放屁等；严重时，甚至还会伴随出现疼痛、恶心、呕吐的情况。造成胃胀的原因，是因为胃、十二指肠发炎、逆流，肿瘤或胃液分泌发生改变时，延缓胃的排空速度，累积在胃部的食物就会不断对胃壁产生压力。同时，食物在胃内过度发酵后会产生大量气体，使胃内压力进一步增高，因而造成胃胀。

胃胀气

TOP 明星药材 **紫苏**

■性味：味辛，性温

■功效：帮助消化、调整肠胃

■保存：放阴凉干燥处即可

■采买：颜色紫、叶大、香气浓郁者为佳

Food 对症食材

土豆、白萝卜、海带、绿藻、南瓜、豆豉

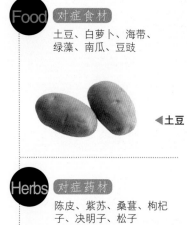

◀土豆

Herbs 对症药材

陈皮、紫苏、桑葚、枸杞子、决明子、松子

◀决明子

中医师的话

胃胀气问题，可能是胃部本身的毛病，也有可能是肝脏的问题。中医认为脾胃功能不良时，水谷代谢失衡，会导致气逆、胃气不顺等。另外情绪引起的肝郁气滞也会侵犯胃脘，这时候也会造成胃部功能失调，导致胃胀气、打嗝等症状。中医师认为饮食的选择和习惯的培养才是最好的改善之道，选择较容易消化的食物，进食前先做些肢体的柔软运动，对消化和吸收是有帮助的。如果症状比较严重时，利用药膳食疗的方式，还可以顺便健脾固胃。

营养师的话

避免食用易产气的食物，如豆类、麦麸、苹果、桃子、洋葱、甘蓝菜、谷类，以及甘薯、土豆等薯类食物。乳制品也是一种很容易产生胀气的食物，有时体内因无法吸收乳糖而造成胀气，要避免食用。此外，要养成细嚼慢咽的饮食习惯，尽量少喝碳酸饮料和嚼口香糖，并且不要用吸管喝饮料，以免无形中增加气体的摄入。豆类食品一定要煮到熟烂了再食用，因为太硬的豆子不易消化，还容易造成胀气。饭后可以起身走一走，做些温和轻缓的运动，有助于减少胀气的情形。

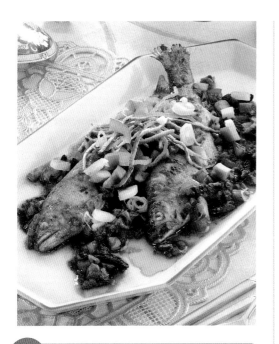

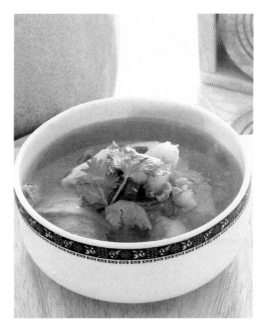

Point 补中益气＋促进消化

Point 健胃消胀＋缓解压力

陈皮香鱼

原盅炖冬瓜

药膳功效

　　本道菜补中益气、去郁热，能增进消化功能，对肠胃弱、易发生胃胀者极有助益。

药膳功效

　　鸡肉的营养丰富，含大量B族维生素，高蛋白、低脂肪，适合老年人、儿童及肠胃虚弱、胀气的人食用；蟹肉所含的钙能强化牙齿与骨骼，还能缓和神经压力。

材料
香鱼2条，青椒、红甜椒各1/2个，葱1根，蒜5瓣
药材
广陈皮3克，紫苏6克，参须12克
调味料
A料：豆瓣酱1/3小匙，豆豉3克，水淀粉、葱油各适量
B料：蚝油、米酒各1/2小匙，酱油1/2大匙，高汤1/2杯

材料
冬瓜1个，鸡腿肉150克，姜2片，香菜末适量，金华火腿、蟹肉各110克
调味料
盐2大匙

做法
❶ 青椒、红甜椒均洗净，去蒂及籽，切细丁；豆豉洗净；葱洗净、蒜去皮，均切末。
❷ 药材洗净，用两碗半水煮10分钟，倒出过滤。
❸ 香鱼去除内脏，洗净，沥干水分，放入热油锅中煎至两面金黄，捞出，沥干油分备用。
❹ 锅中倒入2大匙油烧热，将除香鱼外的其余材料爆香，加药汁、豆瓣酱及豆豉略炒，再加入香鱼及B料焖煮入味，最后勾芡，淋上葱油即可。

做法
❶ 鸡腿肉、金华火腿均切末，与蟹肉分别放入沸水中汆烫约3分钟，捞出备用。
❷ 冬瓜切除顶端，挖除瓜籽及部分瓜肉成盅状，洗净，内面均匀抹上盐，腌约3分钟，再以开水冲净备用。
❸ 除香菜外的材料放入冬瓜盅，加入沸水至九分满，移入蒸锅中隔水蒸炖90分钟，撒上香菜末即可盛出。

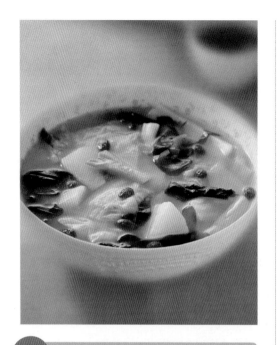

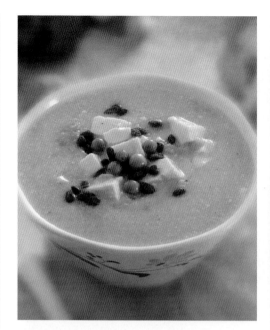

Point 润肠通便＋促进新陈代谢

味噌萝卜蔬菜汤

药膳功效

本汤属于甘滑清淡的汤品，有助人体排泄器官的维护。因海带芽中含有植物胶，萝卜则有通气效果，适当饮用可防便秘。

■材料
大白菜150克，白萝卜1根，干燥海带芽1大匙，紫菜末1包，葱3根

■药材
决明子35克，枸杞子7.5克

■调味料
味噌4大匙

■做法
❶ 大白菜洗净，切块；白萝卜去皮，洗净，切块；味噌放入碗中，加入适量水轻轻搅动至化开；葱洗净，切段；枸杞子洗净备用。
❷ 决明子放入锅中，加半锅水，煮30分钟至味道释出，捞出药材。汤汁继续加热，放入大白菜、白萝卜块、葱段、紫菜末和枸杞子，大火煮沸，转小火煮约10分钟，熄火前加入味噌调匀，再加入海带芽泡至胀开即可端出。

Point 保护内脏＋消除胀气

胡萝卜土豆汤

药膳功效

土豆所含的维生素C由于受到淀粉的保护，即使经过加热也不会流失，可以促进肠胃黏膜分泌，保护肠胃。

■材料
胡萝卜、土豆各60克，嫩豆腐半盒，腰果50克，芹菜少许

■药材
枸杞子少许

■调味料
橄榄油适量，盐1/2小匙，胡椒粉1/4小匙，水淀粉1大匙

■做法
❶ 胡萝卜、土豆去皮，芹菜切末，嫩豆腐压碎备用。
❷ 锅中倒入橄榄油烧热，加入胡萝卜、土豆炒至熟软，盛出，倒入果汁机中，再加水300毫升及腰果打成汁备用。
❸ 胡萝卜土豆汁倒入锅中，加豆腐煮开，再加入盐、胡椒粉调味，最后用水淀粉勾芡，撒入芹菜、枸杞子即可盛出。

Part 4

增强免疫力篇

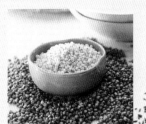
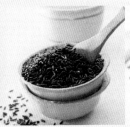
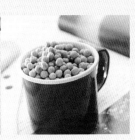

增强抵抗力

免疫力即抵抗力，可视为身体对抗疾病的战斗力。免疫力可分为两大部分：先天性免疫能力与应变性免疫能力。当免疫功能出现问题，病毒、细菌就有机会侵入到人体，冲破体内的防御机制，造成许多病症相继发生。然而免疫力并不是越强越好，当免疫力被过度激化时，即可能会有红斑狼疮、类风湿关节炎的发生。所以如何有效调节免疫，而非一味地增强免疫，才是我们所要努力的方向。

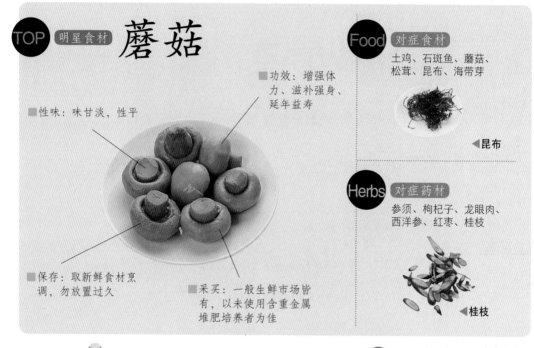

TOP 明星食材 蘑菇

■功效：增强体力、滋补强身、延年益寿

■性味：味甘淡，性平

■保存：取新鲜食材烹调，勿放置过久

■采买：一般生鲜市场皆有，以未使用含重金属堆肥培养者为佳

Food 对症食材

土鸡、石斑鱼、蘑菇、松茸、昆布、海带芽

◀昆布

Herbs 对症药材

参须、枸杞子、龙眼肉、西洋参、红枣、桂枝

◀桂枝

中医师的话

抵抗力的高低由正气的强弱决定。一如虚证，即是指人体正气不足，机体抗邪能力降低，生理功能减退的证候。二如外感，指感受六淫、疫疠之气等外邪。这些病邪或先侵犯人体皮毛肌肤，或从口鼻吸入，或同时受病，都是由外而入。增强抵抗力的药材有黄芪、党参、冬虫夏草等。增强抵抗力的方药有百合固金汤、补肺汤、补肺阿胶散等，气血双补的方药有八珍汤、十全大补汤等。补阳的方药有右归丸、肾气丸等。

营养师的话

增强身体抵抗力的最好方法就是均衡饮食、多运动以及纾解压力。菇类、真菌类，像是松茸、巴西蘑菇、灵芝等，含有多糖类物质，可以提高身体的免疫力。海藻类如昆布、海带芽等有丰富的海藻黏物质，也是一种多糖类，还含丰富的维生素、矿物质、特殊脂肪酸，对身体抵抗力的增加很有帮助。豆类拥有丰富的植物性化学物质，能刺激免疫系统，蔬果所含丰富的维生素和矿物质，茶中的儿茶素等，都可以提高抵抗力。

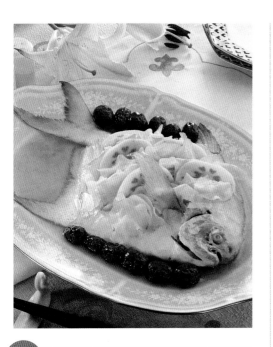

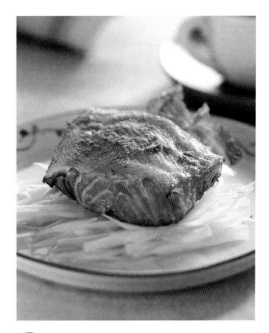

Point 缓解疼痛＋强身健体

Point 抗菌防病＋滋补养生

天麻蒸白鲳鱼

甘草烟熏石斑鱼柳

药膳功效

此道药膳主要具有祛风、滋养作用，对于因血淤、气滞而引起的疼痛有缓解功效，并能增加身体的抵抗力。

材料
白鲳鱼1条，鱼板50克，姜15克
药材
天麻、石菖蒲、白术各3.5克，桂枝11克，红枣12粒
调味料
白胡椒1/4小匙，盐、鱼露各1/2小匙，米酒2大匙

做法
❶ 鱼板、姜去皮，洗净、切片；天麻、红枣洗净备用。白鲳鱼刮除鳞片，去除内脏，洗净，侧面各横切三刀，放入沸水中余烫，捞出，沥干水分。
❷ 石菖蒲、白术、桂枝均洗净，放入锅中，倒入1杯水以小火熬煮10分钟，滤出汤汁，倒入碗中，加入调味料调匀成蒸汁备用。
❸ 鱼放入盘中，鱼身切开处塞入鱼板、姜及天麻，排入红枣，淋上蒸汁，移入蒸锅中以大火蒸20分钟即可。

药膳功效

石斑鱼肉营养价值极高，加上甘草兼具补益功效，有提高免疫功能和抗菌防病作用。

材料
石斑鱼柳3片，葱白30克
药材
西洋参15克，龙眼肉18克，枸杞子30克
调味料
A料：甘草粉8克，蛋清1/2个，鲜鸡粉1/2小匙，淀粉1/2大匙
B料：碎甘草75克
C料：酱油70毫升，蚝油1/2大匙，糖20克，水112.5毫升

做法
❶ 石斑鱼柳加入A料腌约10分钟，移入蒸锅，加一碗水，放入药材，以大火蒸约20分钟，取出；葱白切丝，排入盘中备用。
❷ 另取一炒锅，底部均匀铺上B料，放上一层网架，再放入石斑鱼柳，盖上锅盖，以中火烧至白烟冒出，继续烟熏4～5分钟，即可取出，淋上煮滚的C料或蘸食即可。

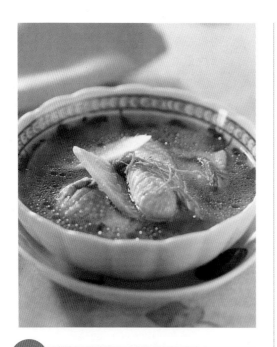

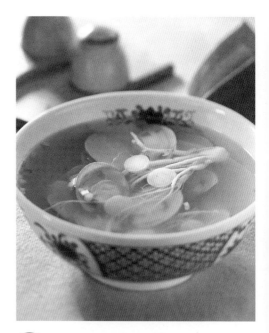

Point 补气活血＋加强抵抗力

参须老姜鸡酒汤

〔药膳功效〕

　　充满姜片和参须香气的鸡酒汤，具有滋补元气、促进气血运行和开胃生津的功效，对于提高身体免疫力有一定的功效。

■ 材料
土鸡250克，米酒1杯，老姜75克

■ 药材
参须18克，三七22克，枸杞子18克

■ 调味料
盐1/2小匙，鲜鸡粉1小匙

■ 做法
❶ 土鸡洗净、切块、沥干水分；药材洗净备用。
❷ 锅中倒入2大匙色拉油烧热，爆香姜片，放入土鸡以中火煎至姜片呈金黄色，加入药材、米酒及清水1500毫升，以大火煮滚，改中火续煮约40分钟，加入调味料调匀，即可熄火。

Point 改善贫血＋增强体力

鲜人参蛤蜊汤

〔药膳功效〕

　　人参所含有的人参皂苷具有很强的抗癌作用，能增强人体免疫系统的功能。此汤可改善贫血，促进新陈代谢，刺激白细胞增加，加强循环系统及消化系统的工作效率，全面提升免疫力。

■ 材料
蛤蜊12个，葱末1大匙

■ 药材
人参15克，枸杞子20克

■ 调味料
盐1/2小匙，米酒2小匙

■ 做法
❶ 蛤蜊放入清水中吐干净沙，备用。
❷ 锅中倒入清水4碗煮沸，放入人参片、枸杞子略煮约5分钟，加入蛤蜊以大火煮沸，最后加入调味料，撒上葱末即可熄火。

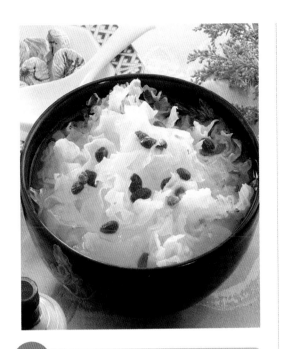

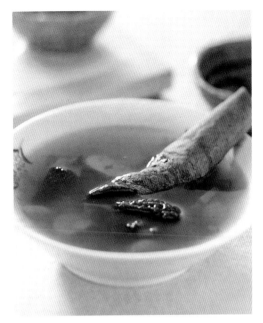

Point 养阴润肺＋提升免疫力

枸杞银耳汤

药膳功效

　　此汤具有养阴润肺、生津补虚损的作用，且能提升免疫功能、调节神经系统。银耳富含胶质，是养颜佳品，含丰富的磷，对神经系统有调节作用；所含的钾、钙对维持心脏正常收缩非常重要。另外，枸杞子补肝肾、明目，可用于肝肾不足及头晕目眩、视力减退、消渴等。

材料
银耳20克
药材
枸杞子15克
调味料
冰糖1大匙

做法
❶ 银耳洗净，泡软，撕成小朵；枸杞子泡软，洗净备用。
❷ 材料及药材放入锅中，加入2～3杯水炖煮约30分钟，再加入冰糖煮至冰糖溶化即可。

Point 预防感冒＋壮阳补肾

肉桂野菌蘑菇汤

药膳功效

　　这道汤品可以壮阳补肾、提神补脑、增强人体免疫力，还有化痰理气、防癌和预防感冒的功效。

材料
野菌4个，蘑菇70克
调味料
肉桂粉19克，盐1/2小匙，鲜鸡粉1小匙，姜泥、绍酒各1小匙，牛油18克

做法
❶ 野菌先以温水浸泡约15分钟，洗净；蘑菇洗净备用。
❷ 锅中加牛油烧热，放入蘑菇及姜泥，以小火慢炒约2分钟，加入绍酒、野菌煮约5分钟，再加入肉桂粉及3碗清水，煮沸后续煮3分钟，最后加入其他调味料调匀即可。

缓解疲劳

有一类病症被称为慢性疲劳综合征，好发于20～40岁的青壮年，常见的症状包括肌肉痛、喉咙痛、关节痛等流行性感冒的症状。目前医学界对慢性疲劳综合征的真正原因仍不清楚，推测其原因可能包含了慢性感染、免疫或内分泌功能失调、睡眠障碍、精神障碍、肌肉病变、过敏、低血压或镁缺乏等。治疗慢性疲劳综合征没有特效药，平常多做运动提升体能，才是积极正面的改善之道。补充B族维生素或镁、铁、硒等微量元素，对病情也有改善的效果。

TOP 明星食材 红枣

■性味：味甘，性温

■功效：补中健脾、养血安神、缓和药性

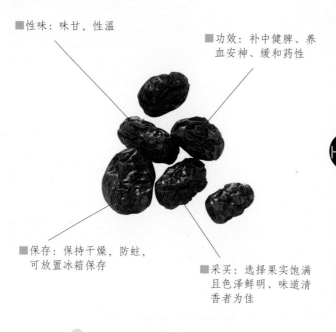

■保存：保持干燥，防蛀，可放置冰箱保存

■采买：选择果实饱满且色泽鲜明、味道清香者为佳

Food 对症食材

鲍鱼、雪蛤、牛蒡、鹌鹑、芝麻、黑豆

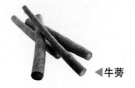

◀牛蒡

Herbs 对症药材

人参、当归、枸杞子、红枣、桂圆肉

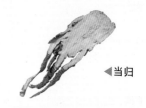

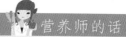
◀当归

中医师的话

疲劳，泛指一切虚损症性的病证。疲劳又区分为劳倦、房劳、五劳所伤。劳倦，指因为过度的劳动导致的疲倦，补虚方药选四君子汤、六君子汤等。房劳，指性生活过度，耗损肾精元气导致的劳损，房劳宜补肾，可选用滋肾丸、还少丹等。五劳所伤，指的是由于过度劳逸后使得筋骨因此活动失调、气血逆乱而引起的损伤，可选用补中益气汤、六味地黄丸等。

营养师的话

每天按时吃三餐非常重要，不要忽略任何一餐。现代人饮食习惯很不科学，有的人没有吃蔬菜和水果的习惯。其实，水果富含维生素C，可以消除睡意并解除因疲劳所产生的迟钝现象；蔬菜含有丰富的钾离子，可以使血压平稳，减少头痛等的不适感。此外，摄取全谷类食物也很重要，如五谷米、胚芽米、糙米等，因其含有丰富的B族维生素，可提升精神、恢复体力、减轻疲劳。

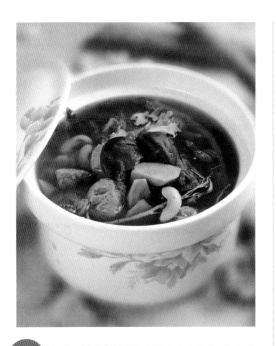

Point 强筋健骨＋增强体力

牛蒡排骨汤

药膳功效

　　此汤具强筋健骨，增强体力之功效。因药材中有桂枝、川芎、当归等温性药材，有轻微感冒、咽喉肿痛者，则不宜食用。

材料
牛蒡半根，素肉块10小块，干香菇4朵

药材
参须6条，杜仲2片，枸杞子4克，当归1片，川芎、桂枝各2克

调味料
盐少许

做法
❶ 素肉块、干香菇泡软；牛蒡刮去表皮，切滚刀块，放入热油锅中略炸，再放入沸水中余烫、去油备用。
❷ 所有材料及药材放入圆盅，倒入热水至全满，以耐热保鲜膜封口，移入蒸笼中，以大火蒸45分钟即可取出。

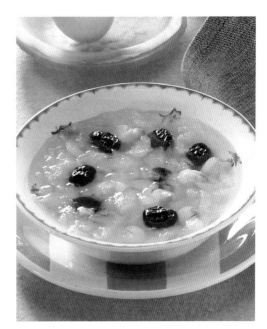

Point 补脾健胃＋调理肠道

红枣莲子炖雪蛤

药膳功效

　　这道汤对于脾胃虚寒、经常腹泻且容易疲倦的人具有一定食疗功效。如老人或小孩身体瘦弱、不长肉，可以多吃一些，以加强肠胃的营养吸收。

材料
雪蛤40克，冰糖50克

药材
红枣10粒，莲子37.5克，东洋参10克

做法
❶ 雪蛤余烫，泡发好；药材洗净，红枣捏破备用。
❷ 所有材料及药材均放入炖锅中，加入3碗水煮沸，盖上锅盖，移入蒸锅内蒸约1小时，即可取出食用。

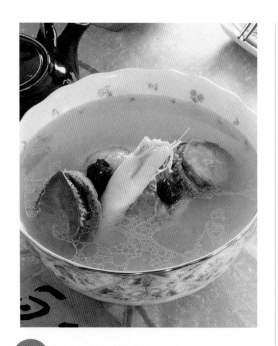

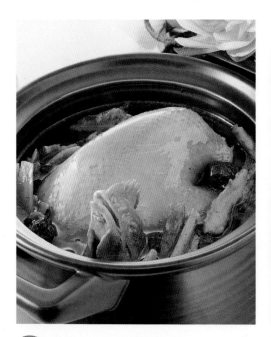

Point 滋阴补肾＋明目暖身

人参鲍鱼炖土鸡

药膳功效

　　鲍鱼有滋阴、清热、益精、明目等作用，适量食用能滋养人体气血、补心养肝；人参能强化身体各部位功能，促进新陈代谢、加强抵抗力、消除疲劳、补五脏，体质虚弱，有贫血、虚咳、气喘、手足冰冷等症状者可多食用。

■材料
土鸡1/2只，鲍鱼1个，姜5片，米酒1碗
■药材
人参18克，当归12克，三七18克，红枣10粒
■调味料
盐适量

■做法
❶ 土鸡切块，放入沸水中汆烫约3分钟，捞出，洗净，沥干。
❷ 鲍鱼洗净备用，药材洗净。
❸ 容器中倒入1300毫升沸水，加入所有材料、药材及调味料移入蒸锅中，隔水蒸炖1～2小时即可食用。

Point 温润滋补＋补血强身

十全大补鸡

药膳功效

　　十全大补中药材温润滋补，能补气血、改善虚劳、增强体力。鸡肉与米酒温热去寒，搭配食用能升阳、增暖。冬季食用，滋补效果尤为显著。

■材料
全土鸡1只
■药材
十全大补中药材1副(当归、熟地、党参、白芍、川芎、茯苓、甘草、黄芪、肉桂、红枣、枸杞子)
■调味料
米酒1瓶

■做法
❶ 十全大补中药材以水冲净备用。
❷ 土鸡洗净，放入容器，加入十全大补中药材、调味料及600毫升水，移入电锅中，外锅中加入2杯水，蒸煮至开关跳起，即可盛出。

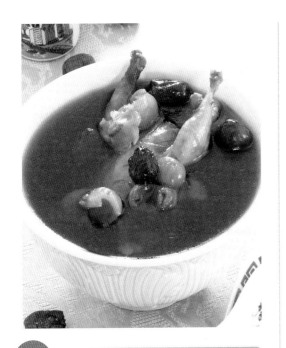

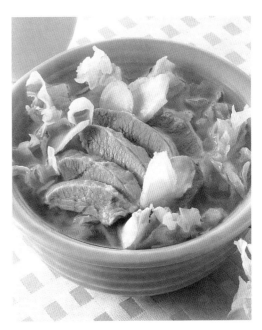

Point 缓解疲劳＋调理肠胃

红枣桂圆炖鹌鹑

药膳功效

鹌鹑所含的热量比鸡肉高出数倍，具有健脾开胃作用。鹌鹑肉营养价值高，有"动物人参"的美称；桂圆肉具补益心神、缓解疲劳之功效；陈皮能治各种热病，有强健脾胃、去痰镇咳的作用。

▨材料
鹌鹑2只，姜2片，橘皮1片
▨药材
桂圆肉30克，红枣10粒
▨调味料
绍酒2大匙，盐适量

▨做法
① 鹌鹑洗净，对半切开；红枣去核，与桂圆肉均洗净；橘皮泡软，洗净备用。
② 容器中倒入1000毫升水煮开，加入所有材料、药材及调味料，移入蒸锅中，隔水蒸炖90分钟即可端出食用。

Point 滋阴润燥＋缓解头痛

花旗参煲银耳汤

药膳功效

花旗参和银耳均有滋阴润燥、清热生津的作用，对于烟酒过多、睡眠不足所引起的虚火上升及头痛都有舒缓及减轻的效用。即使不作为食疗，补而不燥的花旗参也很适合制作家常汤饮，对于增强身体抵抗力有不错效果。

▨材料
猪腱200克
▨药材
花旗参15克，银耳18克，蜜枣2粒，莲子18克
▨调味料
盐1/2小匙

▨做法
① 猪腱洗净，放入沸水中氽烫去血水，取出，用清水洗净，切成块状备用。
② 银耳用清水浸透、泡发，洗净备用。
③ 莲子、花旗参片、蜜枣洗净备用。
④ 汤锅内倒入800毫升清水，大火煮沸，放入所有材料及药材，改用中火继续煲1～2小时，加入盐调味即可饮用。

补充体力

体力就是身体、细胞的能量。体力下降表示身体能量的消耗多于能量的摄取与储存，原因不外乎过度劳累、没有得到充分的休息和补充。生病之后畏寒怕冷、体虚乏力也是体力下降的表现。中医将致病的因素称为"邪气"，人体的抗病能力称作"正气"，疾病产生的过程从正邪的关系来说，就是正气与邪气冲突、双方互相对抗的过程，所以久病必耗体内的正气，造成体力衰弱，这时候就必须要补充体力。

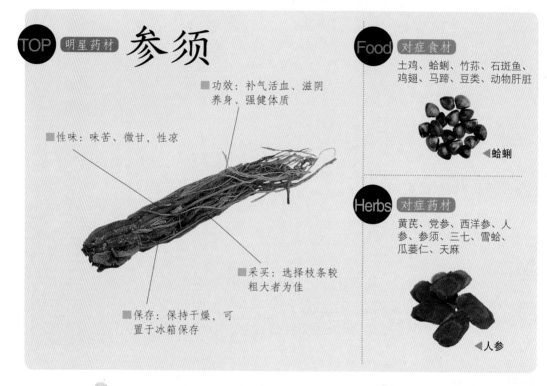

TOP 明星药材 **参须**

■功效：补气活血、滋阴养身、强健体质

■性味：味苦、微甘，性凉

■采买：选择枝条较粗大者为佳

■保存：保持干燥，可置于冰箱保存

Food 对症食材

土鸡、蛤蜊、竹荪、石斑鱼、鸡翅、马蹄、豆类、动物肝脏

◀蛤蜊

Herbs 对症药材

黄芪、党参、西洋参、人参、参须、三七、雪蛤、瓜蒌仁、天麻

◀人参

中医师的话

人体后天之脾胃的元气不足，体力自然衰弱。中医所说的气虚一般是指脾气虚。气虚，一般症状表现有面色较白、容易头眩或耳鸣、心跳加快、呼吸短气、动则汗出、倦怠乏力等。脾虚，一般症状表现有乏力、食欲不振或食后易胀气不消化、腹满、肠鸣、泄泻，伴有眩晕、倦怠、面色萎黄等。一般气虚需要补气、恢复体力，可用补中益气汤等方药。用于脾虚的方药则有四君子汤等，此外四神汤、首乌大骨乌鸡汤等，都是用来补充体力的药膳。

营养师的话

肝脏是人体主要的解毒器官，当肝功能失调时，体力不佳、疲倦、嗜睡的症状将一一出现，只要肝功能与能量代谢正常，自然就会消除疲劳、增强体力。而B族维生素的主要作用是维护神经系统的健康与保护肝脏的功能，B族维生素能促进能量产生及消除累积的疲劳。此外，每天摄取充分的营养，尽量以五谷根茎类为主食，且适当摄取肝脏、酵母、豆类、乳品、瘦肉等食物，就可以摄取到足够的蛋白质和B族维生素，补充体力。

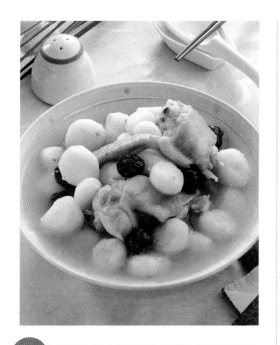

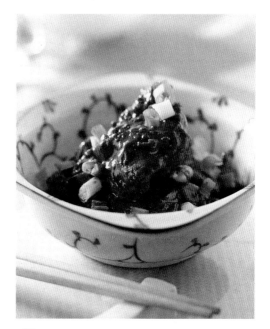

Point 排毒安神＋增加抵抗力

马蹄炖凤翅

药膳功效

　　此道药膳可以促使体内各项功能运作顺畅，帮助排除毒素，并增加抵抗力，老年人食用更具有安定心神的作用。该药膳主要含有蛋白质、维生素，极具滋养及补气功效。

材料
鸡翅150克，马蹄100克
药材
瓜蒌仁、川贝各12克，白茅根6克，红枣8粒
调味料
盐1/2小匙，鲜鸡粉1小匙

做法
❶ 鸡翅切块、马蹄去皮，分别洗净，放入沸水中氽烫、捞出，以冷水冲凉备用。
❷ 瓜蒌仁、川贝、白茅根放入纱布袋中包好；红枣洗净，捏破备用。
❸ 锅中倒入4杯水，加入所有材料及药材煮开，改小火煮25分钟，略翻再焖煮10分钟，捞出纱布袋，加入调味料即可。

Point 活血去淤＋降胆固醇

客家红糟排骨

药膳功效

　　此药膳具有增加体力、降血脂的功用。红糟是以红曲和糯米经由发酵作用所酿造的产品，甘温色赤，燥胃消食，活血和血，能润肠暖胃、活血去淤，并具有降血脂功效。

材料
排骨600克，红糟1/3杯，葱末、虾米各2大匙，蒜末1大匙
调味料
糖1大匙，柴鱼味精3小匙，香油1/3大匙，水2杯

做法
❶ 排骨洗净，放入热水中氽烫，去除血水后捞出，洗净、沥干；虾米洗净、泡软备用。
❷ 锅中倒入适量油烧热，爆香蒜末、虾米，加入烫过的排骨拌炒约1分钟，加入红糟及调味料翻炒均匀，盛出，移入电锅蒸约40分钟至排骨软烂入味，盛起时撒上葱末即可。

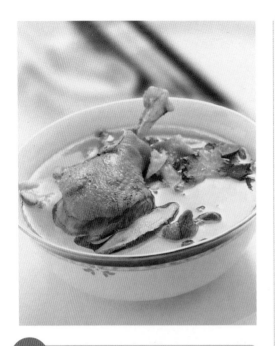

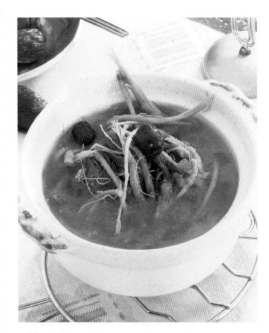

Point 消除疲劳＋增强体力

当归鸭

药膳功效

此汤具有促进造血功能、增强体力的功用。鸭肉含有蛋白质和维生素B₁及维生素B₂，具有滋阴养胃的作用，能促进伤口和体力的复原，增加身体的抵抗力。当归含有挥发油，并含有当归多糖，多种氨基酸，维生素A、维生素B₁₂、维生素E及多种人体必需的元素等。

▓ **材料**
鸭1/2只

▓ **药材**
当归15克

▓ **调味料**
A料：米酒1大匙，水4杯
B料：盐1/2小匙

▓ **做法**
① 鸭挑去杂毛、洗净，剁块，放入沸水中氽烫，捞出；当归洗净备用。
② 全部材料、药材及A料放入锅中，小火炖煮约1小时至鸭肉熟烂，再加盐调匀，即可盛出。

Point 滋阴补肾＋强健筋骨

参须红枣煲羊腩

药膳功效

鹿茸可生精养血，调肾壮阳，强健筋骨，强化内分泌以及免疫功能；参须补元气、补体力，补中益脾。

▓ **材料**
羊腩200克，姜15克

▓ **药材**
参须25克，红枣35克，枸杞子适量，鹿茸5克

▓ **调味料**
盐适量

▓ **做法**
① 参须、鹿茸、红枣及枸杞子均洗净备用。
② 羊腩洗净，切小块放入热锅中，加入姜片干炒5分钟，再加入沸水氽烫3分钟，捞出，沥干备用。
③ 煲锅中倒入2000毫升水烧开，加入所有材料及药材，以中火煲1～2小时，最后加盐调味即可食用。

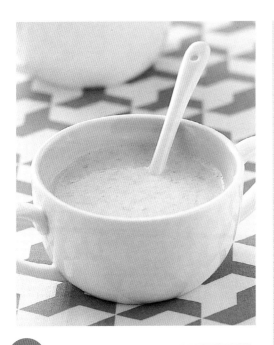

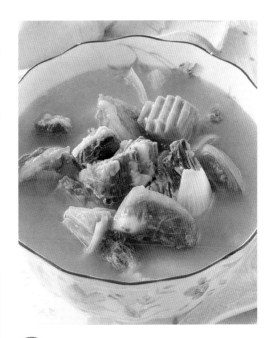

Point 开胃健脾＋强身健体

Point 促进代谢＋消除疲劳

香甜燕麦浆

精力汤

（药膳功效）

小麦胚芽含有人体所需的多种氨基酸，营养完整丰富，还能消食、开胃健脾；燕麦则具有润肠止汗的作用。本道饮品适合体虚劳累的人平时饮用。

材料
燕麦50克，小麦50克

调味料
砂糖适量

做法

1. 小麦洗净，浸湿，捞出置于筐内并保温，不时浇水，培育出麦芽；燕麦洗净，浸泡3小时备用。
2. 燕麦与小麦胚芽放入食物调理机中，加入200毫升清水搅打成麦浆。
3. 将500毫升麦浆放入锅中，煮沸，盛起，加砂糖调味即可。

（药膳功效）

洋葱可避免血液凝结成块，预防心脏病，还可增强体力，促进新陈代谢，有助于情绪稳定和身心平衡，并能消除疲劳。

材料
牛腩600克，土豆、胡萝卜、番茄各300克，洋葱1个，姜2片

调味料
酱油3大匙，糖1/2大匙

做法

1. 土豆、胡萝卜分别洗净、去皮、切滚刀块；番茄洗净，切成块；洋葱、姜分别去皮，洗净，切片；牛腩切小块，放入沸水中汆烫，捞出备用。
2. 锅中放入烫过的牛腩，加入姜片、调味料、洋葱及番茄，以大火煮开，一边翻搅牛腩至入味并出水，再加入1200毫升水至盖过食材，改中火煮30分钟至牛腩熟烂，再加入土豆、胡萝卜续煮40分钟至二者熟烂即可。

补充元气

中医讲的气，包含了先天的精气以及后天食物水谷化生的谷气和自然界的清气（氧气）。其中的元气又名原气，以肾所藏的精气为主，能促进人体的生长和发育，维持器官组织的生理功能。元气充沛，则身体健康、活力旺盛，若因先天不足或因后天失调、久病损耗或是饮食内伤，则可能形成元气虚衰而产生各种病变。

TOP 明星药材 人参

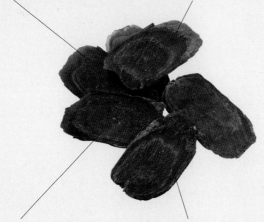

- 性味：味甘、微苦，性温
- 功效：大补元气、安定心神、增强免疫力
- 保存：以容器包装密封，放置在干燥的地方
- 采买：以根茎长、支多且长、纹细者为佳

Food 对症食材

老姜、石斑鱼、马蹄、羊肉、土鸡、海参、田鸡

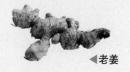

◀老姜

Herbs 对症药材

人参、天麻、参须、西洋参、党参、北黄芪、金线莲

◀北黄芪

中医师的话

人体的元气又称为原气。元气又区分为先天元气及后天元气，先天的元气又称为肾的精气，后天的元气又称为脾精元气。先天的元气是与生俱来的，只会消耗，服用药物只能添补耗损的部分，而无法增加。但是后天的元气，即脾胃的元气，则可以用药物或其他的方式予以添补或增加。补元气多以补肾为主，又可区分为补肾阴及补肾阳。补肾阳可用右归丸等，补肾阴可用左归丸等。此外补充元气的食品可以选用麦芽糖、桂圆等。

营养师的话

现代人最常说的一句话就是"今天好累"。其实是因为现代人的饮食比较偏重肉类、精制食物，尤其是经常在外就餐的人比较少有机会摄取到足够的蔬菜和水果。蔬菜和水果含有丰富的钾元素和膳食纤维，是人们补充活力的重要元素。当人体钾浓度偏低时，会觉得比较疲倦、无力。因此，每日3份蔬菜和两份水果，可以获得钾元素、膳食纤维以及维生素A、维生素C和B族维生素，不仅可以充满活力，还可以帮助肠胃蠕动、预防便秘。

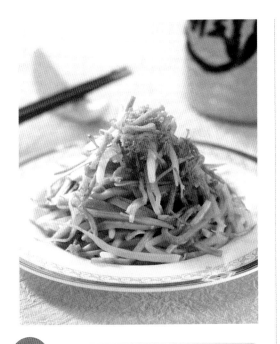

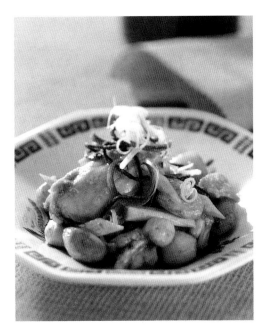

Point 滋补元气＋帮助消化

人参银芽炒鲍鱼丝

[药膳功效]

　　此道菜清爽可口，能滋补元气，强化、保护五脏六腑，强健体质，生津助消化。

▓材料
鲍鱼丝75克，蒜泥1小匙，豆芽菜40克，西芹丝37.5克，姜丝适量
▓药材
枸杞子15克，人参12克(干湿皆可)
▓调味料
A料：盐1小匙，蚝油、绍酒各1/2小匙
B料：水淀粉1小匙

▓做法
❶ 人参洗净；鲍鱼丝以沸水汆烫备用；豆芽菜去头尾，放入沸水中汆烫约20秒，捞出备用。
❷ 锅中放入1大匙色拉油烧热，爆香蒜泥，放入西芹丝炒至香味逸出，放入鲍鱼丝略炒，倒入适量清水、枸杞子、人参与调味料A料约5分钟，最后放入豆芽菜炒熟，淋入水淀粉勾薄芡，捞出盛盘，最后撒上炸成金黄色的姜丝即可。

Point 镇咳止痰＋增强抵抗力

陈皮南姜蒜仁焖田鸡

[药膳功效]

　　湿咳者多吃陈皮，可止咳化痰、健脾润肺，调理气血运行；南姜祛风活血、补元气；蒜能杀菌健胃、改善过敏性体质。

▓材料
田鸡（养殖）300克，蒜75克，葱段75克
▓药材
陈皮7.5克，南姜18.75克
▓调味料
A料：绍酒1大匙，淀粉适量
B料：高汤1/2小匙，盐1小匙，蚝油1/2大匙

▓做法
❶ 田鸡洗净、切块，沥干，以淀粉略拌；陈皮洗净，用温水浸泡20分钟后，取出切丝；南姜洗净、去皮、切成片；葱切成段。
❷ 锅中倒入2杯色拉油烧热，放入蒜、陈皮，以中慢火炸至金黄色，捞出，再放入田鸡炸约1分钟，捞出备用。
❸ 锅放入1大匙油烧热，爆香南姜片，淋绍酒，倒入约2碗清水，放入田鸡、蒜、葱段，以中火加盖煮约3分钟后，加入B料调味，勾薄芡，撒上陈皮丝即可盛盘。

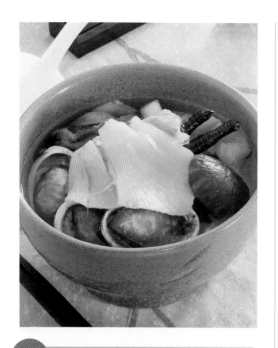

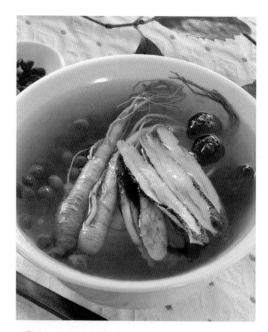

Point 滋阴补肾＋强身健体

Point 提高免疫力＋消除疲劳

佛跳墙

元气汤

药膳功效

　　海参含有50多种对人体生理活动有益的营养成分，可以提高人体免疫力，增强对疾病的抵抗力，并可补肾益精、滋阴壮阳，改善男女肾精亏虚；鱼翅有养阴生津、益胃补血的作用，故此道菜肴是非常好的滋补佳品。

药膳功效

　　此汤可大补元气、补益气血、抗疲劳、促进造血功能，并能增强免疫力，预防过敏，全面提高身体功能以达到抗衰老作用。

█材料
土鸡1/2只，鱼翅300克，九孔鲍鱼8个，海参220克，大白菜胆150克，火腿肘子1个
█药材
鲜人参适量
█调味料
绍酒1杯，盐适量

█药材
人参150克，黄芪5片，红枣5粒，当归2片，枸杞子10粒
█调味料
冰糖1大匙

█做法
① 土鸡洗净，放入沸水中汆烫约10分钟，捞出，去骨，汤汁留下备用。
② 九孔鲍鱼、鲜人参洗净；海参、大白菜胆、火腿肘子均洗净，切小块备用。
③ 所有材料及药材放入容器中，倒入鸡汤，再加入调味料，移入蒸锅中隔水蒸炖3小时即可。

█做法
① 所有药材均洗净备用。
② 锅中倒入4杯水，加入所有药材煮开，转小火继续熬煮30分钟，再加入冰糖煮至冰糖溶化即可。

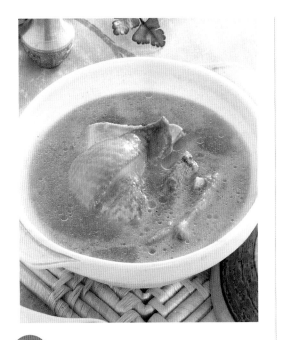

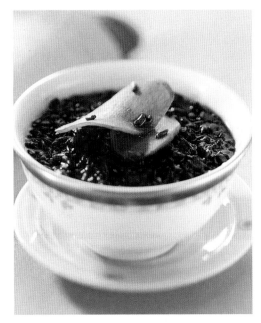

Point 滋补养颜＋强健体质

花旗参炖土鸡

药膳功效

花旗参既能大补元气，又能益血生津、调节人体的代谢、增强免疫力、调节内分泌系统，体质比较燥热不适合用人参者可选择此种参材；土鸡肉可补虚劳，两者的搭配对于病后恢复及体弱者有很大的帮助。

材料
土鸡1只，姜1片
药材
花旗参75克
调味料
绍酒1/2杯，盐适量

做法
❶ 花旗参洗净、姜去皮，均切片备用。
❷ 土鸡放入滚水中汆烫约3分钟捞出，洗净，沥干备用。
❸ 所有材料及药材放入容器中，倒入1300毫升沸水，再加入调味料，移入蒸锅中隔水蒸炖2小时即可端出。

Point 增进活力＋乌发抗老

怀山紫米粥

药膳功效

紫米具有滋润皮肤、养颜美容和乌发、延缓老化的作用，加入怀山熬粥，能增进活力，更具有补气和提高工作效率的功效。

材料
紫米225克，冰糖100克
药材
怀山37.5克

做法
❶ 紫米洗净，放入容器中，加入2碗热水，移入蒸锅中，以大火煮沸，改中火蒸约40分钟，取出备用。
❷ 怀山洗净，放入热水中，煮约15分钟，加入紫米及冰糖，转小火熬煮约5分钟，即可熄火端出。

改善体质

人的身体犹如一部精密的机器，具有许多构造以及解毒系统、排毒系统、免疫系统、黏膜系统、呼吸系统、消化系统等，这些系统有固定的作用，但也有可能因为先天或后天的因素导致某几个系统作用不完整，进而导致身体功能无法流畅运作，之后产生疾病或不舒服的情形。体质不好，身体就容易有疾病。其实体质不好是可以通过后天的调理、营养的补充改善的。

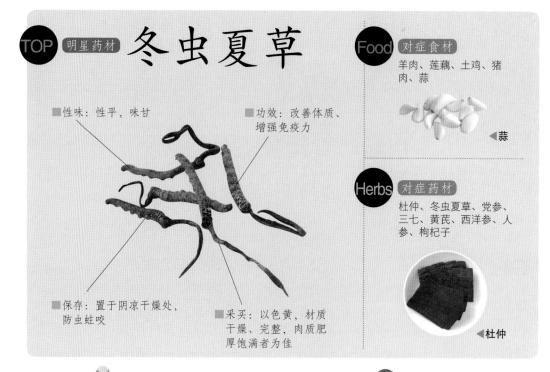

TOP 明星药材 **冬虫夏草**

■性味：性平，味甘

■功效：改善体质、增强免疫力

■保存：置于阴凉干燥处，防虫蛀咬

■采买：以色黄，材质干燥、完整，肉质肥厚饱满者为佳

Food 对症食材

羊肉、莲藕、土鸡、猪肉、蒜

◀蒜

Herbs 对症药材

杜仲、冬虫夏草、党参、三七、黄芪、西洋参、人参、枸杞子

◀杜仲

中医师的话

幼儿的体质不良，轻者生长发育迟缓、免疫力低下，重者智力迟缓。中医将其区分为五迟、五软。五迟，指的是幼儿的站立稳定度、行走稳定度、头发的生长、牙齿的生长、说话的能力迟缓。五软，指的是小儿头部骨骼软而不硬、颈项不能高挺、手脚的骨骼柔软而无支撑力、肌肉萎缩柔软而无力、口腔的功能不佳。这两类的幼童均须改善并加强体质，促进生长发育。方药选补气或补肾为主的异功散、济生肾气丸等，可多食用健脾、补肾的食品。

营养师的话

病从口入，大部分的疾病都与饮食习惯有关，癌症病因中，35%～60%与饮食息息相关。饮食的西化导致热量和脂肪摄取量均显著增加，三大营养素（蛋白质、脂肪、糖类）摄取不均衡对身体内分泌系统的影响，及某些营养素（如维生素、矿物质）的缺乏对体内免疫系统的抑制等，都是癌症发生的原因。慎选饮食与调整饮食习惯是改善体质最直接而快速的方法。平常要以均衡饮食为基础，食材尽量多样化。

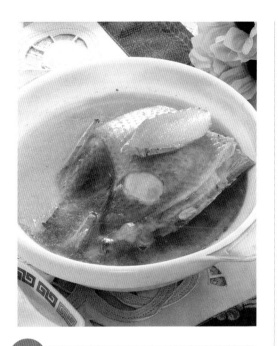

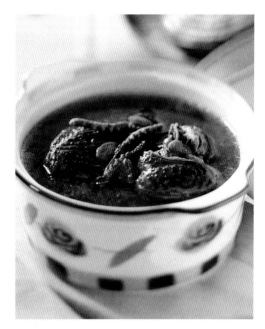

Point 强壮筋骨＋健胃活血

白兰地土鸡

药膳功效

　　牛乳埔清热补虚，强筋骨，健胃；三七活血散淤，强化关节。

■材料
土鸡半只，姜25克

■药材
牛乳埔22克，杜仲15克，三七22克

■调味料
A料：白兰地1杯
B料：盐适量

■做法
❶ 土鸡洗净；姜去皮，拍碎；药材洗净备用。
❷ 锅中倒入2大匙油烧热，爆香姜约3分钟，加入土鸡以中小火煎5分钟，再加入白兰地拌炒2分钟，倒入药材以2000毫升水以中火煮40分钟，最后加入盐调味即可。

Point 滋阴养血＋调节体质

冬虫夏草炖乌鸡

药膳功效

　　冬虫夏草炖乌鸡能有效刺激免疫活性、改善体质，适量食用可以调节免疫功能，十分适合本身抵抗力较弱的人食用。

■材料
乌骨鸡半只

■药材
冬虫夏草10克，枸杞子20克

■调味料
盐1小匙，绍酒37.5毫升

■做法
❶ 乌骨鸡切块、洗净，放入热水中氽烫约2分钟，捞起、冲洗干净。
❷ 冬虫夏草用温水略泡3分钟，连同乌骨鸡及枸杞子一起放入容器中，加入约900毫升沸水，盖上盖子，移入蒸锅中，以大火煮沸，转中慢火炖约1小时，加入调味料略拌之后，即可取出食用。

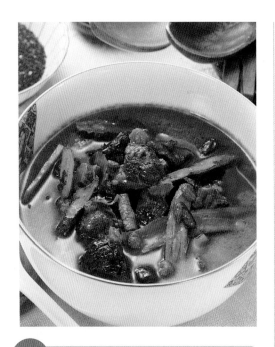

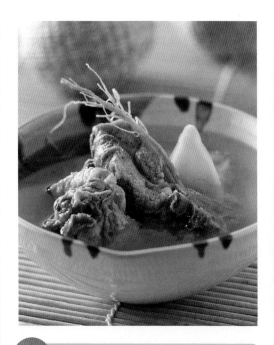

Point 养气补血＋改善虚冷

八珍牛肉煲

药膳功效

八珍即人参、白术、茯苓、当归、川芎、白芍、熟地黄、甘草8种药材，可气血双补、滋阴补阳。搭配温热补血的牛肉，可有效改善体质虚冷症状，冬季食用尤为明显。

■材料
牛肋条600克，姜40克
■药材
红枣100克，八珍中药包1包
■调味料
盐1小匙，米酒1大匙

■做法
① 姜去皮，洗净，切片；红枣洗净，牛肋条切段，放入沸水中汆烫，捞出备用。
② 锅中倒入半锅水煮开，放入姜片、红枣及牛肋条煮沸，加入八珍中药包以小火炖煮40分钟，再加入调味料调匀即可盛出。

Point 促进新陈代谢＋温暖手足

人参排骨盅

药膳功效

此汤有补中益气、改善虚寒体质之功效。人参能强化身体各部位功能，帮助新陈代谢、加强抵抗力，对于改善虚弱体质和脾肾虚寒有益。冬季易犯手脚冰冷或贫血、虚咳、中气不足者，常常冲人参茶饮用也可获改善。

■材料
排骨600克，姜5片
■药材
人参须1束
■调味料
米酒1/3杯，盐适量，柴鱼味精1/3大匙

■做法
① 人参须用水略清洗、沥干备用。
② 排骨以沸水汆烫去血水后，洗净、沥干备用。
③ 将全部材料及药材放入炖盅或炖锅中，加入调味料及2400毫升热水，以小火炖蒸约1小时即可取出食用。

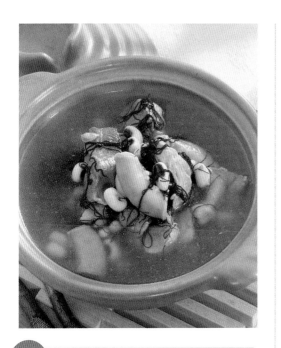

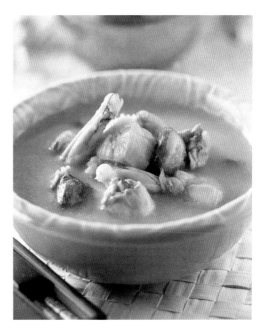

Point 增强体力＋滋润脾胃

Point 抗菌健胃＋镇咳祛痰

发菜眉豆煲猪什

蒜头干贝田鸡汤

〖药膳功效〗

　　洋甘菊滋阴补阳，强化脾胃，增强免疫力；鼠尾草健胃生津，调节内分泌系统。

〖药膳功效〗

　　此汤具活化功能，可抗菌、健胃、驱秽气、镇咳、祛痰。田鸡能滋阴，解虚热，利水消肿，含丰富蛋白质、碳水化合物、钙、磷、铁及多种维生素，是美味的清补食品。

▓材料
眉豆80克，发菜20克，姜5片，猪心1个，猪肠、猪肉各100克
▓药材
洋甘菊12克，鼠尾草10克，枸杞子25克(前两味包起来)
▓调味料
盐适量

▓材料
田鸡（养殖）3只，干贝8颗，姜2片，蒜75克，热水1500毫升
▓调味料
米酒20毫升，盐2小匙

▓做法
❶ 猪肠、猪肉、猪心切小块，放入沸水中汆烫约3分钟，捞出，洗净，沥干备用。
❷ 眉豆泡水20分钟，洗净；发菜泡软，洗净；药材包洗净备用。
❸ 煲锅中倒入1800毫升水煮开，加入所有材料及药材，以中火煲1～2小时，最后捞出药材包，加入调味料即可。

▓做法
❶ 先将田鸡汆烫，捞起备用；蒜去皮。
❷ 热油锅至七分热，将蒜入锅炸香，炸到呈金黄色时起锅，备用。
❸ 取一锅，注入热水，再放入干贝、田鸡、姜及蒜头、米酒，以中火炖2小时。
❹ 起锅前再加盐调味即可。

强健筋骨

筋骨指的就是身体的肌肉、韧带、骨骼以及其他相关的结缔组织和软组织。通常筋骨耐受度好的人不容易跌打损伤，在运动上也有比较好的表现；相反，筋骨不好的人就比较容易受伤。中医说"肝主筋、肾主骨"，可见筋骨病与这两个脏腑密切相关。除了平常要小心避免受到外力撞伤以及做好防护措施之外，调理身体、滋肝补肾与锻炼，对于筋骨的强韧和健康都有直接的助益。

 明星药材 阿胶

■ 性味：味甘，性平

■ 功效：滋阴润燥、补血止血、安胎

■ 保存：保持干燥，防虫蛀咬

■ 采买：色如琥珀、黑似墨漆、坚硬而脆、断面光亮、久存不变质、味不腥臭者为佳

 对症食材

牛小里脊、鸡爪、鲈鱼、牛奶、乌骨鸡、鸡蛋

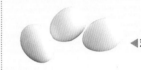
◀ 鸡蛋

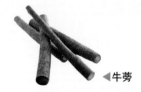 **对症药材**

白果、山药、牛蒡、杜仲、鹿茸、巴戟天、车前子、阿胶、黑豆

◀ 牛蒡

 中医师的话

肝主筋，肾主骨。肝阴不足者则筋痿弱，症见口苦，筋急而痉挛，是因肝阴亏损使筋和筋膜失去滋养所致。肾阴不足者则骨骼痿弱，症见腰酸背软，难久站立，下肢痿弱无力，多因体内大热而灼伤耗损阴液，或长期过度劳累，使骨髓减损所致。补肝肾滋阴方药有六味地黄丸、杞菊地黄丸等。滋肝阴方药有滋水清肝饮等，滋肾阴方药有左归丸等。而强壮筋骨的不二法门无非是运动加上适当的食补，如制首乌乌鸡大骨汤就是很好的补品。

 营养师的话

在受伤后调养时，必须多摄取富含蛋白质的肉、鱼、豆、蛋类食物，可以帮助组织和伤口修补。因为在受伤后，体内新陈代谢会加速，更需要充足的营养才能帮助伤口和骨质修复。伤口的愈合需要充足的胶原，维生素C可以促进胶原合成，因此补充维生素C有利于伤口愈合。至于骨折，除了上述的饮食原则，最重要的就是要增加钙质的摄取（如每天多喝1～2杯牛奶或补充低剂量的钙片），并适度到户外接触阳光，可增加维生素D的合成，促进钙质的利用。

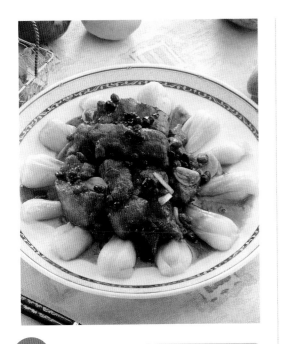

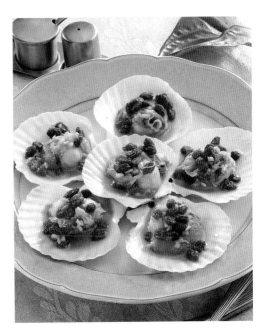

Point 补肝益肾＋强健筋骨

Point 补肾壮阳＋改善腰膝酸软

车前子焖肋排

鹿茸帆立贝

药膳功效

本道药膳可强肾、养筋骨，对成长中的青少年及中年人，都有滋补与强健筋骨的作用。

材料
肋排200克，小油菜4颗，蒜3瓣

药材
枸杞子12克，车前子9克，黑豆8克，阿胶9克

调味料
白胡椒粉1/4小匙，酱油、海山酱、淀粉、香油各1小匙，米酒、糖各1大匙

做法
❶ 肋排洗净，切块；小油菜洗净，对半切开，放入沸水中汆烫，捞出，沥干水分；蒜去皮，切片；黑豆洗净，泡水；车前子放入纱布袋中包好。
❷ 除枸杞子、阿胶外的药材放锅中，倒3杯水煮开，改小火煮25分，捞除纱布袋，药汁备用。
❸ 锅中倒入2大匙油烧热，加入蒜爆香，再放入肋排拌匀，加入药汁、枸杞子、阿胶及调味料以小火煮50分钟，熄火，盛入盘中，周围排上小油菜即可。

药膳功效

本道药膳可强筋壮骨，对于腰膝酸软、筋骨无力者有帮助，适合冬季煮食，主要含有钙、蛋白质等。

材料
帆立贝3个，姜15克

药材
枸杞子18克，人参、巴戟天各10克，鹿茸8克

调味料
盐1/2小匙，香油1小匙，米酒1大匙

做法
❶ 帆立贝剖开，取出贝肉，洗净。
❷ 姜去皮，切末；所有药材洗净备用。
❸ 除了枸杞子以外的药材均放入锅中，加入4杯水煮开，改小火熬煮40分钟，滤出药汁。
❹ 锅中倒入2大匙油烧热，放入姜末爆香，加入帆立贝、枸杞子及米酒1大匙，再加入药汁煮约3分钟，最后加入盐、香油即可。

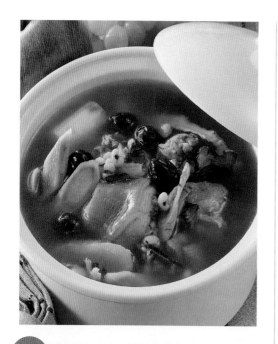

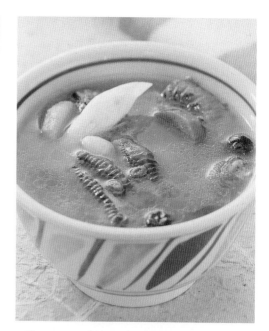

Point 滋养补身＋消除酸痛

山药益气汤

药膳功效

　　这道药膳可增加身体抵抗力，并能滋养补身，改善体质，促进血液循环，减轻腰酸背痛。

▥材料
山药、牛蒡各300克，猪尾骨600克，姜2片
▥药材
当归2片，黄芪35克，制首乌、川芎各3.5克，红枣15粒，人参7.5克，薏米50克
▥调味料
黑麻油1大匙，米酒1匙

▥做法
❶ 山药、牛蒡分别去皮，切块；姜洗净、切片；薏米洗净，泡水4～6小时，捞出；猪尾骨洗净，切段，放入沸水中氽烫，捞出。
❷ 锅中倒入黑麻油烧热，爆香姜片，放入山药、牛蒡炒至颜色变黄微焦，盛出。
❸ 容器中放入烫好的猪尾骨及全部中药材，加入牛蒡和米酒，再加水淹过食材，移入电锅中，外锅加2杯水蒸煮至开关跳起，再加入山药，外锅再加入2杯水，蒸煮至第二次开关跳起，最后加盐调味，即可端出。

Point 美容养颜＋预防颈椎病变

花菇凤爪汤

药膳功效

　　鸡爪含有丰富的胶原蛋白，而胶原蛋白是人体架构、结缔组织的最重要成分，可维持组织的坚固与弹性，亦是美容圣品，可预防颈椎病变，有强筋壮骨的功效。

▥材料
鸡爪10只，胡萝卜、白萝卜各1/2根，姜10克，花菇10朵，青蒜1/2根
▥药材
白果1大匙，红枣6个，枸杞子10克
▥调味料
米酒2大匙，盐1/2大匙

▥做法
❶ 鸡爪洗净，修去趾甲，对半切开；花菇、红枣、枸杞子均洗净，泡水至软；胡萝卜、白萝卜均洗净、去皮，切厚片状；姜洗净、切片；青蒜洗净、切段备用。
❷ 药材及材料放入容器中，加入清水至八分满，移入电锅内，外锅加1杯水，煮至开关跳起，加入调味料即成。

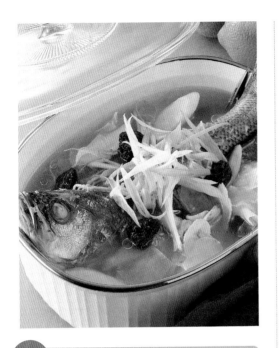

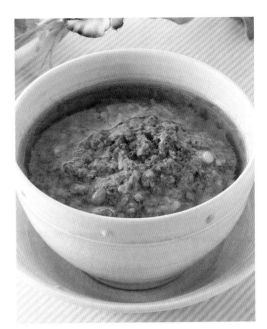

Point 疏通血气＋预防头痛

天麻黄芪鱼汤

药膳功效

天麻具有益气养阴、通血脉、强筋力、疏痰气之效，可治晕眩、头痛、语言不遂、风湿顽痹、小儿惊痫等，亦可改善风湿性关节炎。

材料
鲈鱼1条，葱3根，姜3片

药材
天麻3.5克，参须3.5克，黄芪7.5克，当归1片，黑枣5粒（全部用纱布包起）

调味料
盐1/4小匙，米酒1/2小匙

做法
1. 葱洗净，切丝；姜去皮，洗净，切片；鲈鱼去除内脏及鳞片，洗净，切大段。
2. 所有中药材放入锅中加入3杯水，以中火熬煮15分钟，捞除中药包，汤汁备用。
3. 中药汤汁中放入鲈鱼及姜片，以中火煮5～8分钟，最后加入调味料调匀，撒上葱丝，即可盛出。

Point 调理体质＋增加抵抗力

牛肉茶

药膳功效

牛肉味甘性平，具补脾胃、益气血、强筋骨之功效，对体虚乏力、筋骨酸软、气虚自汗者，适宜长期食疗。

材料
新鲜牛小里脊225克

药材
广陈皮1大片，老姜2片，人参15克，白果15克，党参12克

调味料
盐1/2小匙，米酒1小匙

做法
1. 牛里脊肉洗净、切片，再剁碎。
2. 陈皮、老姜洗净，一并剁碎，放入碗中加入碎肉搅拌均匀，盛放于碗盅或玻璃器皿中，倒入适量的开水（水量刚好盖过牛肉），盖上碗盖浸泡半小时。
3. 将药材、2制成的材料移入锅中，加7碗水，煮开后转小火续煮30分钟，加入盐、米酒调味，连同药材一起食用即可。

手脚冰冷

手脚冰冷与心血管系统有很大的关系。血液携带氧气到全身各个部位，手脚才会温暖，因此，若心血管功能发生障碍，就会影响血液传送，产生手脚冰冷的现象。从中医的角度来看，手脚容易冰冷、麻木，多是属于气血的毛病，因为气血虚导致血液运行不畅、血液量不足。其他原因还包括心脏衰弱、血容量不够、血色素及红细胞数值偏低、血管中有阻塞等，而发烧、感冒等也会影响大脑中枢神经，导致手脚冰冷。另外心脏病、糖尿病也可能会造成手脚冰冷。

TOP 明星药材 肉桂

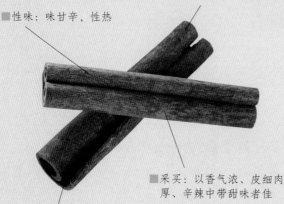

■功效：祛寒温胃、活血通经、促进血液循环

■性味：味甘辛，性热

■采买：以香气浓、皮细肉厚、辛辣中带甜味者佳

■保存：保持干燥，防潮，防虫

Food 对症食材

乌骨鸡、龙眼肉、牛肉、羊肉、酒酿、松子、杏仁、动物肝脏、牛奶

◀松子

Herbs 对症药材

人参、肉桂、干姜、茶树菇干、西洋参、玫瑰花、枸杞子、黑枣

◀玫瑰花

中医师的话

　　四肢由于足冷至肘膝的症状，又称为手足清冷，手足不温。四肢冰冷有以下两个主要的原因：元气不足而阳气衰微者，治宜回阳救逆，可选用四逆汤；因为血虚而受寒者，乃身体平时即因为血虚，容易感受寒邪，以致血液在血脉中运行不利，外在的寒邪凝聚于四肢而形成，常用方可选用当归四逆汤来温暖血脉，驱除寒邪。另外，能产生温暖血液及活血效果的食品有红酒、老姜等，冬令时节可以尝试使用。

营养师的话

　　手脚冰冷都是因为末梢血液循环障碍所导致的。烟酸可以稳定神经系统和循环系统，具有扩张末梢血管的作用，对于手脚冰冷相当有效果。富含烟酸的食物有动物肝脏、蛋、牛奶、奶酪、糙米、全麦制品、芝麻、香菇、花生、绿豆等。蔬菜和水果含有维生素B_1、维生素B_2、维生素B_6，可以帮助体内烟酸的合成。维生素E也具有扩张末梢血管的作用，对于末梢血液的畅通很有帮助。坚果类食物如松子、杏仁等也可以改善手脚冰冷的情形。

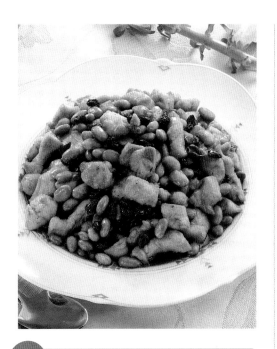

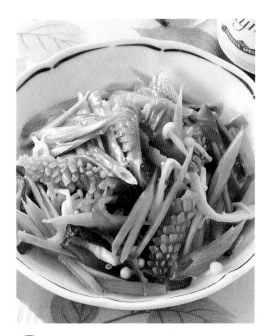

Point 滋肾养肝＋温暖手足

毛豆鸡丁

药膳功效

本道药膳能滋肾养肝、补血养血，对怕冷、手脚容易冰冷者有助益。

材料
鸡胸肉225克，毛豆100克，葡萄干50克，枣肉20克，蛋清1/2个

药材
人参10克，熟地9克，肉桂、白术各6克，干姜3克，红枣8粒

调味料
A料：盐1/2小匙，淀粉、橄榄油各2大匙，米酒1碗

B料：酱油、鲜味露各1小匙，水淀粉、香油各适量

做法
❶ 毛豆烫熟；葡萄干、枣肉及诸药材洗净。
❷ 鸡胸肉洗净，切丁，加入蛋清及A料腌10分钟，放入油锅中略烫，捞出，沥油备用。
❸ 鸡胸肉、毛豆、药材（肉桂除外）放锅中，加3杯水煮开，改小火煮30分钟，加肉桂继续煮4分钟。
❹ 放入酱油、鲜味露焖煮至入味，加入葡萄干及枣肉略煮，最后勾芡，淋上香油即可。

Point 保暖降压＋改善便秘

三丝芹菜

药膳功效

芹菜对贫血及便秘有改善功效，还含有机酸、挥发油等成分，具有保暖的作用，对改善手脚冰冷及降血压有效。

材料
金针菇、芹菜各300克，鱿鱼50克，葱1根，胡萝卜30克，姜2片

药材
黑木耳50克

调味料
盐1/4小匙，胡椒粉1/2小匙，香油1小匙

做法
❶ 黑木耳、葱分别洗净，胡萝卜、姜分别洗净、去皮，均切丝；芹菜去叶及老茎，洗净，切斜段；金针菇洗净，去根部；鱿鱼洗净，撕去外膜，先切花，再切片备用。
❷ 锅中倒入1大匙油烧热，爆香葱、姜，放入鱿鱼炒至卷起，盛出备用。
❸ 锅中余油继续加热，放入芹菜、胡萝卜及黑木耳炒熟，加入3大匙水，改小火焖煮3分钟，再加入金针菇，改大火炒熟，最后加入炒好的鱿鱼及调味料炒匀，即可盛出。

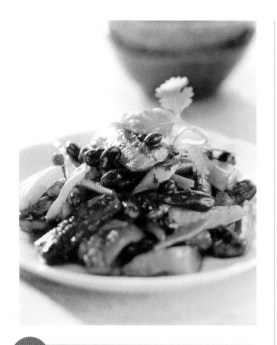

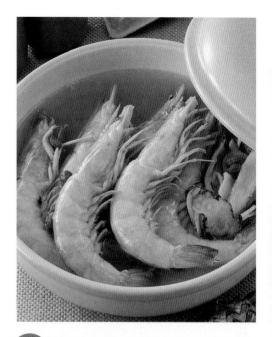

Point 祛寒活血＋改善过敏

Point 祛风保暖＋补充体力

南姜豉椒炒鳝片

烧酒虾

药膳功效

南姜除了有抗炎效果之外，还有强烈的祛寒功效，能促进血液循环，使受到阻滞的新陈代谢活跃起来。

药膳功效

烧酒包内皆为温热补血、益精补气的药材，其中黄芪、当归能促进血液循环，桂枝、川芎祛风除寒、保暖、温阳祛湿。虾肉性温味甘，蛋白质含量十分丰富，具有强肾补身、旺盛体力的作用。

■材料
黄鳝鱼2条，豆豉1/2大匙，南姜30克，红辣椒段37.5克，青、黄甜椒各112.5克

■调味料
A料：淀粉18.75克，蒜泥3.75克，绍酒1大匙
B料：蚝油、香油各1/2大匙，酱油1大匙

■材料
鲜虾500克，姜片2片

■药材
烧酒包1包（内含当归、黄芪、枸杞、桂枝、芍药、川芎）

■调味料
米酒2大匙，盐1/2小匙

■做法
❶ 黄鳝鱼洗净、切斜段，用淀粉拌匀；南姜洗净、切成片；青、黄甜椒洗净，切成块备用。
❷ 锅中倒入2匙橄榄油烧热至八分热，放入黄鳝鱼片，煎3分钟，捞起备用。
❸ 把黄鳝鱼片、蒜泥、南姜片、豆豉炒香，加入清水2碗，先放入B料调味，再放入青、黄甜椒和红辣椒段，盖上锅盖，中火煮约30秒，最后淋入绍酒略炒即可。

■做法
❶ 姜洗净，切片；鲜虾洗净，剪去虾须，挑除肠泥备用。
❷ 锅中倒入1200毫升水，放入烧酒包，以中火熬煮20～30分钟，加入鲜虾、姜片及米酒，以大火煮至虾色变红，再加入盐调味，即可盛出。

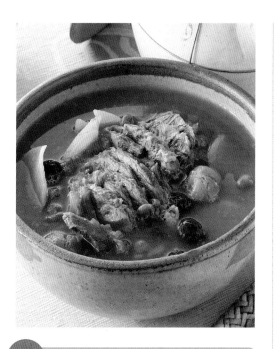

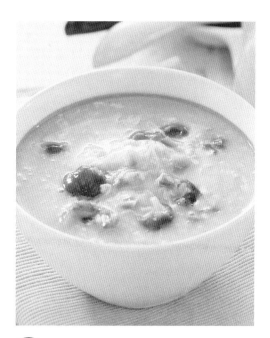

Point 充足元气＋温暖四肢

Point 养心安神＋补气活血

怀山杞子炖牛腱

药膳功效

《本草纲目》中记载枸杞子有"补虚弱、益精气、壮阳道"的效用。枸杞子和怀山，再加上蛋白质丰富的牛腱齐炖，适合全家一起食用。尤其当寒流来袭，身体虚弱、手脚冰冷，无精打彩的人，不妨多食用。

材料
牛腱肉300克，姜6片
药材
怀山18克，川芎11克，高丽参11克，黑枣6粒，枸杞子22克
调味料
盐1小匙

做法
1. 牛腱洗净，放入沸水中氽烫，再冲冷水洗净，沥干备用。
2. 在炖盅里放入药材、姜片和牛腱肉，用两碗水以大火煮开，待汤沸了，熄火，盖上盅盖，密封放在蒸锅（或电锅）里隔水炖1～3小时，加盐调味即可。

椰奶酒酿甜汤

药膳功效

此汤具益气、补血、养心之功效。酒酿性温味甘，具有补气活血的功用，在寒冬之时，对于手脚冰冷的妇女可以有不小的帮助。桂圆具益肾长智、养心补血、安神定惊之效。

材料
小芋头3颗，汤圆16粒，酒酿3大匙，鸡蛋1个，椰奶8杯
药材
桂圆2大匙
调味料
砂糖3小匙，水淀粉1/2杯

做法
1. 汤圆放入沸水中煮至浮起，捞出备用。
2. 小芋头去皮，切丁，放入锅中加入椰奶和桂圆煮约15分钟，加入酒酿和汤圆，再加入砂糖和水淀粉勾芡调匀，最后淋上蛋汁煮匀即可。

身体虚弱

很少人的体质是纯热纯寒，或纯实纯虚，以寒热虚实夹杂者居多。现代都市人往往工作繁忙，缺乏运动，以致身体虚弱，另一方面又经常进食燥热精细的食物，加上睡眠不足，以致阳火上升，容易口干、头痛、喉痛、生口疮等。此时若进食一些清热的食物，如凉茶、西瓜、绿豆等，会感到头晕；进食一些补品，如当归、鸡精、人参等，则会发热、头痛及睡不安宁。这就是所谓的"虚不受补"，或可称为"真寒假热"。就医时必须根据不同的体质对症下药，在清泻和调补之间取得适当的平衡。

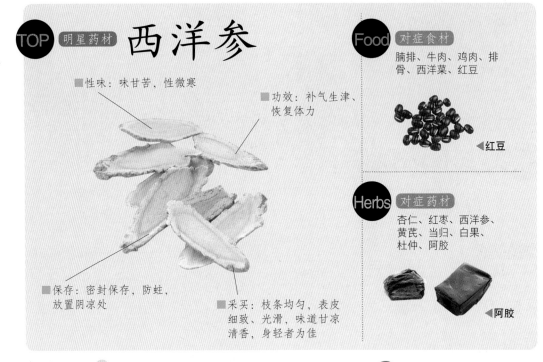

TOP 明星药材 西洋参

- 性味：味甘苦，性微寒
- 功效：补气生津、恢复体力
- 保存：密封保存，防蛀，放置阴凉处
- 采买：枝条均匀，表皮细致、光滑，味道甘凉清香，身轻者为佳

Food 对症食材

腩排、牛肉、鸡肉、排骨、西洋菜、红豆

◀红豆

Herbs 对症药材

杏仁、红枣、西洋参、黄芪、当归、白果、杜仲、阿胶

◀阿胶

中医师的话

虚弱指的是人体正气不足，体内抗邪能力明显减低，其症状有精神不足、身疲乏力、面色苍白、呼吸气短等。虚证有以下4种不同的处理：气虚者可用补气的药物如黄芪、人参等，或用补气的成方如四君子汤、生脉散等；血虚者可用补血的药物如生地、熟地等，或用补血的成方如四物汤、归脾汤等；针对阴虚者的补阴药有沙参、麦冬、左归丸等；针对阳虚者的补阳药则有肉桂、附子、肾气丸等。

营养师的话

造成身体虚弱的原因有很多，如果是因为疾病引起的，就必须先将病因找出。一般来说，要维持均衡饮食，每天均衡摄取6大类食物，成人每日1～2杯牛奶、五谷根茎类3～6碗、蛋豆鱼肉类4份、蔬菜3碟、水果2份、油脂2～3汤匙。现在有些爱美的女性只摄取蔬菜和水果，较少摄取富含蛋白质的肉类食物，造成食物摄取不均衡，也会造成身体虚弱无力，没有精神。当然，大量摄取肉类食物不仅会造成肾脏的负担，营养也不均衡。

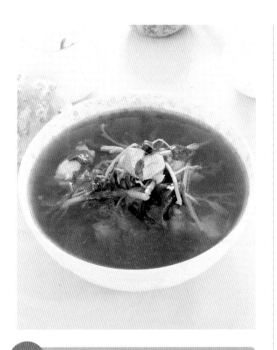

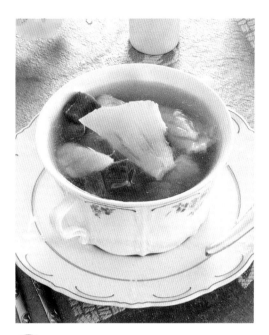

Point 清热祛湿＋强化筋骨

西洋菜排骨汤

药膳功效

　　杜仲补肝肾、强筋骨，可以改善腰膝酸痛；万点金则能够生津固肺、调元气，有强化骨质的作用。

材料
西洋菜50克，排骨200克，姜2片

药材
北杏20克，蜜枣10粒，广陈皮2片，杜仲20克，土牛七12克，万点金15克

调味料
盐适量

做法
1. 排骨放入沸水中氽烫约5分钟，捞出，洗净，沥干备用。
2. 西洋菜、蜜枣、陈皮均洗净，北杏洗净泡水，其余药材洗净，杜仲撕成3片。
3. 煲锅中倒入1600毫升水烧开，加入除西洋菜之外的所有材料及药材以中火煲60分钟，再加入西洋菜继续煲15分钟，最后加入盐调味即可。

Point 强身健体＋养颜润燥

土鸡炖鱼翅

药膳功效

　　西洋参可改善体质，补气生津，强化脾肺，增强免疫力；玉竹则养阴润肺，生津止渴。

材料
土鸡1/2只，鱼翅50克，火腿丁适量，姜4片

药材
西洋参15克，玉竹15克，香椿12克(后两味包起来)

调味料
盐适量

做法
1. 鱼翅浸泡热水8小时，加入一半的姜片，移入蒸锅中蒸4小时，取出备用。
2. 土鸡对半切开，放入滚水中氽烫约5分钟，捞出，洗净，放入另一锅中，加1000毫升沸水，加入剩余的姜片与药材，以小火煮30分钟，捞出土鸡，去骨，鸡汤在过滤后备用。
3. 鱼翅、鸡肉、火腿丁及调味料放入鸡汤中，移入蒸锅，隔水蒸炖40分钟即可。

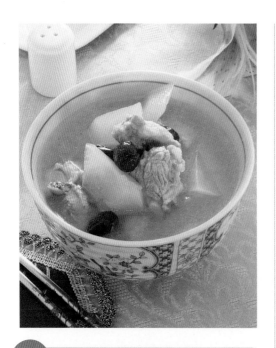

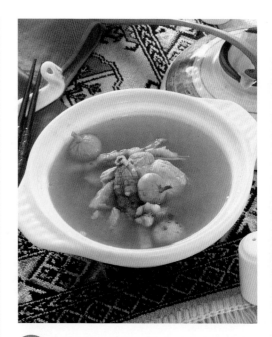

Point 改善体质＋强化免疫力

Point 帮助消化＋生津止渴

蜜瓜红枣煲腩排

花旗参无花果煲猪肉

药膳功效

西洋参可改善体质，补气生津，强化脾肺，增强免疫力；黄芪可补气固表，利水生肌，清除自由基。

药膳功效

西洋参具有补气益肺胃、改善口渴、健脾生津、强化免疫系统的功效；无花果含维生素A、维生素C，可以帮助消化。

■**材料**
哈密瓜半个，腩排200克
■**药材**
红枣10粒，西洋参18克，黄芪12克，当归7.5克
■**调味料**
盐适量

■**材料**
猪肉200克
■**药材**
花旗参25克，无花果10粒
■**调味料**
盐适量

■**做法**
❶ 腩排切小块，放入沸水中汆烫一下，捞出洗净，沥干备用。
❷ 哈密瓜洗净，去皮，切块；红枣洗净，捏破备用。
❸ 腩排、红枣放入煲锅中，倒入1800毫升水煮沸，续以中火煲1小时，再加入其他药材、哈密瓜继续煲20分钟，最后加盐调味即可。

■**做法**
❶ 猪肉切块，放入沸水中汆烫约5分钟，捞出，洗净，沥干备用。
❷ 花旗参洗净，切片；无花果洗净，以手稍微压破备用。
❸ 煲锅中倒入3000毫升水烧开，加入猪肉、花旗参、无花果，以中火煲90分钟，最后加入调味料即可。

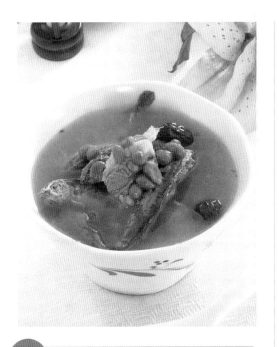

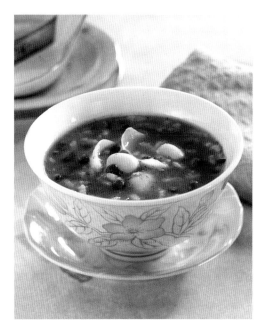

Point 滋阴补肾＋改善贫血

Point 清心安神＋增强体力

红枣腩排煲泥鳅

莲子百合红豆粥

药膳功效

　　红枣可调节女性生理期的气血虚弱及血气不顺；泥鳅维生素A和脂肪的含量多，搭配姜片一同煮汤食用，可缓和食用红枣时易发生的胀气的现象，对胃肠病、贫血的治疗有效，可增强体力。

药膳功效

　　红豆有清心养神、健脾益肾功效，加入莲子、百合更有固精益气、止血、强健筋骨等作用，能治肺燥、干咳，提升内脏活力，增强体力。

■材料
腩排100克，泥鳅220克，姜3片
■药材
红枣10粒，枸杞子30克，白果30克，阿胶12克，桂花12克(桂花用布包起来)
■调味料
盐适量

■材料
红豆112.5克，白米225克，冰糖30克，椰奶浆1/2杯
■药材
莲子35克，百合22克，金线莲15克，麦冬12克(后两味包起来)

■做法
❶ 腩排切长方块，放入沸水中汆烫约3分钟，捞出，洗净，沥干备用。
❷ 泥鳅洗净，沥干，放入热油锅中煎至呈金黄色盛出；药材洗净备用。
❸ 煲锅中倒入1600毫升水煮开，加入除泥鳅、阿胶以外的所有材料及药材，以中火煲40分钟，再加入泥鳅、阿胶继续煲30分钟，最后捞出药材包，加入盐调味即可。

■做法
❶ 莲子、百合均过滤洗净；红豆洗净，用温水泡至略微胀大；用3碗水加药材包煮开后，续煮20分钟。
❷ 白米洗净，放入4碗清水及百合、莲子、药汁、红豆，放入容器，移入电锅中，锅内加入1碗水煮至开关跳起，加入椰奶浆及冰糖，再续煮至冰糖溶化即可。

清热解毒

中医的"热"分实热与虚热，清热指的就是清除实热或虚热。中医治病的法则有"热者寒之，寒者热之"。"毒"有热毒、寒毒、疫毒、蛊毒、湿毒、火毒及食物中毒等，因病情不同，有内服和外治等各种不同解毒方法。造成热、毒的原因与饮食不洁、感受外邪、内伤七情有关，也就是从食物中或是靠空气飞沫引起的感染症状，以及身体器官功能失调所产生的身体不适、代谢紊乱，都可以衍生出热、毒。

TOP 明星药材 金银花

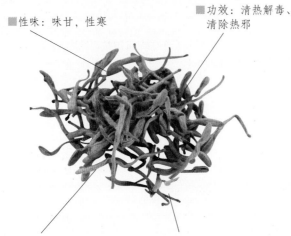

■性味：味甘，性寒

■功效：清热解毒、清除热邪

■保存：密封保存置于干燥处

■采买：色嫩黄而鲜艳、身长味清香、无梗叶者佳

Food 对症食材

金瓜、西洋菜、老黄瓜、皮蛋、丝瓜、西瓜、绿豆、苦瓜

◀丝瓜

Herbs 对症药材

金银花、菊花、板蓝根、灵芝、贝母、东洋参、薄荷

◀菊花

 中医师的话

由外感温邪引起的热症，称为实热，多用苦寒药物清热；由阴虚而生的内热，称为虚热，则宜用养阴方式清热。临床上以热毒症较为多见，常用清热解毒药物有金银花、连翘、板蓝根、蒲公英、山豆根、鱼腥草、苦参根等。食物中也有许多具有清热解毒的品种，如竹荪、白果等。热或毒会造成身体发热、晕眩、呕吐、恶心或导致身体疼痛，平时可针对不同情形的热或毒，选择较适合的食材与药膳来改善这些症状。

 营养师的话

西瓜能清热解毒、除烦止渴，还能利尿，帮助消化，因此在夏天，尤其是从事露天作业或在室内高温环境下工作者，可以多食用西瓜。此外，西瓜含有丰富的维生素A，可以防癌抗老。苦瓜则具有清暑涤热的作用，且含有丰富的维生素C，可以养颜美容。用苦瓜做成凉茶，夏季饮用，可以清火消暑。绿豆也具有清热解暑、止渴利尿的功效，喝一碗绿豆汤，自能神清气爽，烦渴尽去，暑热全消。

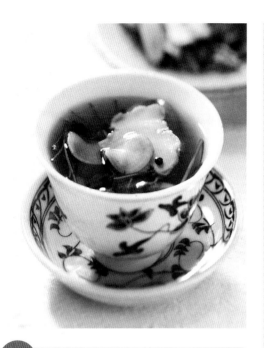

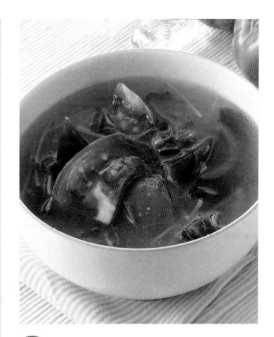

Point 促进排汗＋清心醒脑

宣扶益气汤

【药膳功效】

　　金银花可以清热解毒，调节身体功能，强化免疫力，加入西洋参、菊花和薄荷等制成益气汤，性味辛凉宣散、并且具有抗菌解毒的功效。

▓药材

西洋参12克，金银花12克，枸杞子、薄荷、菊花各7.5克

▓做法

锅中放入6碗水及西洋参、金银花、枸杞子，以大火煮沸，再以小火续煮10～15分钟，放入薄荷及菊花略拌至香味逸出即可。

Point 安神定心＋化痰消暑

番茄皮蛋汤

【药膳功效】

　　皮蛋除了煮粥，也可以烧汤提鲜。这一道番茄皮蛋汤有解暑清热的功效，酷暑容易口渴心烦的人不妨试一试。

▓材料

番茄、皮蛋各1个，绿色蔬菜75克（菠菜、豆苗均可），生姜2片

▓药材

仙草15克，川贝18克，天花粉15克

▓调味料

盐适量

▓做法

❶ 番茄洗净，放入沸水中稍烫，撕去外皮，对半剖开，去蒂，切成片；姜洗净，切成末。

❷ 皮蛋去壳，对剖，切片；绿色蔬菜清洗干净、切段。

❸ 药材洗净，加入3碗水，用大火煮开，再用小火续煮30分钟，过滤出药汤。

❹ 油锅倒入1杯油烧至六分热时，放入皮蛋过油炸酥，加入药汤淹过皮蛋，放入姜末，加热煮至汤色泛白，加入绿色蔬菜、番茄片和盐，待煮开即可熄火盛出。

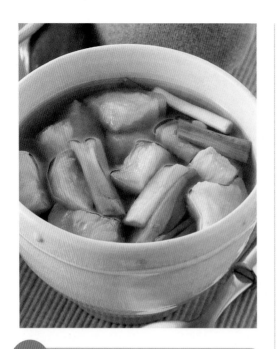

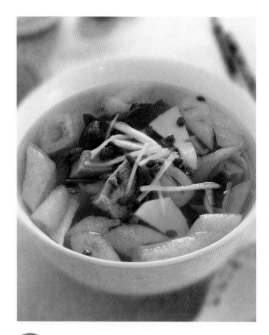

Point 去燥化痰＋凉血解毒

丝瓜茶汤

药膳功效

　　丝瓜具有良好的清热化痰、凉血解毒功效，茶叶同样有解毒、下气的作用，用丝瓜、茶叶煮茶，原是民间方剂，具有清血、平血、解燥的作用。在特别炎热的天气里，事先煮好一大壶丝瓜茶汤，一日三餐都有上好的消暑饮料。

■材料
丝瓜300克，绿茶7.5克，葱1根
■药材
金银花7.5克，沙参12克，薄荷7.5克，金线莲15克（全部用布包起来）
■调味料
盐适量

■做法
❶ 丝瓜去皮，切成1厘米厚的片；葱洗净，切段。
❷ 汤锅中倒入4碗清水，放入丝瓜、葱段、少许盐、药材包，先将丝瓜煮软，再加入绿茶浸泡入味，捞出药材包，即可饮用。

Point 促进肠胃蠕动＋消暑解渴

竹荪绿竹笋汤

药膳功效

　　竹荪性微寒、味甘，能清热化痰，有利消渴，饮酒之后若能来一碗竹荪汤，对醒酒很有帮助。竹荪丰富的膳食纤维能促进肠胃蠕动，但由于不易消化，所以肠胃不佳者最好少吃。

■材料
绿竹笋1根，鲜香菇4朵，嫩姜1小块，竹荪6条，豆苗20克
■药材
枸杞子1小匙
■调味料
A料：盐、胡椒各1/2小匙
B料：香油1/4小匙

■做法
❶ 竹荪泡水、洗净，切成段；绿竹笋连皮煮熟，去皮，切薄片；香菇切片备用。
❷ 锅中倒入水600毫升煮开，放入绿竹笋、香菇、姜、竹荪及枸杞子煮约10分钟，加入A料调味，撒上豆苗，淋入B料即可食用。

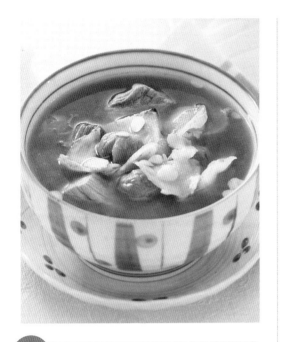

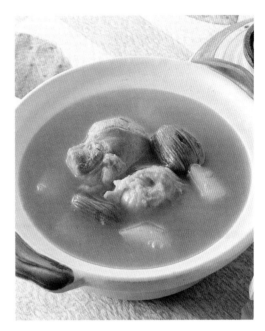

Point 提振阳气＋治疗感冒

Point 清热解毒＋祛寒滋补

花旗参煲瘦肉

老黄瓜煲猪肉汤

药膳功效

花旗参又称粉光参、西洋参，为五加科多年生草本的干燥根，属于凉补品，有益肺阴、补气生津的功效。本道药膳适合虚热型的感冒，对正气较弱的患者有提振阳气的作用，但实热型患者则不宜食用。

药膳功效

老黄瓜加上猪蹄肉煲汤，除清热解毒外，还有利尿去湿的功效，可以防抑虚火上升。不过正因为老黄瓜寒凉，煲汤时别忘了放两片老姜，可以祛寒散风，也可以把蔬菜的甜美滋味引出来。

▓材料
里脊肉300克，清水200毫升

▓材料
大黄瓜半根，猪蹄肉150克，老姜2片

▓药材
花旗参75克，茯神75克，无花果5粒，蜜枣6粒，桂圆、南杏仁、北杏仁、玉竹各40克，陈皮1片

▓药材
蜜枣4粒，东洋参15克，山泽兰15克（后2味用布包起来）

▓调味料
盐1小匙

▓调味料
盐1.5小匙

▓做法
❶ 南、北杏仁放入水中浸泡，捞出备用；里脊肉切大块状，以沸水汆烫，捞出后洗净。
❷ 煲锅中加入清水煮沸，放入除花旗参之外的所有药材及材料，以大火煮沸，煲约90分钟后再加入花旗参续煲约30分钟，最后加入盐调味即可食用。

▓做法
❶ 大黄瓜去皮、洗净，切厚块；姜洗净；猪蹄肉洗净，放入滚水中汆烫，捞出冲冷水，洗净。
❷ 蜜枣泡水，稍浸一会儿；药材包洗净备用。
❸ 汤锅内倒入2200毫升清水，以大火煲沸，再放入全部材料及药材，待水煮沸改用中火续煲1～2小时，熄火前加盐调味。

活血化淤

血是维持人体生命活动的基本物质之一，中医认为主要由营气和津液所组成。所谓的血淤，指的就是血液循环不良。造成血液循环不良的原因有受寒、缺血、心脏无力（推动血液的力量不足）、受伤造成组织发炎肿胀、肾功能不良导致水分代谢不利、缺乏营养或营养失调等。通常血淤都会合并有一些气虚或气滞的情况，由于气血互生互用、关系密切，所以当耗气太过或是情绪引起的气滞都会间接造成血淤的发生。

TOP 明星药材 三七

■性味：味甘苦，性微温

■功效：止痛消肿、活血去淤、让气血运行顺畅

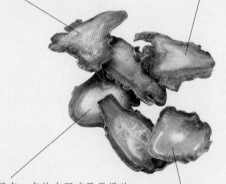

■保存：存放在阴凉及干燥处，防霉、防虫蛀

■采买：个大坚实、体重皮细、断面灰褐色、没有裂缝者为佳

Food 对症食材

蹄筋、洋葱、黑木耳、玫瑰花、番茄、茄子

◀洋葱

Herbs 对症药材

枸杞子、丹参、鸡血藤、三七、益母草、鹿茸、郁金、四物汤

◀鹿茸

中医师的话

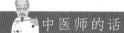

淤血，为体内血液淤滞在固定的部位所产生的病症。有时是因为疾病导致，例如跌打损伤、月经闭止、寒凝气滞等各种原因，临床表现较复杂，诸如肌肤青紫、固定性疼痛、吐紫黑血块、大便黑色、胸胁疼痛或刺痛等。对此中医常使用一些活血化淤的药物如丹参、红花、延胡索等，成方则如血府逐淤汤、少腹逐淤汤等，但这些药方需小心使用，最好是经由医师诊断后再服用。平时则可以选用一些食品，如红曲、红酒等，对血淤的情形有帮助。

营养师的话

每天喝3杯紫葡萄汁可降低40%的血小板凝集力，具有抗凝血和预防血栓形成作用。富含柠檬酸的柠檬和葡萄柚可与血液中的钙离子结合，缓解钙离子促进血液凝固的作用。洋葱含有前列腺素A，是较强的血管扩张剂，能降低外周血管阻力与血液黏稠度。山药中的多巴胺具有扩张血管、改善血液循环的功能。番茄和茄子均含有维生素P，可软化血管，增强血管弹性，降低毛细血管通透，防止毛细血管破裂。

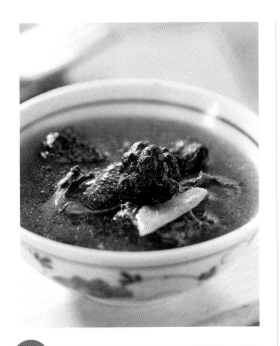

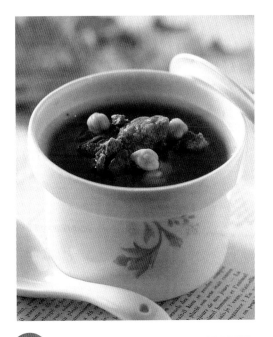

Point 补气活血＋平衡内分泌

三七炖乌鸡汤

药膳功效

　　此汤有化淤止血、活血镇痛等功效，可用于各种出血或病后体虚的调理，能化解淤血、改善血管闭塞、平衡内分泌等，滋补功效极佳。

材料
乌骨鸡375克

药材
三七37.5克，老姜3片

调味料
盐1/2小匙，绍酒2小匙

做法

❶ 乌骨鸡先洗净、切块，放入沸水中氽烫约5分钟，捞出，以清水洗净备用。

❷ 锅中倒入清水4碗煮沸，倒入大碗中，加入所有材料、药材及调味料，以大火煮沸，转小火蒸煮约2小时即可熄火。

Point 滋养补血＋调理体质

四物芡实排骨汤

药膳功效

　　此汤具补血滋养、活血去淤之功效。四物是由当归、川芎、白芍、熟地4种药材组成，主要功效有促进血液循环、补血调血、滋养补血，是女性调理身体的良方。

材料
小排骨600克，米酒1大匙

药材
芡实1杯，四物中药材1份（当归、川芎、白芍、熟地）

调味料
盐适量

做法

❶ 锅中放入四物中药材，加入6～8杯热水，熬煮约20～30分钟，捞起药渣过滤一遍，留下4～5杯药汤。

❷ 芡实洗净，泡水3～4小时，过滤后备用。

❸ 小排骨洗净，以热水氽烫，再去血水洗净，放入盅内，倒入药汤、芡实、米酒，加盖一起放入电锅中，锅中放2杯水，蒸煮至熟烂，加盐调味即可食用。

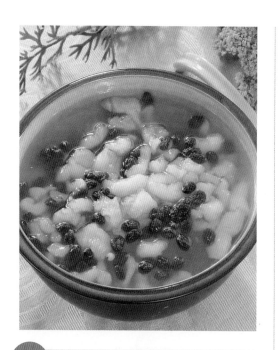

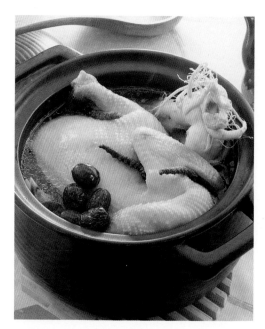

Point 活血补气＋美白养颜

Point 活血暖身＋强身健体

人参枸杞雪蛤汤

虫草洋参鸡汤

药膳功效

此汤具有活血、补元气、养阴润肺的作用，对女性的气血与皮肤调理均有极佳的功效。

药膳功效

此汤具有极好的补气功效，能活血暖身，增加身体抵抗力，预防感染。

■材料
药材发好的雪蛤110克
枸杞子6粒，人参少许
■调味料
冰糖75克

■材料
全鸡1只，葱3根，姜5片
■药材
红枣12粒，西洋参、冬虫夏草各20克
■调味料
盐1～2大匙

■做法
1 雪蛤泡水，挑除杂质；枸杞子、人参洗净；冰糖放入锅中加入一杯开水煮溶备用。
2 枸杞子、人参放入碗中，加入2杯水，移入蒸锅中蒸至香味溢出，取出，加入雪蛤及煮溶的糖水即可。

■做法
1 全鸡去除内脏及余毛，洗净，放入沸水中余烫，捞出；葱洗净，切段；姜去皮，切片；西洋参、冬虫夏草、红枣均洗净备用。
2 所有材料及药材放入锅中，加水至完全淹盖，大火煮开后改小火炖煮1小时，加盐调味即可。

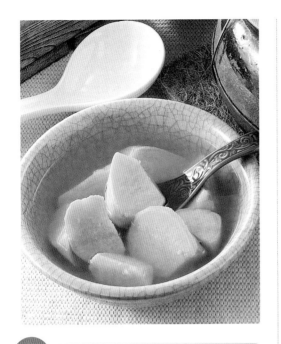

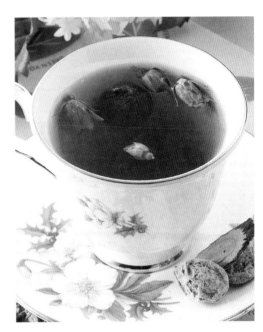

Point 祛寒暖胃＋调经顺气

Point 调理经期＋养颜美容

甘薯煲姜汤

玫瑰花茶

药膳功效

　　此汤可行气化淤，调经顺气。煲甘薯甜品的秘诀是将大块的老姜拍碎，以便香气发挥出来；此外，甘薯有甜味，因此糖的用量相对也要减少。

药膳功效

　　此汤有解郁、理气、活血、散淤之功效。玫瑰花气香，性温，味甘，入脾、肝经，和血行血，理气平肝，能提神、美容、活血、散淤，可治月经不调、乳房肿痛，还能减轻轻度高脂血症及心脏病之胸闷症状。

材料
红心甘薯400克，老姜1块（约120克）
药材
郁金15克，益母草7.5克，三七19克（全部用布包起来）
调味料
糖1大匙，盐1/2小匙

药材
玫瑰花11克，甘草6片，话梅2粒
调味料
蜂蜜2大匙

做法
全部药材放入杯中，冲入250毫升沸水，加盖闷泡5分钟，加入蜂蜜即可饮用。

做法
❶ 甘薯洗净、削皮，切成块状；老姜洗净，整块用刀拍散；药材包洗净备用。
❷ 锅中倒入800毫升水煮沸，放入甘薯、老姜及药材包，大火煲开，改小火续煮20～40分钟，捞出药材包，加入糖、盐调味，煮至糖溶化即可食用。

滋阴补阳

阴阳在中医学理论中常用来说明人体的组织结构、生理功能、疾病的发生发展规律等，也是确立治疗方法的最基本原则。阴阳必须是平衡的状态，一边偏盛或偏衰都会影响到另一边；一边不足，另一边会相对亢盛。疾病的产生也就是伤阴伤阳之后的结果，"阳"可以说是人体"气"的部分，"阴"则是人体"血"的部分，举凡外在因素或是内在因素造成耗气伤血的情况，都是能破坏阴阳平衡、导致身体出现病症的病因。

TOP 明星药材 **鹿茸**

■性味：味甘咸，性温

■功效：补肾助阳、益精、强筋骨、止痛固带、缓解压力

■保存：防腐，保持干燥

■采买：体较大者佳

Food 对症食材
羊肉、虾类、胡萝卜、生姜、牡蛎、坚果、鸡蛋

◀牡蛎

Herbs 对症药材
海马、鹿茸、黄芪、人参、肉苁蓉、冬虫夏草、当归

◀肉苁蓉

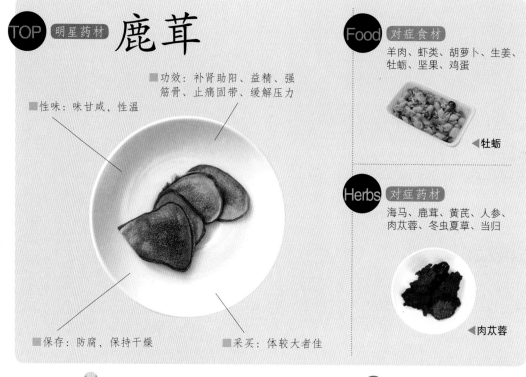

中医师的话

根据阴阳互相依存的道理，滋阴补阳的同时，须视阴虚或阳虚何轻何重，按照轻重分别予以滋补。滋阴药可选用天门冬、麦门冬等；补阳药可选用肉桂、人参等。另外，能产生滋阴效果的食品有山药、天山雪莲等；能产生补阳效果的食品有麻油、龙眼干等。

营养师的话

要有强壮的体魄，首先要摄取足够的蛋白质，足够的蛋白质可以维持正常的生殖功能，且与各种内分泌激素分泌息息相关。锌也与性功能有关，男性生殖系统中锌的含量特别高，且饮食中锌的摄取足够与否，和精液的质与量以及雄性激素的制造有关。牡蛎、海鲜、蛋、肉类、全谷类、坚果类等食物中，都含有丰富的锌。

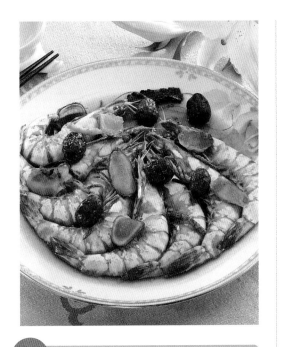

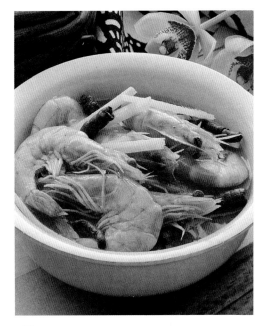

Point 补益益气＋强壮筋骨

虫草蒸明虾

【药膳功效】

　　本道药膳以补益肾气为主，有调节性功能及生殖功能，强壮筋骨及强化呼吸系统的作用，且较为温补，适合冬季食用，对于产后乳少、虚寒咳喘、腰膝酸软无力者十分有益。

▓材料
明虾6只（约400～600克）

▓药材
高丽人参12克，肉苁蓉10克，冬虫夏草5克，红枣6粒

▓调味料
盐1小匙，黄酒1大匙

▓做法
❶ 所有药材洗净，放入锅中，倒入3杯水，以小火熬煮20分钟。
❷ 药汤盛入碗中，加入调味料调匀成蒸汁。
❸ 明虾挑除肠泥，洗净，沥干水分，排入盘中，淋上药汤蒸汁。
❹ 移入蒸锅中以大火蒸10分钟即可。

Point 强健筋骨＋补充元气

巴戟虾煮酒

【药膳功效】

　　巴戟又名巴戟天，可强筋骨、去风湿，治肾虚和腰膝无力，对于小腹冷痛、风寒、遗尿多及阳痿不举、早泄等症状久服见效。本道药膳适合肾阳虚型阳痿男性，能大补元阳，高血压或高脂血症患者则必须小心食用。

▓材料
草虾400克，老姜2片，葱2根

▓药材
巴戟天35克

▓调味料
米酒500毫升，盐适量

▓做法
❶ 巴戟天用清水洗净，浸泡30分钟备用。
❷ 虾洗净，挑去沙肠；葱洗净、切断。
❸ 炒锅中倒入1大匙生油烧热，放入姜片及葱段爆香，加入虾、泡好的巴戟天及米酒，煮至酒沸后盖上锅盖，以小火焖煮30分钟，加入盐调味，即可盛出。

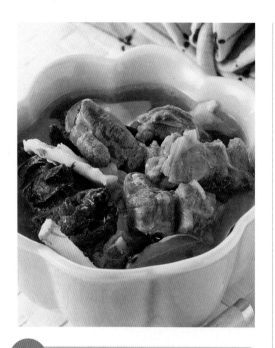

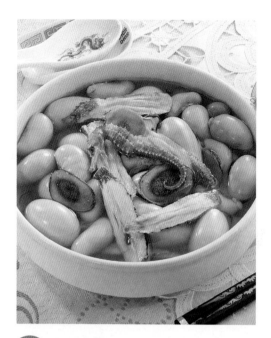

Point 滋阴益气＋补血养肝

当归生地烧羊肉

药膳功效

　　当归、生地能滋阴益气；羊肉温热能补血养肝，对体弱怕冷、贫血虚劳现象颇有助益。本药膳能滋阴补阳，作用温和渐进，适合体虚者长期服用。

材料
羊肉500克，姜3片
药材
当归3片，生地35克
调味料
米酒1瓶

做法
① 当归、生地分别以水冲净；羊肉洗净，切块，放入沸水中氽烫，捞出备用。
② 蒸碗中倒入3碗水，放入烫过的羊肉、姜片、当归、生地及米酒，移入电锅中，锅中加入2杯水，蒸煮至开关跳起，即可盛出。

Point 补肾壮阳＋强健筋骨

海马鸡腰

药膳功效

　　此道药膳主要材料均含有补肾强精的功效，菜中含丰富蛋白质，能补肾壮阳、强健腰膝、增强性能力。

材料
鸡腰250克
药材
沙苑子12克，海马1只，鹿茸4.5克，黄芪6克
调味料
盐1/2小匙，黄酒1大匙

做法
① 鸡腰去除皮膜，洗净，放入沸水中氽烫，捞出备用。
② 沙苑子放入纱布袋中包好备用。
③ 药材洗净，放入锅中，加入5杯水，大火煮开后以中小火煮60～90分钟，再加入鸡腰继续煮10分钟。
④ 最后加入调味料调匀，再煮5分钟，捞出纱布袋即可。

中医学认为，肾为先天之本、生命之源，有藏精主水、主骨生髓之功能，包括了西医所说的肾本身的功能如产生尿液、过滤、再吸收的功能以及肾上腺所相关联的内分泌系统、生殖泌尿道部分的功能。所以肾气充盈则精力充沛、筋骨强健、步履轻快、神思敏捷；肾气亏损则阳气虚弱、腰膝酸软、易感风寒、易生疾病、小便不利、小便清长、小便余沥不尽、尿频、夜尿多或尿失禁等。另外腰酸背痛、脱发白发、皮肤缺少水分等衰老现象及中老年人患慢性疾病，都是由于先天肾气下降亏虚所致。

补肾利尿

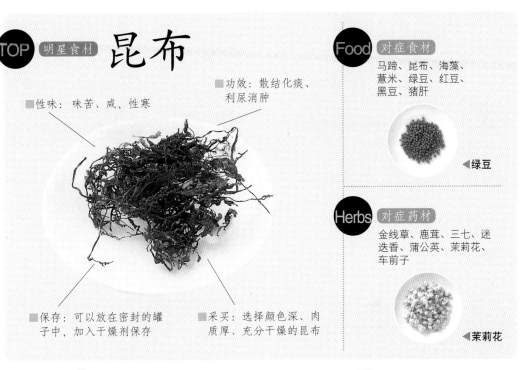

TOP 明星食材 **昆布**

■功效：散结化痰、利尿消肿

■性味：味苦、咸，性寒

■保存：可以放在密封的罐子中，加入干燥剂保存

■采买：选择颜色深、肉质厚、充分干燥的昆布

Food 对症食材

马蹄、昆布、海藻、薏米、绿豆、红豆、黑豆、猪肝

◀绿豆

Herbs 对症药材

金线草、鹿茸、三七、迷迭香、蒲公英、茉莉花、车前子

◀茉莉花

中医师的话

一般来说补肾的药方具有固本培元的功效，可增强人体的抵抗力，延缓衰老的过程，用于泌尿道系统则可以改善尿路不顺或其他排尿异常的情形。补肾又可因肾阴、肾阳虚衰的不同而有所不同，肾阳虚的患者通常小便较多，憋尿较困难；肾阴虚的患者则容易出现小便不利、想尿尿不出来的情况。因为药物的代谢与肾功能密切相关，所以无论哪种情况使用药材时都要特别小心。

营养师的话

肾脏是排泄废物，调节水分、电解质和酸碱平衡，分泌激素的重要器官，因此当肾功能变差的时候，就要调整平常的饮食习惯，以避免肾脏功能继续衰弱。在饮食方面，每天摄取足够的热量，避免摄取过多的蛋、豆、鱼、肉类食物，以免产生过多的含氮废物，增加肾脏的负荷；避免摄取腌渍品等加工食品和过多的盐；避免食用过量蛋白质，可以选用低蛋白淀粉，如藕粉、饴糖、粉条、细米粉、粉圆、西米等作为替代品。

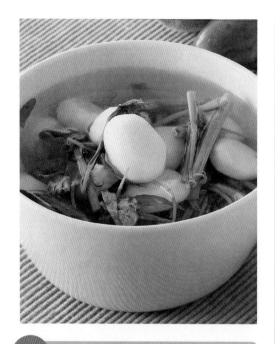

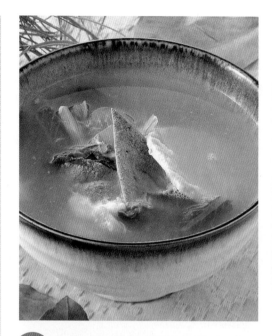

Point 止渴化痰＋凉血利尿

马蹄空心菜汤

药膳功效

　　马蹄又叫荸荠，可以清热、利尿、化痰，夏天因天气炎热，活动量大的小朋友很容易因为流汗过多长痱子，并且出现便秘、口渴、小便赤黄等现象，这时候就可以用空心菜和马蹄煮水给小朋友饮用，一日分2～3次服用，有助纾解暑热。

▓材料
新鲜空心菜300克，去皮马蹄10个
▓调味料
盐1小匙

▓做法
❶空心菜洗净，和马蹄放入汤锅，加1000毫升水烧煮至材料完全熟透。
❷再略煮约20秒钟，加盐调味即可盛起。

Point 清热利尿＋去除烦燥

咸蛋芥菜猪肝汤

药膳功效

　　这一道咸蛋芥菜猪肝汤是芥菜煮汤的代表汤品之一，汤以咸蛋提鲜，加上芥菜可清热，猪肝可补血，有清热利尿、去除烦躁的功效。

▓材料
芥菜200克，生咸蛋2个，猪肝120克，姜2片，枸杞子18克
▓药材
茉莉花18克，迷迭香12克（二者用布包起来）
▓调味料
盐1小匙

▓做法
❶芥菜洗净，切段；药材洗净。
❷猪肝切薄片，洗净；生咸蛋打散。
❸锅中倒入900毫升水煮沸，放入所有材料及药材滚沸15分钟，捞出药材包，加盐调味即可。

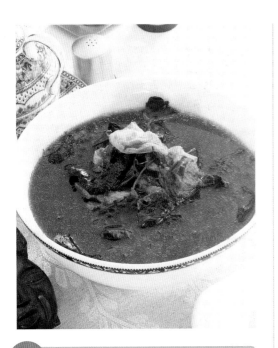

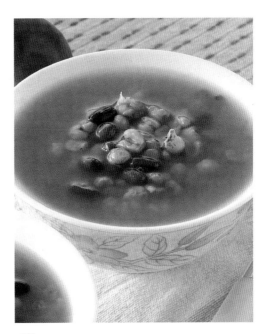

Point 增强抵抗力＋降火利尿

Point 除湿消肿＋解毒防癌

昆布煲腩排

薏米双豆饮

药膳功效

此汤可清肝、胆、肾湿热，利尿排石，调理泌尿系统，增强抵抗力。

材料
腩排300克，姜2片
药材
昆布、海藻各20克，金钱草20克，罗汉果1个，西洋参10克
调味料
盐适量

做法
1. 药材洗净；海藻、金钱草用布包起来；腩排切长方块，放入沸水中氽烫约3分钟，捞出，洗净，沥干备用。
2. 昆布洗净泡软，切段；罗汉果、西洋参洗净备用。
3. 煲锅中倒入2000毫升水煮开，加入所有材料及药材，以中火煲1～2小时，最后加入调味料即可。

药膳功效

双豆饮中有了红豆和薏米，另一种豆可以依个人口味和喜好做选择，一般多搭配黑豆或绿豆。薏米双豆饮是一道冷热、甜淡皆可的汤饮，固定选用红豆、薏米做主架构，因为红豆含有丰富的B族维生素，能利尿除湿、清热和血、消肿解毒。

材料
薏米1/2杯，绿豆（或黑豆）1/2杯，红豆1/3杯，
调味料
冰糖适量

做法
1. 薏米、绿豆、红豆泡水1小时。
2. 锅中放入薏米、绿豆、红豆和半锅水（水须淹盖过材料），以中小火煮透，趁热加入冰糖调味即可。

补肝润肺

肝脏在人体有调畅全身气机、推动血液和津液运行、储藏血液和调整血量等生理功能。容易造成肝病的原因主要有压力和情绪、饮食不洁、外邪感染、外伤撞击导致淤血等。肺脏在人体主要是跟呼吸与气体交换有关，中医还认为它有调整气机上下的功用。肺脏的受损主要来自于外邪，包括细菌、病毒或是有毒物质的入侵，外感风寒产生的痰咳伤及燥邪直接损害肺部的细胞组织等。此外，内在的疾病问题也会侵犯肝、肺两脏，如癌症的转移、慢性病对各个器官的耗损等。

TOP 明星药材 燕窝

■性味：味甘，性平

■功效：养肺阴、化痰止咳、补中益气

■保存：可保存于冰箱冷藏室

■采买：纤维条状显著、色泽天然微黄、富弹性者佳

Food 对症食材

豆苗、胡萝卜、动物肝脏、蜂蜜、百合、鸡蛋

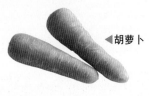
◀胡萝卜

Herbs 对症药材

燕窝、红枣、怀山、天麻、枸杞子、杏仁、麦门冬、玫瑰花、洛神花

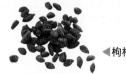
◀枸杞子

中医师的话

中医所谓的"补"乃是指补气、补精、补血，与一般的补充营养素、蛋白质、维生素稍有不同。而所谓的"补肝"实为使肝气疏泄得当，使体内血液循环正常。肝脏失常初期往往没有明显的症状，故长期工作疲劳或作息不正常的人更应适时保养一下肝脏。另外中医讲的肺脏主要是掌管气机的升降。"肺为娇脏"，燥邪容易损伤肺脏，故肺脏宜用滋润的方法保养，可选用杏仁、麦冬、百合、蜂蜜、燕窝等药材、食材。

营养师的话

如果饮食无法定时定量又不均衡，很少摄取足够的蔬菜和水果，喝水量又不足，种种的原因可能使得肝脏的健康亮起红灯。建议摄取一些富含B族维生素的全谷类和蔬菜，有助于肝脏的新陈代谢。啤酒酵母富含B族维生素、矿物质、优质蛋白质与微量元素，可加强肝脏功能。水果含有丰富的维生素C，可以预防肝脏受到致癌物质伤害，还可增强免疫力、改善肺炎。多补充维生素A，也有助于维护呼吸道健康，富含维生素A的食物有肝脏、蛋类等。

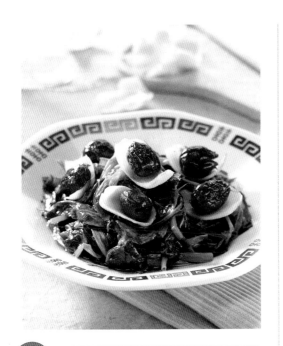

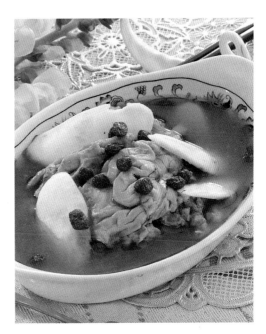

红枣百合炒豆苗

药膳功效

　　这道菜能补中益气、养血安神，提高体内吞噬细胞的吞噬功能，帮助体内排毒、保护肝脏。

材料
豆苗75克，蒜泥1/2小匙

药材
红枣10粒，百合35克，枸杞子35克，香椿12克
(香椿用布包起来)

调味料
盐1/2小匙，绍酒1/2小匙，香油少许

做法
❶ 药材洗净，红枣捏破；豆苗洗净备用。
❷ 锅中倒入1大匙色拉油，加入蒜泥略炒，放入豆苗、盐、绍酒及清水，快炒至豆苗变软，捞起沥干，盛入盘中。
❸ 药材除百合外用两碗水以慢火煮约15分钟，将香椿捞出，加入百合略煮一下，淋上香油，即可盛出，放在豆苗上端。

天麻炖花脑髓

药膳功效

　　猪脑能够滋阴补肾、益脑；怀山具有补脾益胃、益肺补肾的作用。本道药膳对于肾水不足引起的晕眩、四肢麻木、抽搐有助益，适合于春天及冬天食用，以调补肝肾。

材料
猪脑1副

药材
怀山20克，天麻18克，枸杞子16克

调味料
盐1/2小匙，米酒1大匙

做法
❶ 猪脑洗净，以牙签挑除表面血管及薄膜，放入沸水中氽烫，捞出备用。
❷ 所有药材洗净，放入容器内，加入猪脑及3碗水，移入锅中，锅内加2杯水，以大火蒸35～60分钟，加调味料后即可食用。

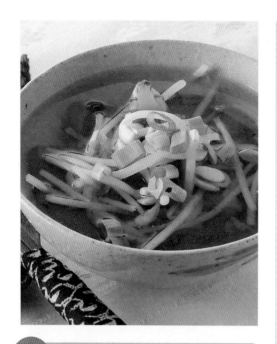

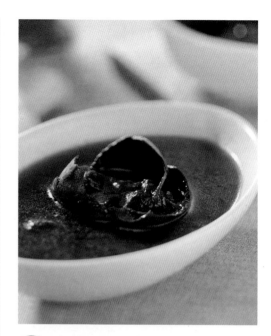

Point 清肺补血＋消除口臭

黄豆芽猪血汤

药膳功效

猪血在人体内有吸尘作用。有助清胃热的黄豆芽猪血汤，主要的鲜味来自黄豆芽。经泡水发芽之后的黄豆，除保有原黄豆的营养，还有清肺、祛痰的功用。平日烟酒过多和口臭的人不妨多多饮用。

▨材料
黄豆芽150克，猪血200克，姜5片
▨调味料
盐1小匙

▨做法
❶ 豆芽洗净去尾备用。
❷ 猪血用水洗净，切块备用。
❸ 锅中倒入1小匙油烧热，放入姜片及黄豆芽爆香，捞出。
❹ 汤锅中倒入2000毫升清水，先以猛火煲沸，放入已爆香的黄豆芽和猪血，再续煮10～15分钟，熄火前加盐调匀即可。

Point 整肠健胃＋止咳化痰

罗汉果瘦肉汤

药膳功效

罗汉果的果实中含有大量维生素、矿物质，有净化血液的效果，能治疗慢性支气管炎、扁桃体炎、胃炎、百日咳等，更具有整肠健胃等功效。果实经过加工后变为深褐色，滋味非常甘甜，几乎不含热量，可以当成保健饮料经常食用。

▨材料
猪瘦肉225克
▨药材
罗汉果1个

▨做法
❶ 猪瘦肉洗净、切片，放入滚水中汆烫约2分钟，捞起备用；罗汉果捏碎洗净备用。
❷ 锅中倒入清水5碗煮沸，放入猪瘦肉片、罗汉果，大火煮开后续煮30分钟即可。

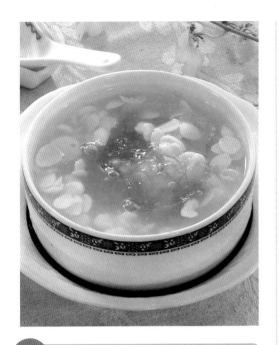

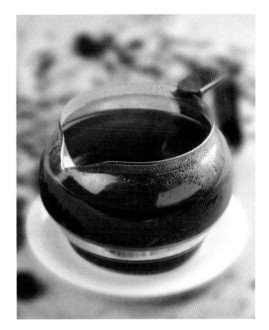

Point 益气润肺＋美肤养颜

Point 抗菌消炎＋生津解渴

北杏燕窝汤

洛神酸梅汤

药膳功效

燕窝能够养阴润燥、益气补中、养肺养颜、化痰止嗽，为调理虚损之圣药。此汤兼具滋阴润燥与美容养生功效，能益气、润肺，并使脸色健康红润。

药材
干燕窝2个，北杏仁1把

调味料
冰糖110克

做法

❶ 干燕窝放入大碗中，加入沸水浸泡4小时，捞出，挑除杂质，放入沸水中煮10分钟，捞出，再以清水稍微浸泡，捞出，沥干之后备用。

❷ 北杏仁放入沸水中煮5分钟，捞出，待凉去除外膜备用。

❸ 锅中放入冰糖和3杯水，煮成糖水，加入所有药材，移入炖盅中，以小火炖煮3～3.5小时至软烂入味，即可盛出。

药膳功效

洛神花含有丰富的维生素C及多酚类化合物，具有养颜美容、抗氧化等功效，多多饮用能够保护肝脏，避免肝功能受损。山楂消食健胃、行气散淤，而乌梅能生津止渴、清热除烦，再加上甘草味道清甜，具抗菌、消炎、解毒功效，对健胃保肝有非常好的效果。

药材
洛神花100克，山楂150克，乌梅20粒，陈皮、甘草各20克，桂花10克

调味料
冰糖（或蜂蜜）适量

做法

❶ 锅中倒入2500毫升水，放入甘草、乌梅煮25分钟，加入山楂、陈皮续煮25分钟，再加入洛神花续煮10分钟，最后加入桂花煮约3分钟。

❷ 滤出汤汁，加入调味料，直接饮用或移入冰箱冷藏后饮用均可。

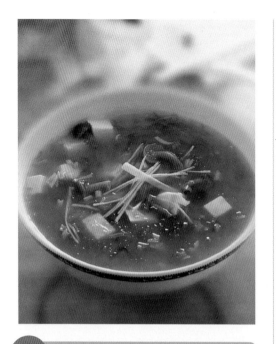

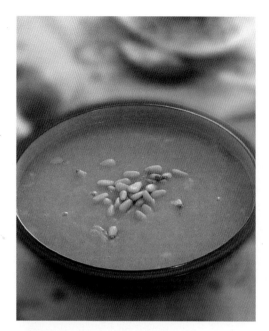

Point 净化肠道＋防癌排毒

Point 润肺止咳＋预防便秘

绿海藻珍珠汤

南瓜浓汤

（药膳功效）

大多数疾病其实都是因为肠道内常有很多食物渣没有完全排出体外，导致体内产生毒素造成的，本汤品有防癌、润肤、排便功效，很适合一般大众食用。

▓材料

绿海藻2大匙，豆腐半盒，芹菜适量，姜丝少许，珍珠菇2大匙（可用鲜香菇代替）

▓调味料

A料：盐、胡椒各1/4小匙

B料：水淀粉1大匙

▓做法

❶ 豆腐切细丁；芹菜洗净，切末；绿海藻泡水洗净。

❷ 锅中倒入4杯水烧热，关小火，放入绿海藻、珍珠菇、豆腐、姜丝煮沸，加入A料，再加入调匀的B料勾芡，盛入碗中，撒上芹菜末即可。

（药膳功效）

本品属补中益气的好汤品。松子可滋阴、益肺、润肠，而南瓜能补中益气，对口干舌燥、多痰、气血不足或便秘有改善之效。

▓材料

南瓜、土豆各100克，松子30克

▓调味料

橄榄油1小匙，盐、糖各1/2小匙，水淀粉1小匙，鲜奶油、黑胡椒各适量

▓做法

❶ 南瓜、土豆均去皮，切薄片；松子放入锅中，以小火炒香备用。

❷ 锅中倒入橄榄油烧温，放入南瓜、土豆及松子炒至香软，再倒入果汁机中，加入400毫升水打成南瓜汁。

❸ 南瓜汁移入锅中煮开，加盐和糖调味，再加入水淀粉勾芡，盛盘，食用时淋上鲜奶油和黑胡椒，风味更佳。

Part **5**

活血补血篇

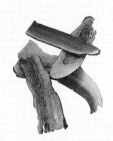

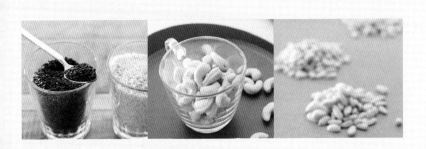

贫血

缺铁性贫血是体内储存铁缺乏，影响血色素合成所引起的贫血，其特点是骨髓、肝、脾等器官组织中缺乏铁，血清内的铁浓度、运铁蛋白饱和度和血清铁蛋白都降低。病因主要是饮食中缺乏足够量的铁或食物结构不合理，导致铁的吸收和利用降低。其次是慢性失血，如消化道慢性失血、月经失调、反复流鼻血、长期服用阿斯匹林引起的胃肠道黏膜出血。会造成铁吸收障碍的情形也会导致缺铁性贫血，例如胃切除术后胃酸过少会影响铁的吸收，长期腹泻也会降低铁的吸收率。

TOP 明星药材 熟地黄

■性味：味甘，性微温

■功效：补血养肝、明耳目

■保存：保存在通风处，防蛀，防霉

■采买：挑选体重肥大、断面乌黑者为佳

Food 对症食材

猪血、菠菜、莲藕、猪肉、胡萝卜、猪蹄、牛腱、青萝卜、鲍鱼菇

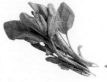
◀菠菜

Herbs 对症药材

银耳、菟丝子、党参、茯苓、熟地黄、当归、枸杞子、川芎、炙甘草、黄芪、骨碎补、参须

◀当归

中医师的话

贫血是指血液中红细胞数、血红蛋白量低于正常值。一般表现为面色苍白、体倦乏力、耳鸣、低热、记忆力减退、心悸、头晕等。饮食上宜吃含铁较多及高蛋白的食物，如鸡蛋、油菜、菠菜、黄豆、肝类、瘦肉、红枣、鱼类、龙眼肉、花生仁、胡桃、猪血、羊血等。切忌服用苦寒药物，同时也要改变生活习惯，例如戒烟、戒酒、早睡早起等。

营养师的话

铁是构成红细胞的核心元素，当体内铁质不够时，红细胞的量就不足，就会产生贫血。一般来说，女性比较容易患贫血，因为每个月都有月经，铁的流失较多。为了改善贫血的情形，平日要摄取足够的维生素B₆、维生素B₁₂、叶酸和铁，因此要摄取足够的动物性蛋白质(维生素B₁₂和铁的主要来源)、蔬菜和水果(叶酸、维生素B₆、部分铁质的来源)，也可食用动物肝脏、猪血、红肉、海藻、蛋黄、全谷类、坚果类、绿色蔬菜。

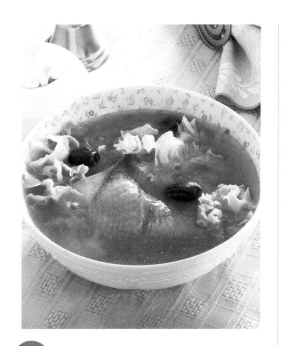

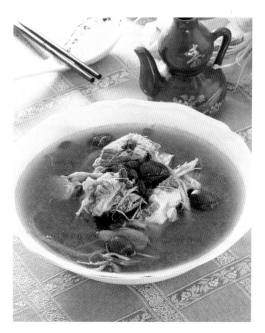

Point 强化骨质＋补虚养血

Point 预防贫血＋增强抵抗力

银耳红枣煲老鸡

药膳功效

　　本汤补虚补血，调气血，可强化骨质、皮肤，补阳又滋阴，食用后不会太过燥热或是太补。

▊材料
老鸡1/2只，姜3片
▊药材
银耳18克，红枣10粒，当归15克，人参15克，枸杞子18克，莲子18克
▊调味料
盐适量，米酒半碗

▊做法
❶ 老鸡洗净，切大块；银耳洗净，泡温水10分钟；红枣洗净，去核备用；其他药材洗净备用。
❷ 煲锅中倒入2200毫升水和半碗米酒，以大火煮开，加入老鸡、除银耳之外的药材及姜，以中火煲60分钟，再加入银耳继续煲20分钟，最后加入盐调味即可。

参须杞子炖牛腩

药膳功效

　　牛腩含有丰富的铁，有预防贫血的功效，对增强抵抗力、改善贫血很有效果。经常感到口干舌燥、末梢血液循环功能较差的人，或是免疫力不好经常感冒者，服用参须可获得不错的改善。

▊材料
牛腩600克，姜2片
▊药材
参须、枸杞子各40克，陈皮1片
▊调味料
盐适量

▊做法
❶ 牛腩切片，放入沸水中氽烫约15分钟，捞出，洗净备用。
❷ 参须、枸杞子均泡水、洗净，陈皮洗净备用。
❸ 容器中倒入1800毫升沸水，加入所有材料、药材及调味料，移入蒸锅中，隔水蒸炖2.5小时即可端出食用。

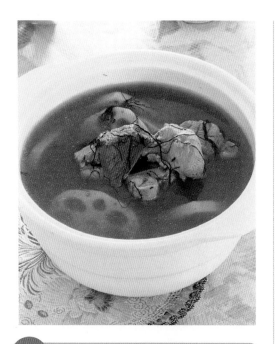

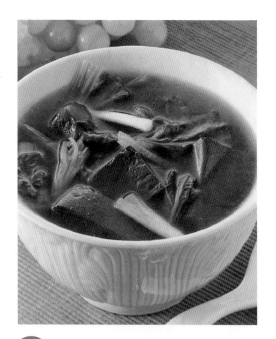

Point 活血养颜＋健脾开胃

莲藕发菜煲猪肉

药膳功效

此药膳能补血、活血、行血，通经活络、养颜美容、健脾胃，并能加强补充B族维生素、烟酸、叶酸等。

▓材料
莲藕200克，猪肉200克，发菜20克，姜2片
▓药材
山葡萄18克，北黄芪15克，鸡血藤18克，鹿茸7.5克（全部用布包起）
▓调味料
盐适量

▓做法
① 猪肉切小块，洗净，放入沸水中汆烫约3分钟，捞出，沥干备用。
② 发菜泡水3分钟，捞除杂质；莲藕洗净、去皮，切片；药材过滤洗净备用。
③ 煲锅中倒入2000毫升水煮开，加入所有材料及药材以大火煮沸，改中火继续煲2小时，最后捞出药材包，加入调味料即可。

Point 润泽皮肤＋明目润燥

菠菜猪血汤

药膳功效

这道汤含有丰富的B族维生素及铁，能滋养肝血、润泽皮肤，可治疗体质虚弱、气血不足等；还有补血、明目润燥的功效，贫血的人多多饮用，可以补铁。

▓材料
猪血75克，菠菜180克，葱1根
▓药材
川芎12克，当归15克，鹿茸7.5克，枸杞子12克，北黄芪18克
▓调味料
盐、香油各适量，米酒半碗

▓做法
① 猪血洗净、切块；葱洗净，切段；菠菜洗净，切段。
② 药材洗净，将6碗水、半碗酒加入锅中，以大火烧开，转小火煎煮60分钟，过滤药汁备用。
③ 锅中倒1小匙油烧热，爆香葱段，倒入药汁，放入猪血、菠菜，煮至水沸，加盐调味，熄火后淋少许香油即可。

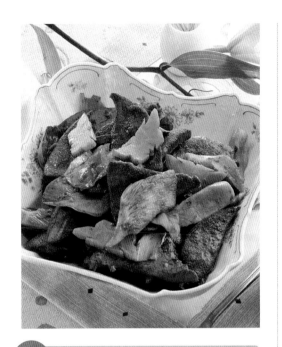

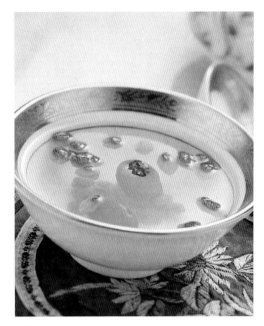

Point 益气补血＋滋养肝肾

蚝菇猪肝

药膳功效

　　本道药膳有益气补血、滋养肝肾、增进肝脏功能的作用。

▓材料
猪肝100克，鲍鱼菇60克，胡萝卜60克，姜10克

▓药材
菟丝子15克（用布包起来），党参20克，白芍7克，白术、茯苓、当归各10克，炙甘草7克，川芎10克

▓调味料
A料：盐1/2小匙，淀粉2小匙
B料：糖1/4小匙，盐1/2小匙，蚝油1小匙
C料：米酒半碗，香油少许

▓做法
❶ 所有药材洗净，略泡，放入锅中，加入3杯水、1/2碗酒煮开，改小火熬煮约20分钟，滤出药汁备用。
❷ 猪肝、鲍鱼菇均洗净，切片；胡萝卜、姜均去皮，切片；猪肝放入碗中，加入1大匙药汁及A料拌匀备用。
❸ 锅中倒入2大匙油烧热，爆香姜片，加入猪肝煎至五分熟，再加入其余材料及药汁大火拌炒，加入B料调味，淋香油即可。

Point 保肝排毒＋帮助消化

红枣枸杞茶

药膳功效

　　红枣具有补血的功效，可以改善产后的气血虚弱，促进肠胃功能，帮助消化。枸杞子可以促进造血功能，增加白细胞，并可以加强肝脏功能，发挥排毒作用，将体内的代谢废物迅速排出体外。

▓药材
红枣6颗，枸杞子1小匙

▓做法
❶ 红枣略洗，表面划数刀；枸杞子泡水，洗净备用。
❷ 全部药材放入碗中，加水至八分满，放入蒸锅蒸20分钟，取出即可。

面色苍白

讲到面色苍白人们通常都会联想到贫血，但面色较苍白的人有时候检查却又查不出有什么异常。面色苍白的人脸部看起来比较无血色，即所谓的病色，皮肤没有光泽，眼睛亦显得较无神。如果是后天型的贫血，包括缺铁性贫血、营养不良以及有大出血之后的外伤性贫血，是可以靠饮食或药物来改善的；另外不属于真的贫血者，就要考虑是否有其他内脏器官的病变，通常气血较不足的人，或是久病体虚的人，都可能会有这样的问题。

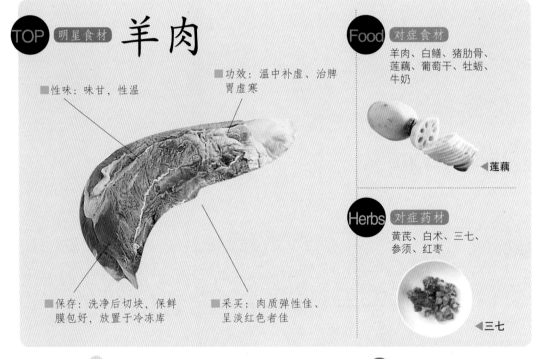

TOP 明星食材 **羊肉**

■性味：味甘，性温

■功效：温中补虚、治脾胃虚寒

■保存：洗净后切块，保鲜膜包好，放置于冷冻库

■采买：肉质弹性佳、呈淡红色者佳

Food 对症食材

羊肉、白鳝、猪肋骨、莲藕、葡萄干、牡蛎、牛奶

◄莲藕

Herbs 对症药材

黄芪、白术、三七、参须、红枣

◄三七

中医师的话

中医认为面部为手足阳明经脉循行的部位，阳明经脉的特点是多气多血，气血充足时面色会红润有光泽，反之若是禀赋不足、外感邪气、气血失和、面部缺少气血的濡养，可导致面部皮肤或青或白的变化。药膳调理上首先要补益中气，提升阳明经脉中的气血，再依据五脏辨色理论调理已失和的脏腑。宜均衡饮食，摄取多样化的食物，才能补充体内不足的微量元素。

营养师的话

如果面色苍白、缺乏血色，在饮食中可以多补充富含铁的食物，食物中最佳的铁来源是动物肝脏，其次是牡蛎、贝类、瘦肉、鸡、鱼等。干豆类及蔬菜则是植物中铁的最佳来源，其次为葡萄干、红枣、黑枣、全谷类等。牛奶或是乳制品若未强化铁，则并不是铁的良好食物来源。此外，也要摄取足够的维生素C，维生素C可以帮助铁吸收，富含维生素C的食物有番石榴、猕猴桃、橙子等。

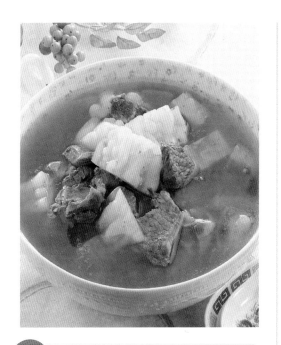

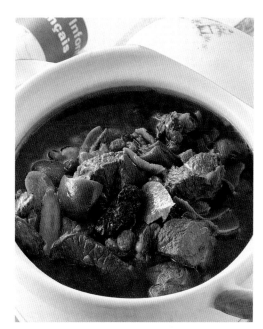

Point 预防贫血＋润色养颜

红烧羊肉汤

药膳功效

　　羊肉具益气补虚、温中暖下的功效，多食用此汤能够补气养血、暖肾补肝，可强化血液循环，预防贫血，提高细胞活性，使脸色红润美丽。

材料
羊肉600克，苦瓜1个，大骨1根，姜3片
药材
石斛37.5克，干姜、熟地各20克
调味料
A料：米酒2杯
B料：盐2小匙

做法
① 羊肉洗净，切块；苦瓜洗净，去蒂及籽，切块；姜去皮，切片；大骨洗净；所有药材洗净，放入纱布袋中包好备用。
② 药材包、大骨、姜及A料放入锅中熬煮1小时，捞除大骨及药材包，加入苦瓜煮至熟软，再加入羊肉煮熟，最后加入B料调味即可。

Point 整肠健胃＋强健体魄

羊肉炉

药膳功效

　　这道药膳味香醇，富含营养，能整肠健胃，其中所含优质蛋白质更能补充体力、强健体魄，尤其对冬季手脚冰冷、贫血者更具疗效。中药材含当归、川芎、熟地、黑枣、桂枝、枸杞子，皆有补气养血功效，作用温和，冬季食用尤能促进血液循环，有保暖养生的功效。

材料
带皮羊肉600克，姜3片
药材
羊肉炉卤包1包（含当归、川芎、熟地、黑枣、桂枝、枸杞子）
调味料
米酒1/2瓶

做法
① 羊肉切块状，放入沸水中汆烫，捞出。
② 陶锅中放入姜片、烫过的羊肉、药材包，加入米酒，倒入清水淹盖过材料表面，移入电锅，外锅加入2～3杯水，隔水蒸煮至开关跳起，即可食用。

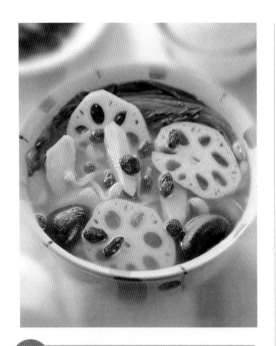

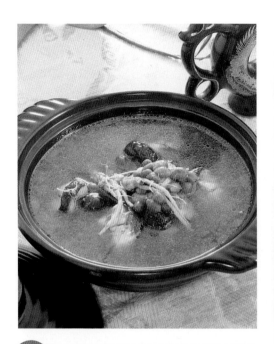

Point 促进食欲＋滋补脾胃

当归补血蔬菜汤

（药膳功效）

　　此汤有滋补脾胃、养血生血之功效，其中莲藕性温味甘，具有健脾开胃、益心补血的作用。

▓**材料**
莲藕300克，猪肋骨225克，香菇10朵，姜2片，黄豆芽300克，菠菜150克，牛蒡1根
▓**药材**
当归12克，枸杞子、川芎各7.5克
▓**调味料**
米酒1大匙，盐1/2小匙

▓**做法**
❶ 锅中倒入适量水，加入猪肋骨及药材炖煮30分钟，熬成高汤，捞出猪肋骨和药材，汤汁备用。
❷ 牛蒡去皮切段；莲藕去皮、切片；菠菜洗净，用热水烫熟备用。
❸ 菠菜以外的所有材料放入猪骨高汤中煮15分钟，加入调味料拌匀，最后放入菠菜即可盛出。

Point 明目补血＋消除疲劳

参须红枣炖白鳝

（药膳功效）

　　白鳝有补血的功效；参须能强化身体、帮助新陈代谢、加强抵抗力、消除疲劳、补五脏，体质虚弱，有贫血、虚咳、气喘、手足冰冷等症状者可多食用；鼠尾草性温、味苦辛，能健脾胃、助消化，对于养护肝脏、避免引发水肿和腹胀有良好功效。

▓**材料**
白鳝200克，姜2片
▓**药材**
参须25克，红枣8粒，鼠尾草12克，玫瑰花12克（后两味用布包起）
▓**调味料**
绍酒1/2杯，盐适量

▓**做法**
❶ 白鳝放入滚水中余烫约15秒钟，捞出，洗净鱼身上的白膜，切成块状备用。
❷ 参须、红枣洗净，药包洗净备用。
❸ 容器中倒入650毫升沸水，加入所有材料、药材及调味料，移入蒸锅中，隔水蒸炖40分钟，捞出药材包即可。

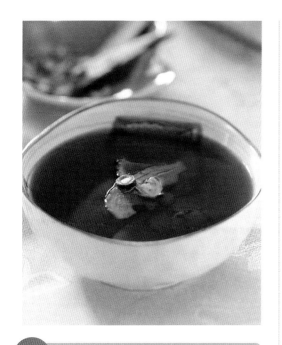

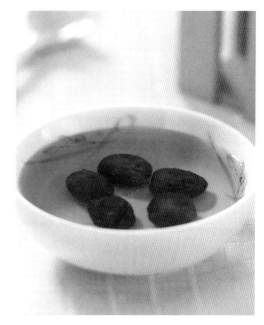

Point 增强抵抗力＋调理肠胃

黄芪白术茶饮

药膳功效

　　这道茶饮含有蛋白质、维生素D、维生素E、钙、磷，可以健脾益气、润肺清火，对于容易感冒、面色苍白或脾肺虚弱、排便不畅的体质具有调理的作用。

▓药材
黄芪22克，防风、白术各7.5克，三七15克

▓做法
❶ 所有材料均放入锅中，加入800毫升水以大火煮沸。
❷ 转小火续煮约20分钟即可熄火。

Point 润肺健脾＋改善便秘

生姜红枣茶

药膳功效

　　这道茶饮健脾益气、润肺清火，对于容易感冒、面色苍白或脾肺虚弱、排便不畅的体质，具有调理的作用。

▓药材
黄芪22克，板蓝根12克，金银花、蒲公英、防风、白术各7.5克

▓做法
❶ 所有药材均放入锅中，加入1000毫升水以大火煮沸，转小火续煮约20分钟，即可熄火。
❷ 过滤后即可盛出饮用。

心血管疾病

心脏与血管供应全身的循环，由于血管密布全身，因此血管病变所引起的问题也遍及全身器官和系统。血管疾病可依部位区分为脑血管疾病、心血管疾病及周边血管疾病，也可以依照病因区分为动脉硬化性病变、先天性病变、免疫性病变等。一般所指之周边血管疾病以四肢之血管为主，其症状包含了间歇性跛行、疼痛、感觉异常、皮肤或肌肉萎缩，甚至溃疡、坏疽等。

TOP 明星药材 制首乌

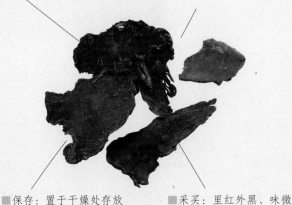

■性味：味苦且涩，性微温

■功效：补肝肾、益精血

■保存：置于干燥处存放

■采买：里红外黑、味微苦、未发霉者佳

Food 对症食材

黑芝麻、龙葵菜、蒜、青椒、红甜椒、黄甜椒、乌骨鸡

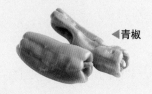

◀青椒

Herbs 对症药材

怀山、制首乌、丹参、当归、西洋参、藏红花

◀藏红花

中医师的话

　　心血管疾病包括冠状动脉粥样硬化性心脏病、心肌梗死引起的心绞痛、高血压心脏病、心肌病等器质性心脏病，其主症为胸部满闷不舒，疼痛，或者左胸疼痛如绞，彻痛引背。本病以气血淤阻为主要病机，食疗亦当以通利为安。宜多食蔬菜水果等疏导之品，少用肥腻黏滞之物。此外也要控制食量，忌暴饮暴食，一则避免过于肥胖，易致淤阻；二则食入过多，脘腹胀满，亦会压迫心脏，造成心气遏阻。饮食调理方面要少盐少油，保持大便通畅。

营养师的话

　　血液中胆固醇(主要是坏的胆固醇)和中性脂肪浓度过高，会沉积在动脉血管壁中，造成动脉硬化。饮食方面应减少高胆固醇食物的摄取，例如奶油、乳酪、蛋糕、蛋黄、海鲜类等；少吃甜食、少喝饮料，避免糖分在体内转换成中性脂肪；应该减少食用油脂，减少猪皮、鸡皮、鱼皮、肥肉等的摄取。多选用鱼类来替代肉类，因鱼肉含有丰富的不饱和脂肪酸，可以降低坏胆固醇和中性脂肪的浓度。

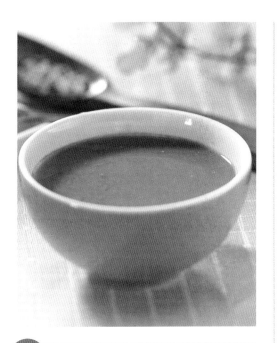

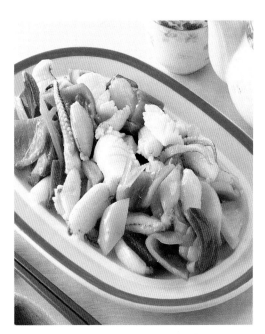

Point 抗衰防老＋降低血脂

Point 预防感冒＋防止老化

首乌芝麻糊

三色海鲜

药膳功效

　　制首乌具有抗衰老作用，可清除体内自由基、降低血脂及预防动脉硬化。此汤可以降低血脂、避免动脉硬化，经常食用对防治心血管疾病很有帮助，并有扩张血管和缓解痉挛的作用。

材料
黑芝麻、红糖各1大匙
药材
制首乌10克，山药15克，藏红花7克

做法
① 黑芝麻以干锅小火慢炒至香味逸出，取出，研磨成粗末备用。
② 锅中放入制首乌、山药及6碗水，以大火煮沸，改小火熬煮20分钟，加入黑芝麻、藏红花继续以小火煮约10分钟，加入红糖，充分拌匀即可食用。

药膳功效

　　此菜色泽艳丽、青翠可口，可预防感冒，且能维持血压正常及防止老化，但高血压或水肿患者烹调时应当减少盐分。

材料
青椒、红甜椒、黄甜椒、蟹肉各150克，乌贼200克，葱1根，姜2片
调味料
A料：盐1/4小匙
B料：盐、胡椒粉各1/2小匙

做法
① 红甜椒、黄甜椒及青椒分别去蒂及籽，洗净，切块；葱洗净，姜去皮、洗净，均切末；蟹肉洗净，沥干水分。
② 乌贼洗净，撕除外膜，先切交叉花再切片，放入碗中加入A料抓拌均匀，备用。
③ 锅中倒1大匙油烧热，爆香葱、姜末，放入乌贼及蟹肉，炒至乌贼卷曲，盛出；锅中余油继续加热，放入青椒、红甜椒及黄甜椒炒熟，加入B料及炒好的乌贼及蟹肉快炒一下，即可盛出。

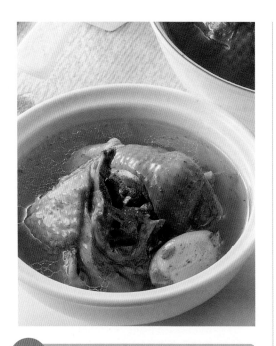

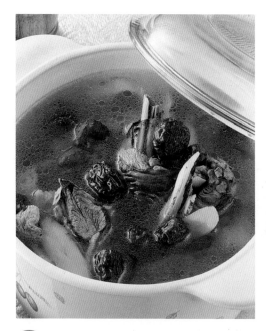

Point 预防动脉硬化＋恢复体力

蒜头鸡汤

【药膳功效】

　　此道汤品使用大量蒜，可促进血液循环，治疗冬季手脚冰冷，并可预防动脉硬化及血栓形成，帮助体力恢复。

▓ 材料
土鸡腿1只（带骨）约600克，蒜150克

▓ 药材
茄冬35克（又名重阳木）

▓ 调味料
盐1/4大匙

▓ 做法
❶ 蒜去皮，剖开；土鸡腿洗净，切块，放入沸水中汆烫，捞出。
❷ 茄冬洗净，放入锅中倒入1200毫升水，以中火熬煮至汤汁收干一半，捞出茄冬，做成茄冬汁备用。
❸ 锅中倒入茄冬汁及3～4碗水，放入土鸡腿及蒜，以中火熬煮40分钟，至鸡肉、蒜皆熟烂，加入盐调味，即可盛出。

Point 祛寒暖身＋增强免疫力

乌骨参鸡汤

【药膳功效】

　　此汤香醇可口，在冬季食用可暖身、促进血液循环、增加免疫力，并能预防感冒及心血管疾病，但高血压患者不适宜食用。

▓ 材料
乌骨鸡腿2只（约600克）

▓ 药材
人参（东洋参）4克，黄芪35克，枸杞子7.5克，红枣10粒，当归12片

▓ 调味料
米酒1/2瓶，盐1/4大匙

▓ 做法
❶ 乌骨鸡腿洗净，切成4～5大块，放入沸水中汆烫，捞出备用。
❷ 烫好的鸡腿和中药材一起放入容器中，加入调味料及适量水淹盖过食材表面，移入电锅，锅中加入2杯水，蒸煮至开关跳起，即可盛出。

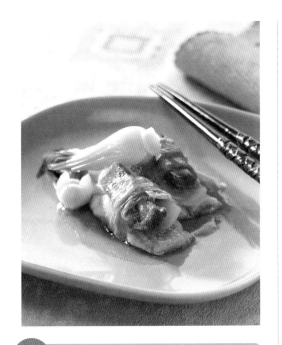

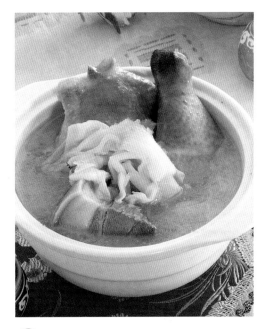

保护血管＋养颜美容

怀山鸡扎

药膳功效

此道药膳具有补中益气、健脾利胃的功效，更是养颜美容的圣品，对于益肺止泻和补肾固精也有帮助。

材料
鸡肉200克，火腿数片，竹荪12克，腐皮2条

药材
怀山18克

调味料
鲜鸡粉1/4小匙，蚝油、淀粉、香油各1/2小匙，高粱酒1/2大匙

做法
❶ 怀山洗净，放入沸水中煮约15分钟。
❷ 腐皮切成长条，用温油炸后，放入冷水中浸泡备用。
❸ 鸡肉洗净，切成长条，再加入调味料略腌，将火腿、怀山、竹荪依序用腐皮包扎好放入碟中，再移入蒸锅，蒸约25分钟即可。

Point 滋补强身＋清热解毒

肘子白菜煲土鸡

药膳功效

白菜清热、解毒，可加强胃肠功能，对预防心血管疾病有助益。火腿含有较多的蛋白质及氨基酸，用于煮汤，可收提味、增鲜之效。

材料
土鸡半只，白菜胆100克，金华火腿50克，姜15克

药材
西洋参15克，枸杞子18克

做法
❶ 土鸡放入沸水中余烫约3分钟，捞出洗净，沥干备用。
❷ 白菜胆、金华火腿均洗净、切片备用；药材洗净。
❸ 煲锅中倒入2000毫升水烧开，加入土鸡、金华火腿、姜片以及药材，以中火煲40分钟，再加入白菜胆继续煲15分钟即可。

气血循环不良

气血循环关乎全身各部位、各脏器的健康，新陈代谢疾病、下肢水肿、筋骨酸痛等，就是气血循环不良的表现，表示气血不足，不能将身体的废物如乳酸、水分排泄出去。精神状态也和气血循环有关，多梦、易惊惶也都是气血循环不良的症状之一。冬天时气血循环会较差，主要原因是温度低，血管收缩差，气血供应变差，在需求大、供应少的情形下，气血循环不良的情况会较明显，这也是许多疾病很容易在冬天发作的道理。

TOP 明星药材 紫河车

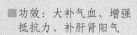

■性味：味甘咸，性温

■功效：大补气血、增强抵抗力、补肝肾阳气

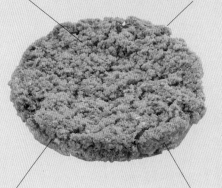

■保存：防腐防霉，需干燥保存

■采买：本品有肉腥味，需焙干研粉使用

Food 对症食材

金针菜、猪蹄、姜、蒜

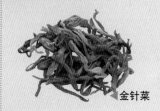

金针菜

Herbs 对症药材

枸杞子、人参、紫河车、当归、骨碎补、甜珠草、鱼针草

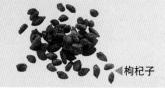

◀枸杞子

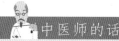 中医师的话

　　头晕、头痛、胸闷、下肢水肿、痔疮、皮肤斑疹、手脚冰冷、痛经、性功能障碍、失眠、营养不良等，都可能与体内血液循环不良有关。中医认为体内的能量物质流动、机体脏腑的运作都取决于气和血，促进血液循环其实就是要使气血能运行顺畅。气与血两者紧密相关，所谓"气生血，血养气"、"气为血帅，气行则血行，气血通则疾病自愈"。使用益气补血的药材、食材，即可改善因血液循环不良所导致的身体不适。

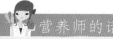 营养师的话

　　姜的主要药用成分为芳香油及油性树脂，不同成分对预防呕吐、暖和身体、促进循环、治疗感冒等起不同作用，具有止痛、降低发烧温度、促进血液循环、降血压等功用。姜的辣性成分进入身体，至肾上腺髓质部分，促进肾上腺素分泌，接着刺激循环使身体暖和。同时姜含抑制血小板凝结的物质，能够降低血液的黏稠度，保持血液循环畅顺。

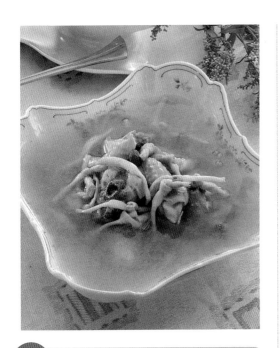

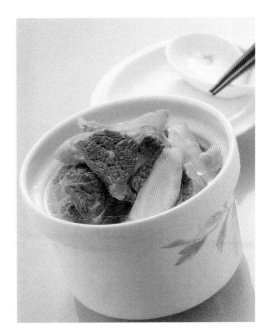

Point 益气生津＋调理元气

人参金针鸡汤

药膳功效

本道汤品有促进乳汁分泌的作用，可调元气、生津止渴、通经脉，并促进血液循环。因较为温补，适合冬季食用。

■材料
鸡腿肉300克，干金针菜10克

■药材
枸杞子20克，人参18克，紫河车7克（后1味用布包起来）

■调味料
盐1小匙

■做法
1. 鸡腿肉切块，洗净，放入沸水中汆烫，捞出，再冲洗干净，沥干水分。
2. 干金针菜洗净，泡软，去蒂，打结。
3. 所有药材洗净备用。
4. 鸡腿肉、药材包及4杯水放入锅中煮开，改小火炖煮约35分钟。
5. 加入金针菜及枸杞子、人参继续煮5分钟，最后捞出药材包，加入盐调味即可。

Point 暖身补气＋改善产后血虚

生姜炖羊肉

药膳功效

当归可以补气、活血，羊肉中含有丰富的蛋白质、脂肪、钙、铁等矿物质，对于产后血虚、腹部疼痛都有明显的改善效果。

■材料
羊腿肉600克，老姜1小块

■药材
当归3片

■调味料
A料：米酒1大匙，水3杯
B料：盐1/2小匙

■做法
1. 羊肉洗净，切大片，放入沸水中汆烫，捞出；老姜洗净，切成薄片。
2. 全部材料、药材及A料放入锅中，炖煮约1小时至羊肉熟烂，再加B料调匀，即可盛出。

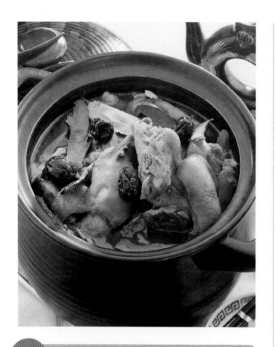

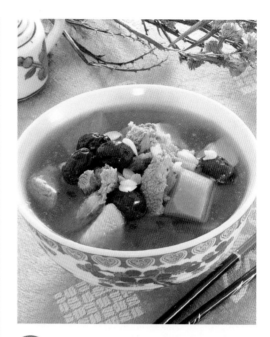

Point 益气补血＋滋补养生

Point 促进血液循环＋养颜美容

骨碎补炖元蹄

杏枣煲牛腱

药膳功效

本药膳有补气补血、增进肾脏造血及活血的功能。

药膳功效

本品可促进血液循环，养颜美容，调养肺肾功能，具有利尿、健胃、补中益气等功效。

材料
猪蹄900克，姜60克，葱3根，蒜5瓣
药材
黄芪25克，骨碎补15克，当归15克，红枣8粒
调味料
白胡椒粉1/2小匙，冰糖2大匙，酱油3大匙，水5杯

材料
牛腱150克，青萝卜100克，胡萝卜100克，姜5片
药材
红枣10粒，北杏仁25克，甜珠草16克，鱼针草16克（后两味用布包起来）
调味料
盐适量

做法
❶ 姜去皮，拍碎；葱洗净，切段；蒜去皮；所有药材洗净备用。
❷ 猪蹄洗净，切块，放入沸水中氽烫，捞出，冲冷水，以刀将表面刮干净。
❸ 锅中倒入半锅油烧热，放入猪蹄炸至金黄色，捞出，沥干油分。
❹ 油锅再烧热，投入蒜及葱段略炸，捞出，沥干油分备用。
❺ 锅中放入所有材料，加入除当归以外的药材及调味料，大火煮开，改小火续煮90分钟。
❻ 待入味，加入当归再煮15分钟即可盛出。

做法
❶ 青萝卜、胡萝卜均洗净，去皮，切滚刀块；药材均洗净。
❷ 牛腱切大块，放入沸水中氽烫约3分钟，捞出，洗净，沥干备用。
❸ 煲锅中倒入900毫升水煮开，加入所有材料及药材，以中火煲1～2小时，最后捞出药包，加入调味料即可。

214

Part 6

呼吸系统篇

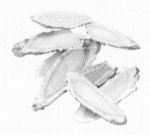

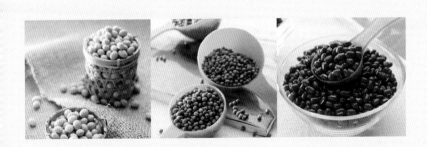

咳嗽

常见急性咳嗽的原因有上呼吸道感染、过敏性鼻炎、呛到、吸入空气中的刺激性物质等。急性咳嗽通常会随着疾病的痊愈而得到改善；而造成慢性咳嗽最常见的原因有鼻涕倒流、哮喘、胃食管逆流、慢性支气管炎、支气管扩张症，其他如降血压药物、肺部感染或肿瘤、心脏疾病等都可能引起慢性咳嗽。

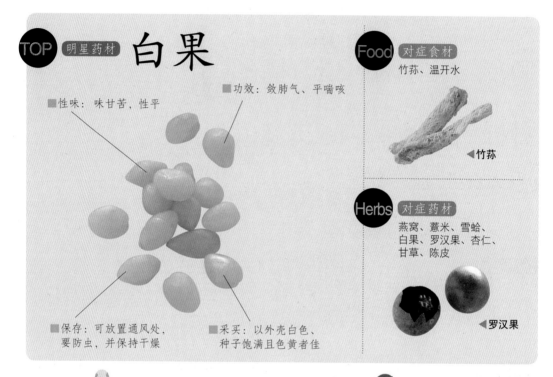

TOP 明星药材 **白果**

■ 性味：味甘苦，性平

■ 功效：敛肺气、平喘咳

■ 保存：可放置通风处，要防虫，并保持干燥

■ 采买：以外壳白色、种子饱满且色黄者佳

Food 对症食材
竹荪、温开水

◀竹荪

Herbs 对症药材
燕窝、薏米、雪蛤、白果、罗汉果、杏仁、甘草、陈皮

◀罗汉果

中医师的话

咳嗽是一种症状，中医认为是外感六淫病邪，导致脏腑内伤，影响及肺而引起。此外五脏六腑有病时，病气影响到肺也会引起咳嗽。咳嗽可分为寒、热、湿、燥等不同类型，治疗时需仔细辨别及诊断。较常见的咳嗽有干咳、久咳、热咳、痰咳等，一般均应按照风寒、风热、燥火、痰湿、劳伤等不同情形施治。饮食上选择能够清热降气以及具有滋润呼吸道作用的食材，对降低咳嗽发作的频率是有帮助的。

营养师的话

咳嗽时饮食要尽量清淡，避免食用刺激性的食物，且每天要喝8大杯水，避免鼻腔、喉咙干燥，同时稀释痰、鼻涕，使其比较容易咳出或是擤出来。尽量避免喝含咖啡因的咖啡、茶、可乐以及含酒精的饮料，因为这些饮品会促进水分排出，造成脱水。用温盐水漱口，一天数次，可改善喉咙痛和咳嗽。咳嗽时要多卧床休息，可使身体加速复原，同时待在家里也可以避免传染给别人。

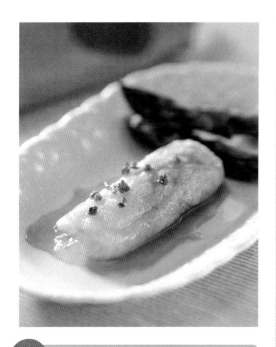

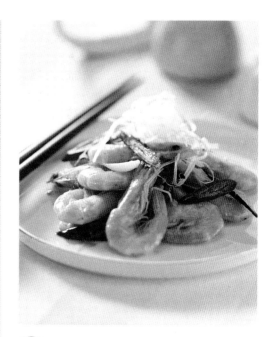

Point 补肺止咳＋养颜美容

Point 抗菌排毒＋消炎润肺

雪蛤镶竹荪

甘草椒盐炒沙虾

药膳功效

竹荪能降肝火；雪蛤能补肺弱，对于冬季容易感冒和喉咙痛的人，能加强呼吸道的保养，增强支气管抵抗力。雪蛤亦能养颜美容，是古代帝王后妃的御用珍品。

药膳功效

甘草具有解毒的功效，加入沙虾同炒，可缓解肠胃及十二指肠溃疡，改善咳嗽、支气管发炎等症状。

材料
竹荪1根，高汤1/2碗
药材
雪蛤35克，枸杞子25克，白果20克
调味料
盐、水淀粉各1小匙

材料
沙虾150克，甘草、小辣椒各20克，蒜片1大匙
药材
甘草粉18克
调味料
A料：玉米粉、胡椒粉各1小匙，鲜鸡粉、盐各
　　　1/2小匙
B料：绍酒1大匙

做法
❶ 雪蛤放入水中泡发；竹荪以沸水泡约20分钟，再放入锅内煮10分钟，捞出，浸入冷水中略泡，捞出、沥干水分。
❷ 竹荪中镶入雪蛤，放入容器中，加入高汤、枸杞子、白果，移入蒸锅，隔水蒸约15分钟，捞起。高汤留下，加入调味料拌匀，淋在蒸好的竹荪镶雪蛤上即可。

做法
❶ 沙虾洗净，去除肠泥，与切碎的甘草一起热油炸至香脆，捞起，沥干油分；小红辣椒洗净，去蒂，切片。
❷ 锅中放入小红辣椒片、蒜片、甘草粉、沙虾及A料拌炒一下，淋上绍酒快炒数下即可。

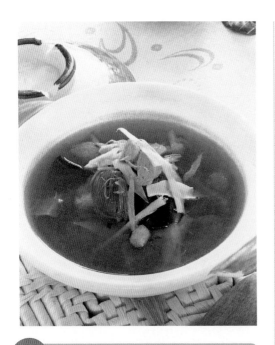

Point 清热止咳＋生津润肺

罗汉果煲猪肉

药膳功效

　　猪肉肉质软嫩，能治疗体质虚弱、气血不足等；罗汉果具有益肺的功效，并有清肺理痰、镇咳、润肠、凉血、通便的作用。

▓材料
猪肉200克，姜2片
▓药材
罗汉果1个，西洋参18克，北杏仁20克
▓调味料
盐适量

▓做法
① 北杏仁泡水20分钟；猪肉洗净，切小块；罗汉果洗净，剥开，用布包起来。
② 锅中倒入800毫升水煮开，加入所有材料及药材以中火煲30分钟，最后加入盐调味即可。

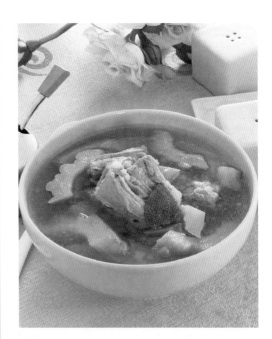

Point 去痰镇咳＋消暑生津

陈皮凉瓜煲腩排

药膳功效

　　陈皮具有强健脾胃、去痰镇咳之效。苦瓜清火解热，其苦味能刺激胃液分泌，所以有帮助消化及增进食欲的作用，对于皮肤也有促进新陈代谢、使其细致光滑的作用。

▓材料
苦瓜100克，腩排200克，姜2片
▓药材
广陈皮7.5克，小金英（即小本蒲公英）18克，狗肝菜18克（以上药材用布包起来）
▓调味料
盐适量

▓做法
① 苦瓜洗净，对半切开，去籽，放入烧热的干锅中以小火干煎3分钟，再加入沸水煮约5分钟，捞出备用。
② 腩排切长方块，放入沸水中氽烫约5分钟，捞出，洗净。
③ 煲锅中倒入1600毫升水煮开，加入腩排、药材包及姜，以中火煲40分钟，再加入苦瓜煲20分钟，捞出药材包，加盐调味即可。

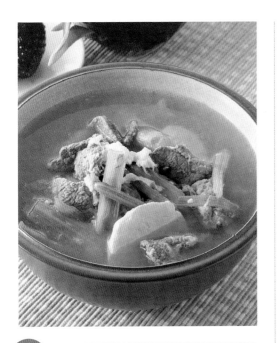

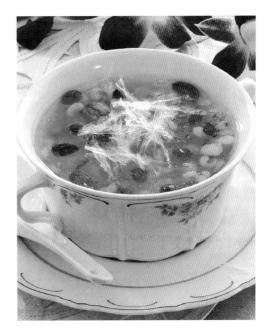

Point 滋养身体＋化痰止咳

芥菜咸蛋牛肉汤

药膳功效

　　这道汤最适合咳嗽、痰白、舌苔颜色淡白的感冒患者饮用。生姜不但能帮助发汗，还能温肺止咳。芥菜配生姜，有温肺散寒、化痰止咳之效，加上蛋白质丰富的牛肉和咸蛋，更有滋养身体的功能。

▓▓材料
牛肉200克，芥菜150克，生姜12克，咸蛋1个

▓▓药材
迷迭香6克，香蜂草10克（二者用布包起来）

▓▓调味料
盐适量

▓▓做法
❶ 生姜去皮，切片；咸蛋去壳，切片。
❷ 牛肉洗净、切片；芥菜洗净、切长段。
❸ 汤锅中加入1000毫升清水，烧开后放入芥菜、生姜、药材包、牛肉和咸蛋片，以小火煲煮20～30分钟，熄火，捞出药材包，加盐调味，趁热食用。

Point 养血补气＋改善体质

薏米燕窝汤

药膳功效

　　本道药膳滋补而不腻，有滋阴润肺、补肝健脾的功效，为春夏秋三季皆适宜食用的保健药膳，有助于肺结核咳嗽的调养。

▓▓药材
燕窝2朵，薏米16克，枸杞子12克

▓▓调味料
冰糖1～2大匙

▓▓做法
❶ 燕窝洗净，泡水2小时，挑除杂质，捞出，沥干水分备用。
❷ 薏米、枸杞子均洗净备用。
❸ 薏米放入锅中，加入4杯水煮开，加入燕窝，以小火煮40分钟，再加入枸杞子及冰糖，继续煮15分钟即可。

感冒

流行性感冒是一种由病毒引起的疾病，症状包括发烧、头痛、流鼻涕、喉咙痛、咳嗽、肌肉痛、身体疲倦等，通常经由呼吸道传染，一般会在2～7天内痊愈。流感可由多种类型的病毒引起。要预防感冒，首先要保持健康的生活方式以增强个人抵抗力，包括均衡饮食、充足睡眠、适量运动、不吸烟，保持室内空气流通、尽量避免前往拥挤及空气不流通的公共场所等。注射预防流感的疫苗可以协助高危人群预防流感。

TOP 明星食材 葱白

■性味：味辛，性温

■功效：抗菌、防风寒、降血脂

■保存：将根部切除、洗净，切成数段装在塑料袋中，放入冰箱冷藏室

■采买：较长而结实、有光泽、握在手上有沉重感觉者佳

Food 对症食材

葱白、淡豆豉、苦瓜、野菌、节瓜、老姜、牛奶、核果

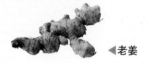

◀老姜

Herbs 对症药材

贯众、怀山、金银花、金线莲、鱼针草、贝母、灵芝、北芪

◀鱼针草

中医师的话

感冒俗称伤风，是一种四季都可能发生的疾病，一般有头痛、鼻塞、流鼻涕、打喷嚏、咽喉痛、畏风怕冷、发烧以及肠胃不适等症状。除了药物治疗外，饮食作息也当格外注意，避免风、寒、暑热、湿气等外邪入侵身体。一般使用葱、姜等辛温发散的食材可以很快驱寒发汗，让感冒不适症状得到缓解，但因为感冒的病势演变常常根据体质和身体状况而有所不同，所以必要时仍需接受医师的诊断和治疗。

营养师的话

要预防感冒的发生，首先要增强免疫力。饮食方面需均衡饮食，三餐以五谷根茎类为主食，每天300克蔬菜、两份水果、120～220克肉鱼豆蛋类、1杯牛奶、1份核果类及适量油脂。蔬菜和水果尤其重要，因其富含各种维生素及天然植物抗氧化剂，每天至少摄取一份富含维生素C的水果，如橙子、橘子、柠檬等，可以增强抵抗力。不宜摄取过多的脂肪，因其会抑制免疫系统功能，使人丧失对入侵病毒的防卫与作战能力。

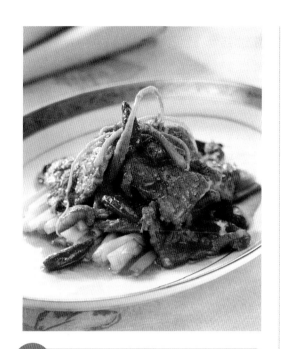

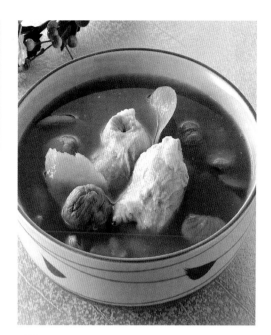

Point 益气防寒＋养生抗老

川味参须煮牛肉

药膳功效

此菜大补精气、防风寒，可增强抵抗力，并具有抗衰老、调理脾胃、益气生津的作用。

材料
葱150克，牛小排2片，红辣椒1个

药材
参须30克，肉桂末18克，鱼针草15克，黄花蜜叶15克（除肉桂末外，其余用布包起来）

调味料
A料：蒜泥1大匙，糖1大匙，花椒1小匙，辣豆瓣酱37.5克，酱油1大匙，蚝油1/2大匙
B料：水淀粉少许

做法
1. 参须先用热水略泡10分钟；葱洗净、切段；牛小排去骨，对切一半，切成薄片；红辣椒洗净、切末。
2. 锅中倒入1大匙色拉油及1碗清水，放入药材包、肉桂末及A料、红辣椒末，以小火慢煮约12分钟，捞出药材包，放入牛肉略煮至熟，再放入青葱拌炒一下，勾薄芡即可。

Point 健脾补肺＋预防感冒

栗子怀山炖猪腱

气温骤升骤降，很容易感冒。本汤中的怀山含有淀粉酶，能刺激消化液分泌，还能增强抵抗力。

材料
栗子12粒，猪腱200克

药材
怀山18克，西洋参15克，北黄芪15克

调味料
盐1小匙

做法
1. 新鲜栗子去壳、去皮、去外膜。
2. 药材洗净备用。
3. 猪腱放入沸水余烫，去除血水，捞出，冲冷水备用。
4. 锅中倒入1500毫升清水，加入猪腱、药材、栗子，先以大火煲开，改小火续煮1～2小时，盛起前加盐调味即可。

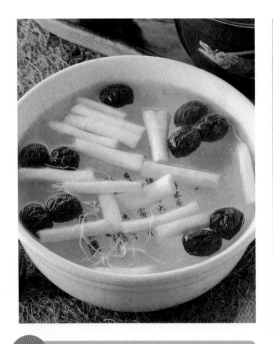

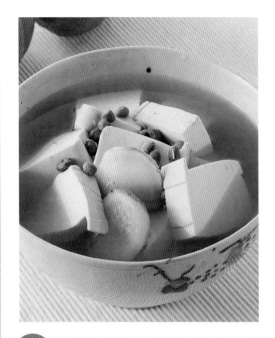

Point 补血养生＋增强抵抗力

葱枣汤

药膳功效

　　煮葱枣汤要用带葱须的葱白和红枣一起煮，除了葱白有预防感冒的功效，红枣还可以补血、行血，补养虚弱的身体。

■材料
葱白2～3根

■药材
红枣10粒，迷迭香12克，金盏花12克（后两味用布包起来）

■做法
❶红枣用冷水泡发去核；药材洗净备用。
❷葱白洗净、切段（葱须请留着）。
❸在锅内倒入500毫升冷水，加入红枣、药材包煮20分钟，再加入葱白煮10分钟，捞出药材包即可食用。

Point 清热解毒＋预防感冒

姜葱豆豉豆腐汤

药膳功效

　　淡豆豉、葱白都有解表发汗的作用，生姜可以散寒、温胃、解毒，再加上可以清热、生津、解毒、解酒的豆腐，在伤风之初，这一道汤有助于缓解喉咙痒、打喷嚏、流鼻涕等不适症状。

■材料
淡豆豉15克，葱5根，生姜4片，豆腐1块

■药材
北黄芪18克，白术15克，西洋参12克（前两味用布包起来）

■调味料
盐1/2小匙

■做法
❶淡豆豉、生姜、葱分别用清水洗净。
❷葱切去葱须，切段。药材洗净。
❸锅中倒1大匙油烧热，放入豆腐煎至表面微黄，移入汤锅，加入淡豆豉、生姜片和1500毫升清水、药材，用中火煲30分钟，再加入葱白，待汤煮滚，捞出药材包，加盐调味，趁热饮用即可。

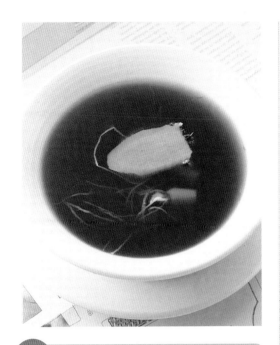

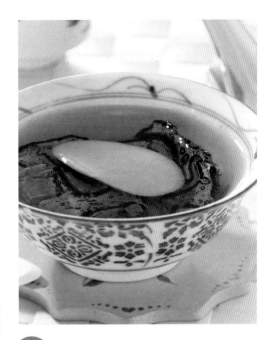

Point 发汗排毒＋散寒暖胃

Point 排汗解毒＋消炎抗菌

葱头姜片饮

贯众消炎茶

〔药膳功效〕

葱头对伤寒、寒热、头痛有很好的效果，而生姜散寒、止呕、开痰，缓解鼻塞也具疗效。两者一起服用可治轻微风寒感冒。

〔药膳功效〕

贯众消炎茶有发汗、解毒的功效，可增加机体抵抗病毒和抗炎能力，对防治流行性感冒疗效甚佳。

▓材料
白葱头10克，生姜20克
▓调味料
红糖2大匙

▓药材
贯众15克，茯苓、怀山各12克，北黄芪10克
▓调味料
冰糖适量

▓做法
❶ 白葱头洗净，生姜洗净，切片备用。
❷ 锅中倒入600毫升水，放入所有材料以中火煮10分钟，加入红糖调味，倒入碗中即可。

▓做法
贯众、茯苓、怀山均放入容器中，冲入600毫升的沸水，加盖闷10～20分钟，加冰糖调味，即可当成开水饮用。

改善呼吸道

慢性阻塞性呼吸道疾病是一种因慢性病变而导致气管受阻的疾病，一般是指慢性气管炎及肺气肿两种疾病。慢性阻塞性呼吸道疾病的形成是因气管长期受到刺激及发炎，令肺功能逐渐衰退，时间愈久病情愈重。症状在初期可能不易被察觉，但随着病情发展，症状渐渐加重，一般症状为经常咳嗽、容易气喘。可通过以下方式降低患上慢性阻塞性呼吸道疾病的风险：不吸烟、避免吸入二手烟、遵守和采用职业健康措施(如戴口罩)，少吸有机尘埃。

TOP 明星药材 黄芪

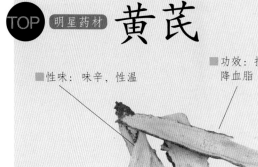
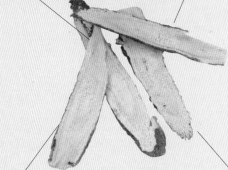

■性味：味辛，性温

■功效：抗菌、防风寒、降血脂

■保存：放置在通风干燥处，防潮、防虫

■采买：枝条粗长、不易折断、无空心者为佳

Food 对症食材

鸡肉、鱼肉、菠菜、韭菜、胡萝卜、猪肝、鱼肝、西蓝花、鸡肝、木瓜

◀西兰花

Herbs 对症药材

半夏、五味子、芍药、甘草、桂枝、白术、防风、黄芪、白果、西洋参、银杏、薄荷、肉桂

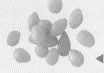

◀白果

中医师的话

呼吸道问题与肺有明显的关系。中医认为"肺主气，司呼吸"，另外肺还主宣发和肃降，前者指的是气体的交换作用，后者指的是清气向下通降和使呼吸道保持洁净的作用。如果"肺失宣降"，就会出现一些呼吸道的问题，如呼吸急促、喘咳、咳痰、胸闷、鼻塞、打喷嚏。咽喉痒痛等。对于支气管炎和过敏性呼吸道问题，使用药膳方式调理身体，可以有效缓解一些不适的症状，也可以逐渐改变体质而达到治疗效果。

营养师的话

研究发现，人体内缺乏维生素A是引起呼吸道疾病的一大原因，因此，增加摄取富含维生素A的食物，可以降低罹患呼吸道疾病的危险，并可大大降低呼吸道疾病死亡率。富含维生素A的蔬果有菠菜、韭菜、花椰菜、胡萝卜、木瓜、圣女果、芒果等。动物食品中以肝脏类维生素A的含量最为丰富，如猪肝、鱼肝、鸡肝等。

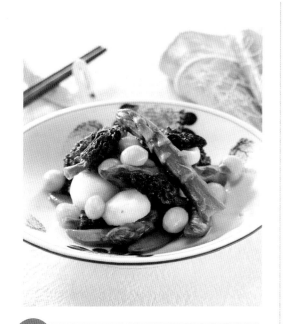

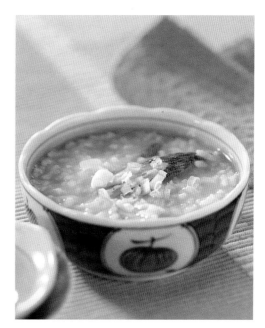

Point 止咳润肺＋改善气喘

Point 改善呼吸系统＋促进代谢

白果综合时蔬

玉屏风粥

药膳功效

　　白果具有润肺、止咳，抗结核菌的作用，对改善大脑血液循环、增进记忆力和治疗咳嗽、气喘及多痰皆有一定疗效。

材料
西蓝花、甜豆、芦笋各50克，马蹄38克
药材
白果25克
调味料
A料：水1.5碗，糖75克
B料：鲜鸡粉1/2小匙，盐1小匙，香油1/2小匙，淀粉1/3小匙

做法
❶ 白果洗净，以沸水煮约15分钟捞起。
❷ 马蹄洗净去皮，放入锅中加入A料，以慢火煮约5分钟，捞起备用。
❸ 西蓝花切小朵，甜豆洗净，芦笋切段，放入滚水中余烫约2分钟，捞起。
❹ 锅中倒入1大匙色拉油烧热，加入西蓝花、甜豆、芦笋拌炒均匀，加入B料快炒，最后加入白果、马蹄略炒即可。

药膳功效

　　黄芪能有效调节免疫功能。此粥能补脾健胃、改善呼吸系统、提高免疫力，有如在人体内部建立一道天然屏障，过滤毒素。

材料
白米1/2杯，葱末适量
药材
黄芪、白术各20克，防风10克

做法
❶ 白米洗净，放入锅中备用。
❷ 黄芪、白术、防风以3碗水熬煮成1.5碗水，加入白米及适量水煮开，转小火熬煮至熟，撒上葱末即可熄火。

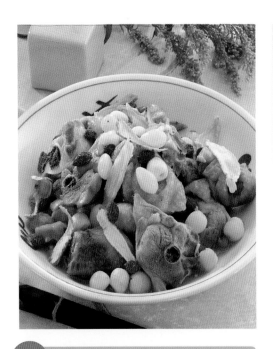

Point 生津养阴＋增强气力

白果莲子鸡

药膳功效

此道药膳有益于脾脏虚弱者，多食可以增强气力，很适合盛夏食用，兼有生津养阴的功效，亦适于秋季燥热时煮食，对于妇女因脾虚引起的白带及虚喘、咳嗽也有帮助。

材料
鸡腿肉200克

药材
莲子20克，枸杞子15克，白果12克，西洋参18克

调味料
盐1/2小匙

做法

1. 鸡腿肉切块，洗净，放入沸水中氽烫，去血水，捞出，冲洗干净，沥干水分。
2. 药材均洗净备用。
3. 除西洋参以外的药材放入锅中，加入7碗水及鸡腿肉煮开，改小火熬煮55分钟至软熟。
4. 再加入西洋参继续煮5分钟，最后加入调味料即可盛出。

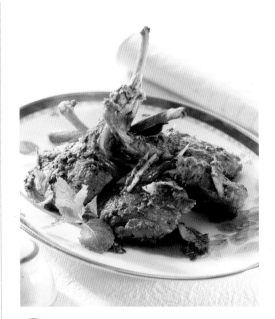

Point 消炎抗菌＋促进排汗

薄荷肉桂烧羊排

药膳功效

此菜有绝佳的防治感冒功效，因为它能抑制呼吸道内黏膜发炎促进排汗，祛痰，退烧等，对于改善肠胃胀气也有一定的疗效。

材料
羊排200克，牛油20克，红辣椒1个，蒜泥、姜末各1/2小匙

药材
薄荷叶12克

调味料
A料：蛋黄1个，淀粉1小匙，鲜鸡粉1/2小匙，白兰地酒1大匙。
B料：肉桂11.25克，辣蒜蓉37.5克，红酒2大匙。

做法

1. 羊排洗净，切成4片，加入A料略腌。
2. 锅中放入一半牛油烧融，再放入羊排，以小火煎至羊排两面呈金黄色、表面香脆后捞起；红辣椒洗净，去蒂，切片。
3. 薄荷叶洗净、切碎，加入B料搅拌为酱汁。
4. 锅中放入另一半牛油烧融，爆香蒜泥、姜末、辣椒片，放酱汁及羊排煮2分钟即可。

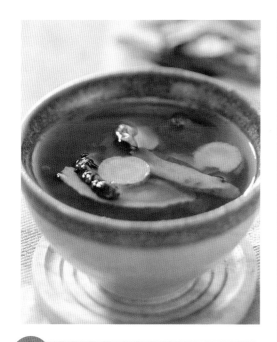

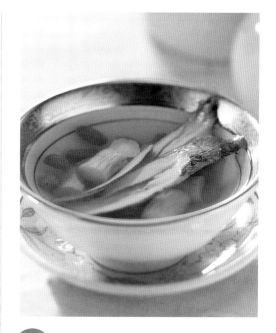

Point 平喘止咳＋改善鼻炎

小青龙汤

药膳功效

　　五味子性温，味酸，具有滋养生津的作用，可治五脏虚弱所致的一些病症，它具有收敛肺气的效果，对于久咳不愈，甚至干咳声哑、气短喘息等症也有舒缓的作用。小青龙汤可用于防治外感风寒、伤肺而引起的咳喘，能缓解鼻腔发炎的症状。

▓药材
半夏22克，麻黄、芍药、桂枝、五味子、甘草、干姜、西洋参各12克

▓做法
所有药材均放入锅中，加入700毫升水，以大火煮沸，再以小火焖煮至水量减少一半即可熄火，去掉渣滓，取汤汁饮用。

Point 滋养肺肾＋增进元气

参芪益气茶

药膳功效

　　党参能补气健脾；西洋参有益气生津的作用。益气茶主要功效在补中益气、和脾胃，以增进元气、滋养肺肾虚弱，有效预防呼吸道感染，全面提升免疫力。

▓药材
黄芪、党参各20克，枸杞子18克，甘草7.5克，西洋参10克

▓做法
锅中放入6碗水及所有药材，以大火煮沸，改小火煮至剩下3碗水，即可饮用。

哮喘

哮喘的病因，可分为内在的体质问题与外在的环境因素两方面。内在的体质，包括基因遗传、呼吸道敏感、性别等；外在的环境因素包括过敏原、职业致敏物、病毒与细菌感染、饮食、香烟烟雾等。过敏原包括室内的家尘、粉尘、宠物的分泌物与毛、蟑螂、霉菌与室外的花粉等。二手烟的吸入也会增加儿童患呼吸道疾病的概率；孕妇抽烟，加上长期暴露于二手烟中，会增加新生儿患气喘与喘鸣的概率。

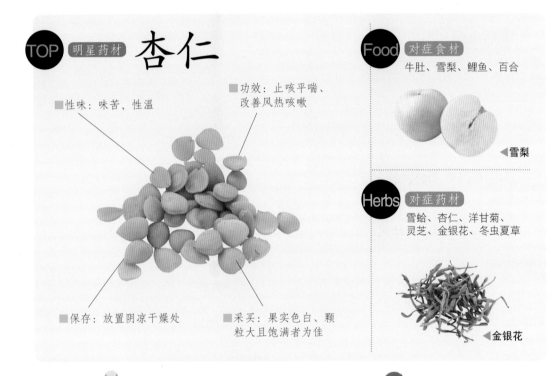

TOP 明星药材 **杏仁**

■性味：味苦，性温

■功效：止咳平喘、改善风热咳嗽

■保存：放置阴凉干燥处

■采买：果实色白、颗粒大且饱满者为佳

Food 对症食材
牛肚、雪梨、鲤鱼、百合

◀雪梨

Herbs 对症药材
雪蛤、杏仁、洋甘菊、灵芝、金银花、冬虫夏草

◀金银花

中医师的话

本病为反复发作的支气管变态反应性疾病，常由各种不同抗原（如花粉、灰尘、兽毛、细菌、霉菌等）所引起。临床表现为阵发性呼吸带有哮鸣音、呼吸困难、喉中痰鸣等。中医认为哮喘与肺、脾、肾等脏腑相关，治疗当以滋肺、化痰、润燥为主。患有哮喘的人宜采用清淡而富有营养的饮食，如蔬菜、水果等，忌食辛辣、温燥及能引起哮喘的饮食，慎服过咸、过甜、油腻及不易消化的食品，少食虾、蟹、带鱼、鲫鱼等。

营养师的话

目前有过敏体质或是有哮喘病的人越来越多，养成健康和均衡的饮食习惯，有助于改善哮喘。许多专家学者证实，多食用富含维生素C的新鲜蔬果可以改善哮喘症状。此外，适量摄取维生素C、维生素E、深海鱼油等补充剂，或者改变烹调用油种类，均有助于降低体内发炎反应，提高哮喘患者的吐气量。建议选择含不饱和脂肪酸的植物油，如深海鱼油或者芥菜子油、亚麻仁油，以减少哮喘发作。

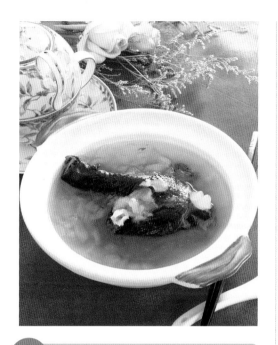

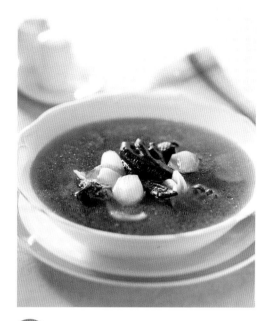

Point 治疗哮喘＋明目补气

雪蛤炖乌鸡

〔药膳功效〕

乌骨鸡比起一般肉鸡脂肪少，热量也较低，但是蛋白质及矿物质含量都高过肉鸡；雪蛤能够治疗哮喘、肺虚及皮肤黑斑。雪蛤的皮可以行经络，提升抵抗力并预防感冒。

▓材料
乌骨鸡半只，姜10片

▓药材
干雪蛤20克，红枣8粒，阿胶10克，洋甘菊12克（后1味用布包起）

▓调味料
盐适量

▓做法
❶ 乌骨鸡洗净，放入沸水中汆烫5分钟，捞出洗净。
❷ 干雪蛤泡水3小时，变软后捞出除杂质，清洗干净；红枣洗净备用。
❸ 所有材料放入容器中，倒入1000毫升热水，再加入药材、调味料以中大火烧开，移入蒸锅以中小火蒸2小时，捞出药材包，加盐调味即可。

Point 清热解毒＋平喘消痰

百合炖乌鸡

〔药膳功效〕

此道药膳有清热解毒、平喘消痰的功效，对于干咳、咽喉燥痛有舒缓作用，平日炖补食用能滋阴润肺、增强体力。

▓材料
乌骨鸡半只，排骨100克，姜片数片

▓药材
百合37.5克，灵芝10克，金银花30克，杭菊18克（后3味用布包起来）

▓调味料
盐1/2小匙，绍酒2大匙

▓做法
❶ 排骨洗净、切块，放入沸水中汆烫约3分钟，捞出、洗净，再放回锅中，加入2000毫升清水，放入姜片及药材包，以大火煮沸，转小火炖煮约1小时，沥出渣滓，汤汁备用；乌骨鸡洗净、切小块。
❷ 汤汁中加入绍酒及乌骨鸡、百合，移入锅中，以小火炖约2小时，取出，加盐调味即可。

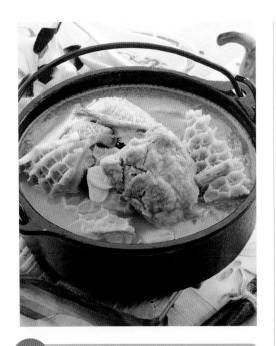

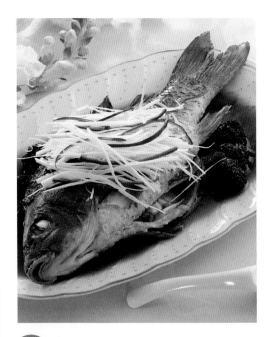

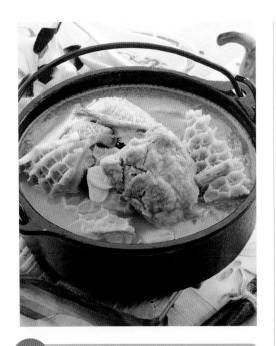

Point 益气补血＋改善咳嗽

紫河车炖牛肚

药膳功效

本道药膳益气补血，对于身体瘦弱及虚弱引起的气喘咳嗽有益。因本菜性温补，适合一般人于冬日进补食之，可以增强气力。

材料
牛肚150克，姜15克，蒜6瓣
药材
党参15克，紫河车12克，王不留行15克，通草5克（全部用布包起来）
调味料
白胡椒粉1/4小匙，盐、酱油各1小匙，香油、米酒各1大匙，水4杯

做法
1 牛肚洗净，放入沸水中汆烫5分钟，捞出，放入冷水中洗净，切长方块。
2 姜、蒜均去皮、切片。
3 药材用布包起，用水过滤洗净备用。
4 锅中倒入2大匙油烧热，放入姜、蒜爆香，加入牛肚、药材包及调味料煮开。
5 改小火炖煮40分钟，至牛肚熟烂，熄火，捞出药包即可盛出。

Point 强健身体＋止咳化痰

肉苁蓉蒸鲤鱼

药膳功效

本道菜对于体质虚弱、易咳嗽、气喘及虚性水肿者具有良好助益，并有补肾助阳、益气的功效，适合冬季食用。

材料
鲤鱼1条（约400～600克），姜15克，蒜苗、葱各1根，红辣椒1个
药材
肉苁蓉8克，淮牛七6克，冬虫夏草4.5克，黑枣6粒
调味料
盐1/2小匙，米酒2大匙

做法
1 姜去皮，蒜苗、葱择净，红辣椒去蒂及籽，均洗净、切丝备用。
2 所有药材均洗净，放入锅中，倒入1碗水以小火熬煮20分钟，药汁盛入碗中，加入姜、葱及调味料调匀成蒸汁备用。
3 鲤鱼刮除鳞片，切开腹部，去除内脏，洗净，放入滚水中汆烫，捞出，沥干水分。
4 烫好的鱼放入盘中，淋上蒸汁，移入蒸锅以大火蒸15分钟，取出撒上姜、蒜苗、葱及红辣椒丝即可。

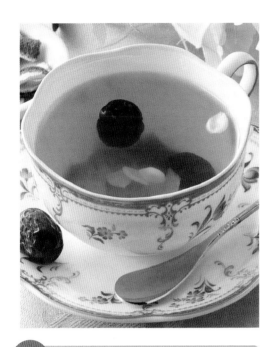

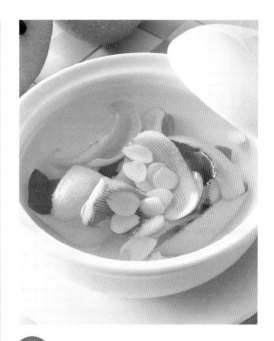

Point 润肺暖身＋治疗气喘

杏仁桂皮茶

药膳功效

　　桂皮具补元阳、暖脾胃、除积冷、通血脉的功效；而杏仁对祛痰止咳、平喘及润肺气也有助益，长期食用，可治老年人风寒咳嗽、气喘多痰症状。

▓药材
桂皮18克，杏仁7.5克，红枣8粒
▓调味料
碎冰糖1大匙

▓做法
锅中倒入1200毫升水，放入所有药材以中火煮20分钟，加入冰糖煮匀，倒入杯中即可。

Point 清热润燥＋止咳平喘

润肺生津饮

药膳功效

　　杏仁具有祛痰、平喘、止咳的功效，加上冰糖润肺，雪梨生津、润燥、清热、化痰，将此3种食材煮熟后一起饮用，对于改善咳嗽、痰多及气喘等症状有意想不到的效果。

▓材料
雪梨1个
▓药材
杏仁7.5克
▓调味料
碎冰糖1大匙

▓做法
① 雪梨洗净，削下梨皮备用。
② 锅中倒入900毫升水，放入梨皮、杏仁及冰糖，以中火煮15分钟，盛入碗中即可。

口干舌燥

口中唾液量产生不够，就会造成口干舌燥的问题。中医认为"阴液不足"或"津液不足"是造成口干舌燥的原因，而病因则是"阴虚"。一般认为口干舌燥就是火气比较大，其实不然，原因还有很多，除了可能饮食过于干燥、油腻或精神紧张、感冒、疲劳等因素之外，也可能是各种潜藏疾病的表征，如唾液腺结石、口腔肿瘤、贫血、糖尿病等，另外缺乏维生素B$_2$、维生素B$_{12}$、叶酸也会有此症状。

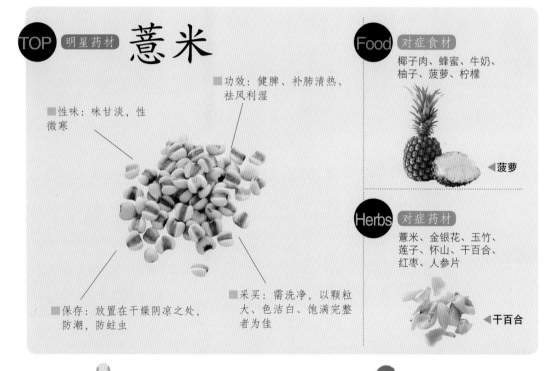

TOP 明星药材 **薏米**

■功效：健脾、补肺清热、祛风利湿

■性味：味甘淡，性微寒

■保存：放置在干燥阴凉之处，防潮、防蛀虫

■采买：需洗净，以颗粒大、色洁白、饱满完整者为佳

Food 对症食材
椰子肉、蜂蜜、牛奶、柚子、菠萝、柠檬

◀菠萝

Herbs 对症药材
薏米、金银花、玉竹、莲子、怀山、干百合、红枣、人参片

◀干百合

中医师的话

中医认为口干舌燥是因为"阴液不足"或"津液不足"，在辨证分类上可区分为肾阴虚、胃阴不足以及脾胃湿热3种类型。肾阴虚患者的舌象可能出现镜面舌，舌色较红，半夜口干较明显，多见于老年人、糖尿病后期或长期失眠者。胃阴不足者舌苔少而干燥，没有津液的舌象，多见于年纪较小的患者，这类小朋友可能食量不少，但是却不生肌长肉，看起来干干瘦瘦的。脾胃湿热者多因喜欢喝冰凉饮品而出现湿热型的脾胃症状。

营养师的话

有些人常常会有口疮、口干的情形，可能与缺乏维生素B$_2$有关。因此，平日应以富含B族维生素的全谷类为主食来源，且宜摄取富含维生素B$_2$的食物，如牛奶、乳制品、肉类、动物内脏及绿色蔬菜等。饮食方面以清淡、煮、炖为主，避免食用辛辣刺激食物。在水果方面，可以选用偏酸的水果，如柚子、柑橘、柠檬、菠萝等，能刺激唾液分泌，助消化，减少口干的不适感。此外，摄取足够的水分也很重要，每天喝8大杯水，也可以减少口干的感觉。

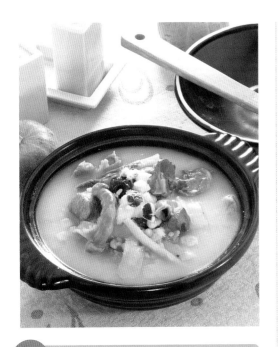

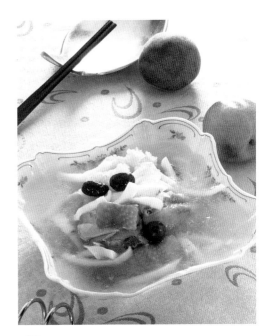

Point 清热润肺＋消炎退火

清补凉煲猪杂

药膳功效

此汤中的薏米有清热解毒之效，能够化痰、润肺、平燥火，另外莲子也有消炎退火的功用，能养肺养气血。

材料
猪肠150克，猪肉150克，猪肺50克，姜3片

药材
薏米50克，莲子、怀山、干百合各20克，西洋参、玉竹各60克，桂圆肉15克，红枣8粒

调味料
盐适量

做法
1. 所有中药材泡水20分钟，洗净备用。
2. 猪肠、猪肉、猪肺均洗净血水，分切成小块备用。
3. 锅中倒入1400毫升水煮开，加入所有材料及药材，以中火煲1～2小时，最后加入调味料即可。

Point 增强体力＋除热止渴

椰子炖土鸡

药膳功效

椰子果肉有补虚强壮、润阴养肺、益气祛风之效，其属性寒凉，可除热退火；红枣能补气养血，具有润心肺、调营养、缓阴血、生津液作用；土鸡肉蛋白质含量高，又好消化，容易被人体吸收利用，有增强体力、强壮身体的作用。本菜对体质虚损又有火气的口干舌燥者很有帮助。

材料
土鸡1/2只，椰子肉230克，姜2片

药材
红枣数粒

调味料
米酒1/2杯，盐适量

做法
1. 土鸡切小块，放入沸水中汆烫约3分钟，捞出，洗净；椰子肉洗净、切片；红枣洗净、去籽备用。
2. 容器中倒入1200毫升水煮开，加入所有材料、药材及调味料，移入蒸锅中，隔水炖约2小时即可端出。

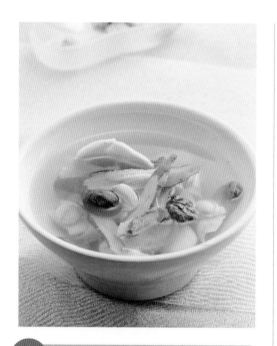

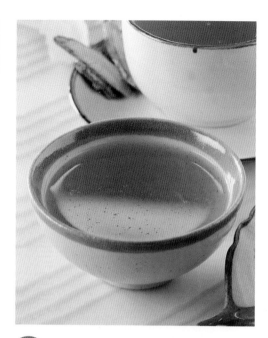

Point 健脾消渴＋改善体质

清心凉补汤

药膳功效

　　干山药即是中药里的怀山，可健脾、消渴，对肠胃功能不好的人有改善效果，并能消除疲劳；加入莲子及百合等药材熬煮，适合经常熬夜、过度操劳、容易流汗及有口干舌燥症状等阴虚体质的人食用，可帮助改善体质。

药材
怀山、莲子、百合、人参片、龙眼肉各15克，芡实、红枣、甘草各10克

调味料
白糖1～2小匙

做法
1. 锅中倒入3杯水，加入除龙眼肉外的全部药材，以中火煮沸。
2. 改小火熬煮20～30分钟，再加入龙眼肉，继续以小火煮5分钟。
3. 最后加入白糖煮匀，待凉放入冰箱冰镇，即可食用。

Point 消炎解毒＋生津去火

金银花蜂蜜茶

药膳功效

　　金银花是杀菌解毒的妙药，泡茶当水喝，能生津止渴、消炎止痛，还能改善夏天体温过高、面红耳赤、口干舌燥及喉咙痛等症状。

药材
金银花18克

调味料
蜂蜜适量

做法
锅中放入1500毫升的水煮沸，放入金银花约煮10分钟，待凉，加入蜂蜜拌匀即可饮用。

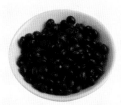

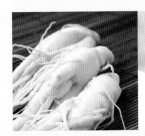

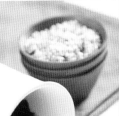

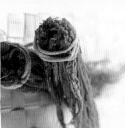

癌症

大部分癌症发生的原因仍不清楚，通常与不当生活习惯如抽烟、过度劳累、压力大等因素有相当大的关系。调整食物的摄取方式可以预防癌症的发生。长期吃太咸的食物，会加速钾钠比值改变，多吃蔬果可维持钾高钠低，防止癌化的倾向。富含维生素A和维生素C的新鲜蔬果及蒜等食物，可中和食物中的致癌物，消除自由基对细胞的影响。过多的脂肪以及蛋白质会增加肉源性致癌物的产生。膳食纤维含量高的蔬果可增加排便，减少致癌物留在肠道的时间。

TOP 明星食材 香菇

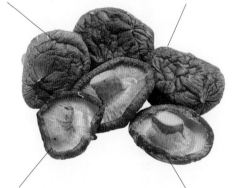

■性味：味甘，性平

■功效：提高免疫功能、防癌、补气健身

■保存：鲜香菇装在保鲜袋，放在冰箱冷藏室中保存

■采买：选择伞开八分、肉质厚实、根轴较短、表面富有光泽、底部呈白色者

Food 对症食材

竹荪、香菇、芦笋、番茄、西蓝花、菜花、樱花虾

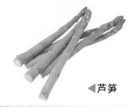

◀芦笋

Herbs 对症药材

玫瑰花、灵芝、黑枣、西洋参

◀黑枣

中医师的话

癌症是正气不足而体内邪气旺盛造成的。癌症的演变，初期必有发炎反应，中期发展为肿块或硬块，晚期方才成为坚硬不移的肿瘤。本症初起状如结核，之后坚硬如石而不痛，一般于几年后才溃烂，流血水而无脓，疼痛彻心。因此治疗癌症或抵御癌症侵害，须先从扶正而后祛邪下手，因为正气不足时，一味祛邪只会使正气更加耗弱。提升正气的方药有补中益气汤、升阳益气汤等。

营养师的话

摄取多种类的新鲜蔬菜、水果和五谷类，可以有效预防癌症，这些食物中丰富的抗氧化营养素(维生素A、维生素C和维生素E)、植物性化学物质(如西蓝花、芥蓝、圆白菜)、含硫物质(洋葱、大蒜)、纤维素等，均可以有效防止有害物质伤害细胞。含丰富胡萝卜素的深绿色及红黄色蔬果，含维生素C的水果，含丰富维生素E的全谷类、绿叶菜、坚果类等，都是很好的防癌食物。同时，少吃易致癌的食物，如烟熏、油炸和烧烤食物、腊肉等，是防癌的第一步。

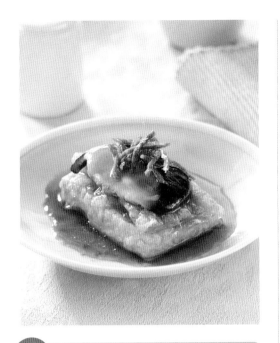

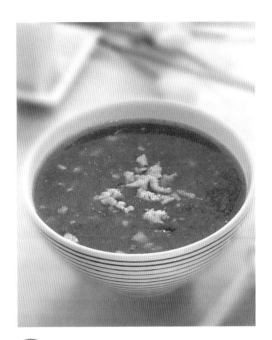

Point 降血脂＋提高免疫力

竹荪烧豆腐

（药膳功效）

竹荪烧豆腐，脂肪含量低，能降血脂、抑制肿瘤细胞及提高免疫力。

■材料
竹荪1根，豆腐1片，香菇1朵
■药材
紫罗兰12克，玫瑰花15克（二者用布包起来）
■调味料
糖、鲜鸡粉、淀粉各1/2大匙，蚝油1大匙，清水1碗

■做法
❶ 竹荪以热水泡发；香菇洗净泡软，中间切一刀；豆腐沥干水分，放入热油中炸至金黄色，取出，沥干油分备用。
❷ 锅中放入3碗水煮沸，放入药材包、竹荪、香菇、豆腐及调味料煮约8分钟，捞出药材包，即可盛盘。

Point 增强体能＋防癌健脾

芦笋蔬菜汤

（药膳功效）

芦笋味甘柔嫩，不仅含有丰富的膳食纤维、维生素A、维生素C、维生素E、叶酸及蛋白质含量也很丰富。深绿色蔬菜如小油菜、芥蓝、菠菜、甘薯叶、空心菜等除膳食纤维多外，还含丰富的钾，可调节心脏及肌肉活性，防癌与防高血压。

■材料
芦笋80克，油菜、菠菜等深绿色蔬菜80克，巴西利少许
■调味料
盐、橄榄油各1小匙，奶油适量

■做法
❶ 芦笋去老皮，与蔬菜一起放入果汁机中打成汁；巴西利切碎末备用。
❷ 锅中倒入600毫升水煮沸，加入芦笋菜汁略煮，再加入盐和橄榄油调味，盛出，淋入奶油，撒上巴西利即可。

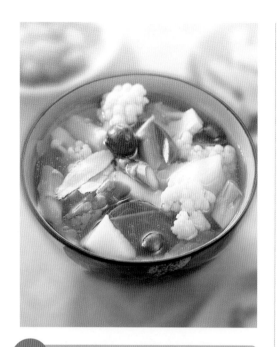

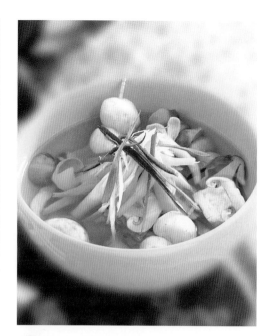

Point 补气活血＋防止细胞病变

Point 降低胆固醇＋预防便秘

防癌菜花汤

五菇汤

药膳功效

此汤有补气活血、增强免疫功能作用。菜花具优良防癌因子，能与维生素E合成抗氧化物质，保护细胞膜，预防细胞老化及发生病变。

药膳功效

此汤可防癌，降低胆固醇，预防便秘。香菇含有丰富的蛋白质，远超过一般蔬菜，因此可提供人体必需氨基酸、烟酸、钾。香菇中的麦角醇进入体内，在阳光照射下可合成维生素D，辅助人体吸收钙；其中的多糖具有抗癌功效。

■材料
山药300克，菜花150克，芦笋225克，番茄1个，姜2片
■药材
当归、山楂、熟地各7.5克，黄芪18克，薏米7克，红枣10粒
■调味料
橄榄油或香油数滴，盐1/4小匙

■做法
❶ 锅中倒入适量水，加入所有药材煮20分钟，捞除除薏米和红枣以外药材，汤汁备用。
❷ 番茄洗净，切成四块；山药去皮，切成条状；芦笋洗净，切成段；菜花洗净，切小朵。所有材料均放入药汤中，煮5分钟，盛出，食用前加入调味料拌匀即可。

■材料
金针菇、干香菇、草菇、口蘑、姬菇各25克，魔芋丸5粒，葱1/2根，红辣椒1/2个
■调味料
香油1/4小匙

■做法
❶ 魔芋丸洗净，放入沸水中汆烫，捞出；葱洗净，红辣椒去蒂及籽，均切丝。
❷ 所有菇类材料洗净，泡软，去蒂，放入锅中加水煮熟，加入魔芋丸、葱及红辣椒丝，起锅前淋入香油调匀，即可盛出。

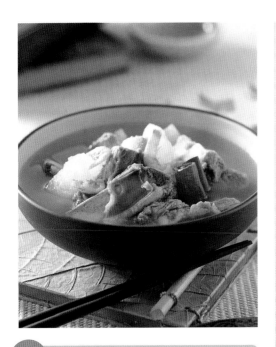

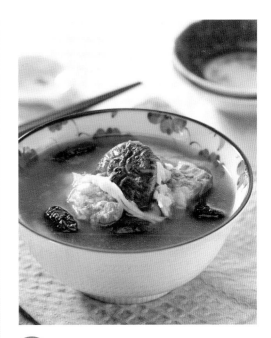

Point 强化骨骼＋防癌抗老

樱花冬瓜排骨汤

药膳功效

此汤利水。冬瓜适用于慢性胃炎、肾炎、小便不利、中暑高烧、昏迷等症，但属性偏冷，胃寒及常腹泻者不宜多用。樱花虾具有预防癌症的功效，也能够强化人体的骨骼及牙齿。

材料
樱花虾1/4杯，排骨600克，冬瓜900克，姜5片，红辣椒1个

调味料
盐适量，柴鱼味精1/3大匙

做法
❶ 樱花虾洗净，沥干；排骨以热水余烫，去血水洗净，沥干水分备用。
❷ 冬瓜去皮及籽，切成厚片。
❸ 容器中倒入10杯水，再放入所有材料，移入电锅隔水炖煮40～50分钟，至电锅开关跳起时加入调味料调匀，即可端出食用。

Point 延缓老化＋保肝解毒

灵芝黑枣香菇排骨汤

药膳功效

这道汤品含有多糖体，可刺激免疫细胞，产生防癌的功效，在提升免疫力和癌症辅助治疗方面具有相当潜力。能抑制坏细胞生长，在清血、解毒、保肝、强心等方面，也有效果。

材料
排骨225克，香菇6朵，生姜5片
药材
黑枣8粒，灵芝25克，西洋参20克
调味料
盐1小匙，绍酒1小匙

做法
❶ 灵芝洗净、切片；排骨放入沸水中余烫，捞出，沥干水分；黑枣、香菇分别泡温水，取出洗净。
❷ 所有食材、药材及调味料均放入容器中，加入900毫升水，盖上盖子，移入已煮沸的蒸锅中，以大火煮沸，改中火隔水炖约2小时，即可取出食用。

心脏病

心脏动脉内壁上的胆固醇形成血块会使血管日渐狭窄，妨碍血液流通，导致供应给心脏的血液严重减少，引发心绞痛等疾病。如果供给心脏某部分的血液完全停止，该部分便无法得到氧气和赖以保持正常运作的养分，造成无法弥补的伤害，严重时甚至会导致患者死亡。血脂过高者患心脏疾病的概率比普通人高出3倍，抽烟者则是正常人的2.5倍，高血压、糖尿病、肥胖者也易患心脏病。

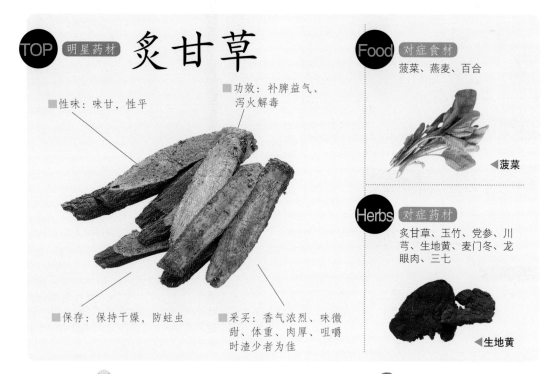

TOP 明星药材 **炙甘草**

■性味：味甘，性平

■功效：补脾益气、泻火解毒

■保存：保持干燥，防蛀虫

■采买：香气浓烈、味微甜、体重、肉厚、咀嚼时渣少者为佳

Food 对症食材
菠菜、燕麦、百合

◀菠菜

Herbs 对症药材
炙甘草、玉竹、党参、川芎、生地黄、麦门冬、龙眼肉、三七

◀生地黄

中医师的话

中医说心主血脉，指的就是以心脏为中心的血液循环系统。中医认为心脏的正常搏动主要依赖于心气，心气充沛，才能维持心脏正常工作，血液才能在体内正常地运行。因此心律不齐可以选用能培补心气、活血通络的药材与食物，如人参、茯苓、石菖蒲、薤白等。此外个人的饮食习惯及平时的调养也很重要，心脏病患者平时宜采用低脂肪、低热量、少油、低盐、高维生素C的饮食。

营养师的话

为了降低血中胆固醇和预防心脏病，每天必须至少摄取20~30克膳食纤维，相当于一日至少要摄取6份蔬菜和水果，且尽量选择含纤维量较高的全谷类为主食来源。另外，水果和燕麦片含有丰富的水溶性纤维，有助降低胆固醇浓度，预防动脉硬化，有利于心脏健康。当然维持体重在理想体重范围也是预防心脏病的关键。还有就是养成每天运动的习惯，每次至少30分钟，不但可以缓解压力，还可以保护心脏。

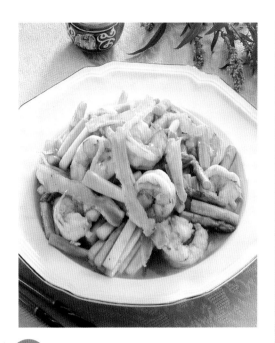

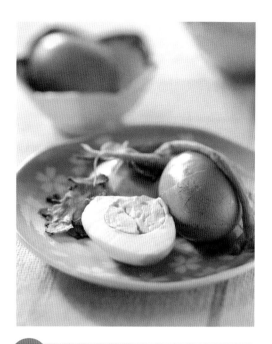

Point 补气安神＋养阴生津

Point 强身活血＋改善血液循环

玉竹虾球

川芎蛋

药膳功效

　　本菜对于心脏功能较弱、易心悸者有帮助，可以益气安神、养阴生津、益气镇静、舒肝解忧。

药膳功效

　　川芎蛋能改善血液循环、抑制血小板聚集，对冠状动脉粥样硬化、心脏病所引起的心绞痛有疗效，抗菌效果极佳，还可止头痛、益气镇静、清热养阴。

材料
草虾、芦笋各150克，姜8克

材料
鸡蛋6个

药材
玉竹12克，炙甘草6克，黄芪、党参各12克

药材
川芎、参须各20克，百合30克

调味料
A料：胡椒粉1/4小匙，盐1/2小匙，香油1大匙
B料：水淀粉适量

调味料
五香粉7.5克，盐10克，酱油20毫升，糖10克

做法
① 芦笋洗净，撕去老皮，切段，放入沸水中余烫，捞出，沥干水分；姜去皮，切片；药材洗净。
② 草虾剥除头部及虾壳，挑除肠泥，洗净，背部切一刀，放入沸水中余烫，捞出，沥干。
③ 药材放入锅中，倒入1.5杯水煮开，改小火熬煮15分钟，滤出汤汁备用。
④ 锅中倒入2大匙油烧热，放入姜爆香，加入所有材料、药汁及A料，再勾芡即可。

做法
① 鸡蛋用沸水慢火煮10分钟，取出。
② 轻轻敲裂蛋壳，不要全部敲破，稍有裂痕即可，放回锅中，加入调味料及药材，以慢火煮约2分钟，熄火，泡1～2小时即可食用。

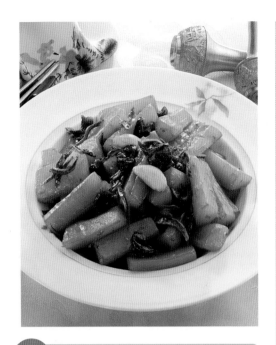

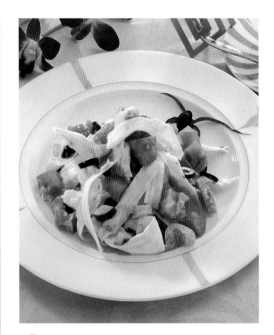

Point 补血安神＋改善心悸

丁香菜心

药膳功效

本品有气血双补的效用，对于心脏衰弱所造成的失眠、心悸有助益。

材料
丁香鱼1/2杯，菜心300克，蒜3瓣

药材
生地黄6克，麦门冬16克，龙眼肉10克，东洋参10克

调味料
盐1/2小匙，糖1小匙，香油、酱油各1大匙

做法

1. 丁香鱼洗净，泡水，沥干；菜心洗净，去皮，切片，放入沸水中氽烫，捞出，冲冷水，沥干；蒜去皮，切片。
2. 所有药材洗净，生地黄、麦门冬放入锅中，加入3杯水煮开，改小火熬煮20分钟，滤出药汁。
3. 锅中倒入2大匙油烧热，放入蒜爆香，加入丁香鱼炒至微黄，再加入菜心炒匀。
4. 倒入药汁、龙眼肉、东洋参以小火焖煮10分钟，最后加入调味料即可。

Point 生津止渴＋帮助消化

番茄土当归

药膳功效

本菜有生津止渴、帮助消化，防止便秘等功效，还能增强记忆、醒脑、帮助睡眠，适合高血压、心脏病、肝炎患者食用。

材料
番茄1/3个，小黄瓜1/4根，黑橄榄2粒，白芝麻1大匙

药材
当归150克

调味料
A料：白醋1大匙，水1/2杯
B料：蛋黄酱3大匙，味淋1小匙

做法

1. 当归放入碗中，加入A料浸泡10分钟，去除涩味备用。
2. 捞出当归，沥干水分，切成长条片备用。
3. 番茄去蒂，小黄瓜去头尾，均洗净，切丁。
4. 黑橄榄洗净，切片。
5. 白芝麻及B料均放入大碗中搅拌均匀，加入其他材料及药材拌匀即可。

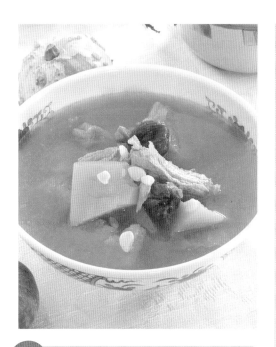

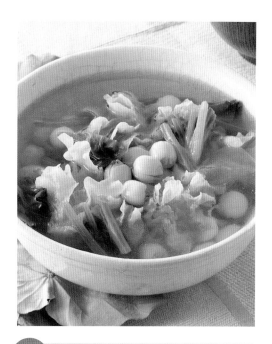

Point 降胆固醇＋消除疲劳

南瓜煲猪腱

药膳功效

　　杏仁能治疗心脏病、降低胆固醇；另外，南瓜含有丰富维生素A及维生素B$_1$，对于皮肤和眼睛的保养具有良好的功效；猪腱所含的维生素B$_2$也有稳定精神与消除疲劳的作用。

材料
南瓜250克，猪腱150克，北杏仁20克，蜜枣10粒，姜10片

药材
三七22克，鼠尾广15克，枸杞子22克（全部用布包起来）

调味料
盐适量

做法
❶ 猪腱切小块，放入沸水中汆烫约3分钟，捞出，洗净，沥干备用。
❷ 南瓜洗净，去皮切块；北杏仁及蜜枣洗净。
❸ 锅中倒入1800毫升水煮开，加入除南瓜之外的所有材料及药材，以中火续煮40分钟，再加入南瓜继续煲30分钟，捞出药材包，最后加盐调味即可食用。

Point 预防心脏病＋保健视力

莲子菠菜银耳汤

药膳功效

　　菠菜含有丰富的铁、维生素，因此对预防血管疾病、夜盲症有不错的效果，所含的叶酸能预防心脏病。

材料
菠菜350克，高汤3000毫升，姜片2片，葱1根

药材
银耳7.5克，新鲜莲子15克

调味料
米酒1小匙，盐1/2小匙

做法
❶ 银耳洗净，沥干，放入碗中，加米酒浸泡至银耳变软。
❷ 菠菜洗净（根头部分留下，因为菠菜根部的铁含量特别丰富），切段。
❸ 莲子洗净，泡软；葱、姜片均洗净，切丝。
❹ 锅中倒入高汤煮沸，加入莲子煮5～6分钟，加入菠菜、银耳、葱、姜丝及盐，待汤汁再滚开，即可熄火盛出。

高血压

原发性高血压是病因未明的高血压，占所有高血压病人的九成，和遗传有密切的关系，调查显示近亲有高血压者患高血压的概率较普通人高。造成原发性高血压的原因包括摄取过量食盐、神经与内分泌系统失调、过度疲劳、精神紧张、心理压力大等。继发性高血压是由其他疾病造成的，可以是暂时性或持久性，患者占所有高血压病人的一成左右，如肾脏病高血压、内分泌型(如肥胖)高血压、大动脉性高血压及神经性高血压。

TOP **明星药材** 决明子

■功效：清泄肝胆郁火、疏散风热、降血压

■性味：味甘，性平

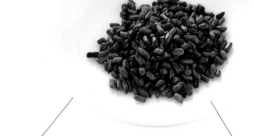

■保存：置于干燥通风处

■采买：颗粒饱满、黄褐色、光滑者为佳

Food **对症食材**

黑木耳、大白菜、海带、牛奶

◀黑木耳

Herbs **对症药材**

丹参、鸡血藤、三七、杭菊花、麦门冬、金线莲、决明子

◀鸡血藤

中医师的话

中医认为高血压初期主要是肝火上炎，中期发展为肝火旺，晚期成为肝阳上亢。初期的肝火上炎主要症状有头痛甚至眩晕、耳聋耳鸣、眼睛红痛、烦躁易怒、睡卧不安等。多见于轻度高血压病、更年期综合征等患者。晚期的肝阳上亢（肝阳偏旺）主要症状有头晕、头痛、面赤、眼花，严重者口苦等。中医常用于治疗高血压的方药有泻肝散、龙胆泻肝汤、抑肝散等，药物使用上仍需经过医师诊断后再选择适合的方药。

营养师的话

高血压是隐形杀手，通常都是经医生量血压或是有高血压并发症出现才被诊断出来，平日预防胜于治疗。防治高血压的饮食强调低盐、低脂肪以及高纤维。要减少食盐的摄取量，因为钠摄取量和血压息息相关，应尽量避免食用腌渍加工食品。宜多摄取含有钾元素的蔬果，钾具有利尿的作用，可以松弛血管平滑肌、降低末梢血管阻力，从而降低血压。每天摄取1~2杯的低脂或脱脂牛奶，让丰富的钙含量松弛血管平滑肌，从而降低血压。

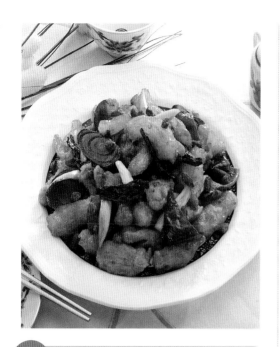

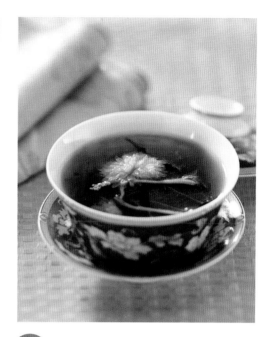

Point 活血化淤＋强筋壮骨

鸡血藤烧蹄筋

【药膳功效】

本道药膳对于高血压及筋骨活动不良者有帮助，具有滋阴、活血化淤、壮筋骨作用。

▓材料

蹄筋120克，猪瘦肉120克，黑木耳2朵，蒜苗1根，姜10克，蛋清1个

▓药材

枸杞子10克，丹参8克，鸡血藤6克，三七15克(除了枸杞子，其他药材用布包起来)

▓调味料

A料：酱油、淀粉各2大匙

B料：香油、糖、海山酱各1小匙，米酒1大匙，酱油适量

▓做法

❶ 蒜苗洗净、姜去皮，均切片；药材洗净。蹄筋洗净、切小块，黑木耳洗净、去蒂，均放入沸水中汆烫，捞出，沥干。

❷ 猪瘦肉洗净，切片，加入蛋清及A料腌5分钟，放入油锅炸熟，捞出，沥干油分备用。

❸ 锅中倒入2大匙油烧热，加入蒜苗及姜爆香，放蹄筋、药材及B料小火煮20分钟，再加其他材料续煮3分钟，捞出药材包即可。

Point 清热解毒＋润肺止咳

清咽双花饮

【药膳功效】

此茶饮香气清新，有清热解毒之效，对于肺燥咳嗽、肝火旺盛、眼睛红肿刺痛和腰背酸痛均有疗效，对上呼吸道感染或细菌感染有抑制作用，也是降血压的辅助良方。

▓材料

金银花15克，桔梗花15克，东洋参15克，杭菊花、麦门冬各10克，甘草3克，茶叶6克

▓调味料

冰糖6克

▓做法

❶ 所有材料均放入研磨器中，磨成粗末，再以纱布袋分装成3包。

❷ 取其中一包放入锅中，冲入1000毫升沸水，盖上锅盖，以小火煮5～10分钟，或以浸焖方式焖10～15分钟，饮用前加入冰糖调拌至冰糖溶化即可。

❸ 另外2包亦以同样的方式泡制，每日饮1包。

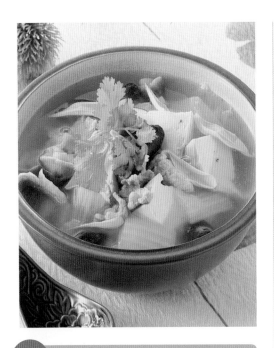

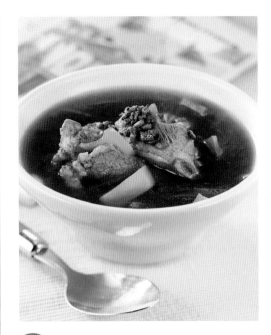

Point 清热解毒＋凉血止痛

Point 润肠通便＋降血压

双菊白菜豆腐汤

决明子海带汤

药膳功效

这道家常汤对缓解高血压及身体其他部位的压力有一定效用，也可用来防治冬季感冒引起的发热和眩晕，有散风热、清热解毒、凉血止痛和清肠胃的功效。对头部受风寒所引起的头晕目眩也有帮助。

药膳功效

此汤明目降压。决明子是一种性质平和的中药材，含维生素A，其效用在于能入肝经，解风热、清肝明目、润肠通便，对于体质燥热的人有明目、通便、利尿及降血压的食疗功用。

■材料
大白菜150克，嫩豆腐2块，猪肉丝30克，鲜香菇4～5朵
■药材
黄、白菊花各10克，金线莲16克，甜菊叶3克（全部用布包起来）
■调味料
盐少许

■材料
海带结100克，小排骨200克，老姜2片
■药材
决明子20克
■调味料
盐2大匙

■做法
❶ 锅内倒入清水1000毫升，放入药材包，煮滚后转小火续煮15分钟，等出味，拣去药材包，汤汁备用。
❷ 大白菜洗净，切段；鲜香菇洗净，切片；豆腐切块。全部材料一起放入汤汁中，加热煮沸，转小火煲15分钟后，加入调味料即可。

■做法
❶ 海带结洗净；小排骨洗净，放入沸水中氽烫，去除血水及杂质，捞出，洗净。
❷ 锅中倒入5杯水，放入全部材料及药材，以大火煮20分钟，加入盐调味，即可盛出。

Part 8

解压助眠篇

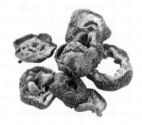

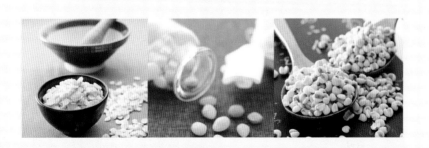

解压

现代人的压力很大，如果不即时释放压力，很容易造成生理和心理的负担。要懂得释放压力，就要认清压力的存在，找出源头，弄清楚要求和表现的关系。面对压力时，要有乐观的态度，如果无法解决，要适时求助于他人。生活态度的改变也很重要，例如，健康饮食，充足的睡眠，懂得让自己暂时休息一下，随时给自己一个鼓励，避免过度的负担，允许自己犯错，保持幽默感等。最重要的是要找出让自己放松的方法。

TOP 明星食材 莲藕

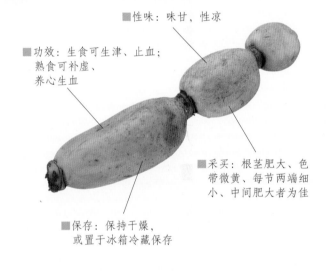

■性味：味甘，性凉

■功效：生食可生津、止血；熟食可补虚、养心生血

■采买：根茎肥大、色带微黄、每节两端细小、中间肥大者为佳

■保存：保持干燥，或置于冰箱冷藏保存

Food 对症食材

莲藕、芦笋、金针菜、鸡蛋、小黄瓜、橘子

◀橘子

Herbs 对症药材

人参、玉竹、东洋参、党参、麦门冬、参须

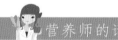

◀玉竹

中医师的话

现代人压力的来源，排首位的是工作与人际关系，其次是经济、婚姻家庭。而对抗压力的能力与本身健康状况有直接的关系。中医认为心主神明、肝主疏泻，选择具有疏肝解郁、宁心安神功效的药材、食材，对情绪的稳定是很有帮助的，长期调理身体抗压能力会越来越强。此外，利用药膳消除疲劳、补养气血，拥有充足的体力之后，在职场上当然更能无往不利，自然可以减少工作不顺畅所衍生的外在压力。

营养师的话

现代人工作压力大，外食的机会增加，往往较少摄取足够的水果和蔬菜，有些人甚至一天都很少吃到1碗蔬菜和1份水果，因此维生素C和B族维生素的摄取量往往不足。当压力大的时候，更需要摄取足够的维生素C和B族维生素。猕猴桃和橘子均含有丰富的维生素C，每日摄取1颗猕猴桃和橘子，就可以达到一日的维生素C建议摄取量。小黄瓜、圆白菜、橘子均含有丰富的维生素B_1、维生素B_2、维生素B_6以及叶酸，可以安定情绪，对抗压力。

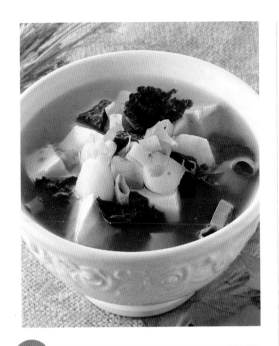

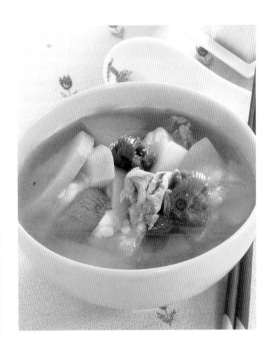

清淡开胃＋缓解压力

养心安神＋生津清热

紫菜马蹄豆腐汤

药膳功效

压力是现代人的大敌。这道汤将紫菜、马蹄、豆腐及药材一起煮，清淡开胃，具有消胀除滞的功效，平日如果觉得身心压力过大，别忘了煮这碗减压汤，有清热、舒缓压力的作用。

▓材料

紫菜75克，马蹄10个，豆腐1块，姜2片，葱花1小匙

▓药材

百合、天麻、柴胡、枸杞子各12克

▓调味料

盐适量

▓做法

① 紫菜泡水发透，挤干水分。
② 马蹄去皮切块，豆腐切丁，均洗净备用。
③ 药材用布包起来。
④ 锅中倒入1500毫升清水或高汤，放入所有材料（葱花除外）和药材包，先以猛火煮沸，再改中火煮20分钟，熄火前加盐调味，撒入葱花即可食用。

葫芦瓜蜜枣煲腩排

药膳功效

此药膳含有蛋白质、B族维生素、维生素C、维生素E、烟酸、矿物质，可以舒肝解忧，适合调养心神不安引起的抑郁及失眠。

▓材料

腩排400克，葫芦瓜1个，姜2片

▓药材

蜜枣10粒，北杏仁25克，东洋参15克，柴胡12克，合欢皮15克（后两味用布包起来）

▓调味料

盐适量

▓做法

① 腩排切长方块，放入沸水中氽烫约5分钟，捞出，洗净，沥干备用。
② 葫芦瓜洗净，去皮，切块，药材洗净。
③ 除葫芦瓜以外的所有材料及药材放入煲锅中，倒入3500毫升水煮开，续以中火煲40～80分钟，再加入葫芦瓜继续煲30分钟，最后捞出药材包，加入调味料即可。

失眠

失眠分成两种，即短暂性失眠（小于1周）和短期性失眠（1周至1个月）。大部分人在遭遇到压力、刺激、兴奋、焦虑、生病或者睡眠规律改变时都会有短暂性失眠，短暂性失眠通常会随着事件的消失或时间的延长而改善，但是如果不处理，有部分人会转为慢性失眠。严重或持续性压力，如重大身体疾病，亲朋好友的过世，严重的家庭、工作或人际关系问题等，皆可能会导致短期性失眠。治疗原则是以低剂量镇静安眠药或其他可助眠药物（如抗抑郁剂）和行为治疗方式（如睡眠卫生、压力处理等）进行处理。

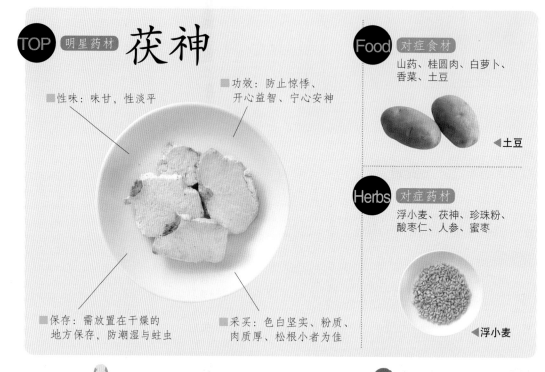

TOP 明星药材 **茯神**

■性味：味甘，性淡平

■功效：防止惊悸、开心益智、宁心安神

■保存：需放置在干燥的地方保存，防潮湿与蛀虫

■采买：色白坚实、粉质、肉质厚、松根小者为佳

Food 对症食材
山药、桂圆肉、白萝卜、香菜、土豆

◀土豆

Herbs 对症药材
浮小麦、茯神、珍珠粉、酸枣仁、人参、蜜枣

◀浮小麦

中医师的话

失眠除了睡不着或睡不好之外，常合并有头痛、头晕、健忘、心悸及其他症状。中医认为失眠是由于外邪扰乱心神，或内在疾病引起心神不宁，因此，中医将失眠区分为好几类。选择适合自己类型的药膳，注意平时生活的调理，失眠的情况多半都可以得到很好的改善。如烦恼过度、思虑过度，属于心血虚类型的病人，可以选择使用补养心血的食材、药材如莲子、龙眼肉、红枣等。此外，正常饮食、作息才能彻底杜绝"失眠"这个恼人的问题。

营养师的话

有失眠困扰的人，晚上睡前可以补充1杯牛奶，因为牛奶中含有色氨酸，具有镇静作用，可以帮助睡眠，尤其对于神经衰弱、睡眠不佳的人有明显作用。牛奶含有维生素B_2、维生素B_6、维生素B_{12}及烟酸，再搭配富含叶酸的蔬菜，可以帮助睡眠。已有研究证实，服用维生素B_{12}补充剂可以改善慢性失眠，但一旦停止服用，失眠的问题又会复发，因此平日可以多摄取富含维生素B_{12}的食物，如动物肝脏、肉类、鸡蛋等。

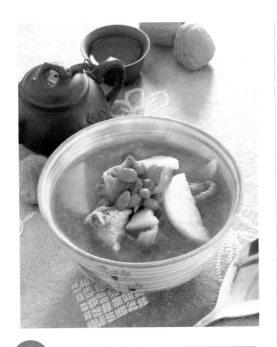

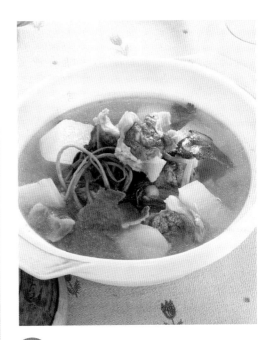

Point 改善失眠＋益肾健胃

山药杞子炖腩排

药膳功效

　　本菜含有丰富蛋白质、B族维生素、维生素D、维生素E、钙、磷，可养心益气，益肾健胃，改善多梦失眠等症状，可连续服用两三餐，五天服用一次。

▓材料
腩排300克，山药150克，姜1片
▓药材
桂圆肉30克，枸杞子20克，东洋参12克，浮小麦18克，甘草6克（后两味用布包起来）
▓调味料
绍酒1/2杯，盐适量

▓做法
❶腩排切长方块，放入沸水氽烫约3分钟，捞出，洗净备用。
❷山药洗净，去皮切片；药材洗净。
❸所有材料及药材放入容器中，倒入1500毫升沸水，加入调味料，移入蒸锅中隔水蒸1～2小时，最后捞出药材包即可。

Point 宁神安眠＋滋阴补肾

香菜萝卜牛腩

药膳功效

　　本品含有丰富蛋白质、维生素B₁、维生素B₂、维生素D、维生素E、钙、镁、锌等，可养心安神、通畅经络，改善血虚身热、心悸胸闷、多梦失眠。

▓材料
牛腩400克，白萝卜200克，香菜75克，姜2片
▓药材
西洋参12克，女贞子10克，远志12克，陈皮3克（除了西洋参外，全用布包起来）
▓调味料
绍酒1/2杯，盐适量

▓做法
❶牛腩切厚片，放入沸水中氽烫约15分钟，捞出，洗净备用。
❷白萝卜洗净，去皮，切块；香菜泡水，洗净；药材洗净。
❸容器中倒入1800毫升沸水，加入所有材料、药材及调味料，移入蒸锅中隔水蒸1～2小时，最后捞出药材包即可。

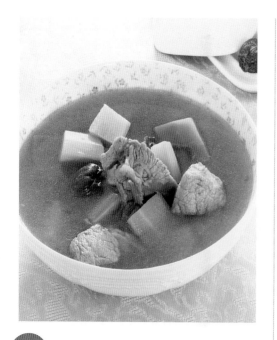

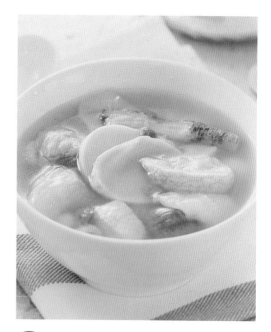

Point 清肝明目＋纾压好眠

红白萝卜煲元蹄

药膳功效

　　蜜枣对肠胃有益，能治失眠、疗便血，常制成甜品、汤品或粥进食，可说是老少相宜。

材料
元蹄400克，白萝卜、胡萝卜各200克，姜3片

药材
蜜枣8粒，广陈皮2片，万点金（别名土甘草）25克，伤寒草15克，敲碎的酸枣仁8克（后3味用布包起来）

调味料
盐适量

做法
1. 元蹄切小块放入沸水中汆烫约5分钟，捞出，洗净备用。
2. 白萝卜、胡萝卜均洗净、去皮、切滚刀块备用；药材洗净。
3. 煲锅中倒入4000毫升水以大火煮开，加入元蹄以及药材，以中火煲30分钟，再加入白萝卜、胡萝卜继续煲30～60分钟，最后捞出药材包，加入调味料即可。

Point 改善失眠＋滋阴清热

鲍鱼花胶炖鸡

药膳功效

　　鲍鱼富含蛋白质、脂肪与钙，具有滋阴清热、养肝明目、治疗失眠等效果。

材料
新鲜鲍鱼2个，鸡翅4只，猴头菇4个

药材
花胶150克，怀山、枸杞子、党参、莲子各40克，蜜枣8个，姜10克，陈皮1片

调味料
盐适量

做法
1. 新鲜鲍鱼放在砧板上，刮除底部污垢，清洗至干净；猴头菇泡软、切块；怀山、枸杞子、党参、莲子均泡软、沥干；姜洗净、切片。
2. 花胶洗净，放入沸水中，加盖焖泡6小时，取出，冲冷水10分钟，重复3次闷泡热水与冲冷水，至变成柔软的乳白色。
3. 煲锅中倒入1500毫升清水煮沸，加入所有材料及药材，以大火煮沸，改小火煮1小时，调味后即可端出。

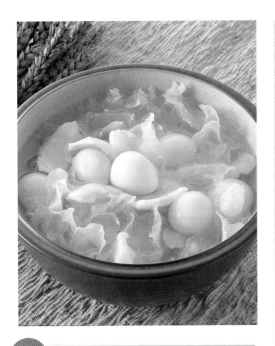

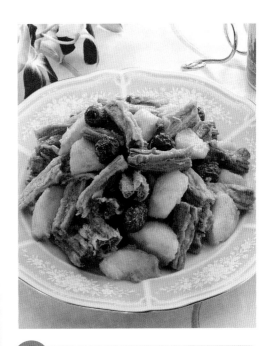

Point 滋补养颜+清心止咳

银耳百合鸽蛋汤

药膳功效

　　百合有润肺止咳、清心安神的功效；银耳是最佳的润肺养颜食材，不吃燕窝的人，多吃银耳，同样可以达到益肤美颜的功效。平日烟酒过多，容易失眠或咳嗽无痰、烦热不安者，可以将这一道甜汤做为辅助食疗。

材料
银耳20克，鸽蛋8个

药材
百合35克，西洋参15克，薰衣草7.5克（以上药材用布包起来）

调味料
冰糖适量

做法
❶ 银耳泡水发透，洗净，摘去老梗，药材洗净。
❷ 鸽蛋洗净备用。
❸ 锅中倒入1000毫升清水，放入银耳、鸽蛋、药材，大火煮沸，再转中火继续煲20～30分钟，最后捞出药材包，加入冰糖调味即可。

Point 清热安神+帮助睡眠

土豆腐竹

药膳功效

　　本品有清心火、镇心神作用，对于高脂血症、睡眠障碍等有帮助，当心火旺盛产生烦燥、失眠时，可煮此道菜肴。

材料
土豆2个，腐竹8条

药材
淡竹叶9克，茯神6克，珍珠粉3克，红枣6粒

调味料
A料：酱油1大匙，1/2杯水
B料：盐1/2小匙

做法
❶ 土豆洗净，去皮，切滚刀块；腐竹泡软，洗净，切段，放入热油锅炸至表面鼓起小泡泡，捞出，沥干油分。
❷ 淡竹叶、茯神、红枣洗净，放入锅中，加入珍珠粉及3杯水煮开，改小火熬煮30分钟，滤去除红枣以外的药材及杂质，备用。
❸ 锅中倒入2大匙油烧热，放入所有材料、红枣、药汁及A料煮开，改小火加盖焖煮15分钟，最后加入B料调味即可。

抑郁症

抑郁症，也被称为"心的感冒"，是很常见的疾病，会引起显著的精神方面症状，主要有严重头痛、胃痛、恶心、呼吸问题、慢性颈痛、背痛等。如果持续两周以上出现下列5个以上症状，就需要就医：持续的悲伤、焦虑或头脑空白；睡眠过少或过多；体重减轻，食欲减退；失去活动的快乐和兴趣；心神不宁或焦躁不安；注意力难以集中，记忆力下降，决策困难；疲劳或精神不振；感到内疚、无望或者觉得自身毫无价值；有自杀或死亡的想法。

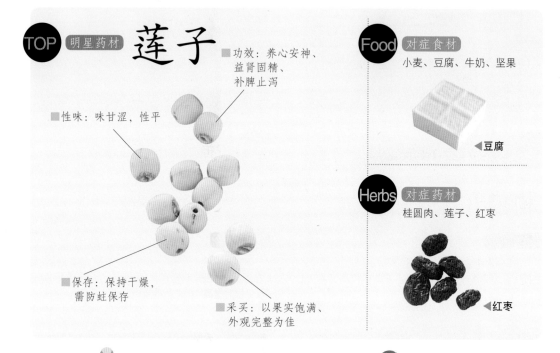

TOP 明星药材 **莲子**

■功效：养心安神、益肾固精、补脾止泻

■性味：味甘涩，性平

■保存：保持干燥，需防蛀保存

■采买：以果实饱满、外观完整为佳

Food 对症食材

小麦、豆腐、牛奶、坚果

◀豆腐

Herbs 对症药材

桂圆肉、莲子、红枣

◀红枣

中医师的话

抑郁症是一种身心疾病，会影响情绪、生理功能、食欲、睡眠、性欲等，甚至影响到思考以及对自己的观感。抑郁症多是因为七情不舒、气机郁滞，久之引起脏腑气机不合，引发一连串的情绪低落情形，主要的病因有肝气郁结、气郁化火、痰气郁结、久郁伤神、阴虚火旺等。以中医的药方或是药膳长期治疗，并且重视心理健康，生活压力与情绪能适当发泄，可帮助患者逐渐远离抑郁症的阴影。

营养师的话

治疗抑郁症除了服用药物之外，饮食方面也很重要，应该在均衡饮食的基础上适量补充抗抑郁营养素（B族维生素、维生素E和维生素C），来达到改善症状的目的。因此平常可以多食用富含B族维生素、维生素C、维生素E等食物，如绿色蔬菜、柑橘类水果、动物肝脏、牛奶、坚果类等。此外，适量摄取单糖类食物如糖果等，也可使人放松心情；多糖类食物如奶类、香蕉等可对脑部产生安定的作用。

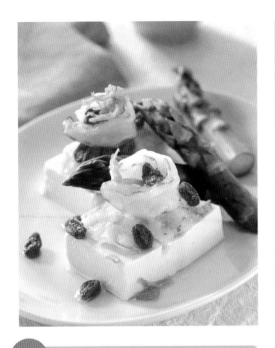

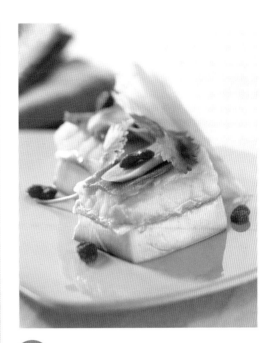

Point 增强免疫力＋安定神经

枸杞干贝鲜虾蒸豆腐

[药膳功效]

　　此菜滋补养阴，平日作为家常菜，具有安定神经、增加免疫力的功效，可说一举两得。

材料
虾仁150克，蛋清1/2个，豆腐1盒，干贝18克

药材
枸杞子4克

调味料
A料：绍酒1大匙
B料：淀粉1大匙，盐1小匙，香油1/2小匙
C料：糖1大匙，酱油75克，蚝油1/2大匙，水120克

做法
① 枸杞子用绍酒浸泡20分钟，再放入锅内略煮，捞起；豆腐切块备用。
② 虾仁洗净，擦干水分，与枸杞子、干贝一起用刀拍碎，加入蛋清和B料搅打至有黏性，镶在豆腐上，移入蒸锅以大火蒸约7分钟取出，淋上煮滚的C料即可。

Point 宁神益智＋开胃生津

人参云腿蒸鱼柳

[药膳功效]

　　这道菜味道浓郁，具有大补元气、提高抵抗力和开胃生津、宁神益智等功效，并可增加钙吸收，提高整体免疫力。

材料
石斑鱼柳、云腿各2片，豆腐1块，姜丝、香菜各适量

药材
鲜人参22.5克，枸杞子适量

调味料
A料：盐、鲜鸡粉各1小匙
B料：淀粉、糖各18.75克，香油少许，酱油1.5小匙，蚝油1/2大匙，水120毫升

做法
① 鲜人参洗净、切斜片；豆腐切长方块；鱼柳洗净，沥干水分，加A料略腌。
② 锅中放入豆腐、鱼柳、云腿片，加入人参片，移入蒸锅隔水以大火蒸约7分钟，取出，放入姜丝、枸杞子及香菜，淋上热油。
③ 锅中再放入B料煮沸，做成芡汁，淋在蒸好的鱼柳上，或作成蘸酱亦可。

图书在版编目（ＣＩＰ）数据

对症药膳养生事典 / 洪尚纲，郭威均，纪戊霖编著.
—3版.—北京：中国纺织出版社，2014.6
（饮食健康智慧王系列）
ISBN 978-7-5180-0198-9

Ⅰ. ① 对… Ⅱ. ① 洪… ② 郭… ③ 纪… Ⅲ.①食物疗
法－食谱 Ⅳ. ①R247.1②TS972.161

中国版本图书馆CIP数据核字（2014）第046375号

原文书名：《对症药膳养生事典》
原作者名：洪尚纲 郭威均 纪戊霖
©台湾人类智库数位科技股份有限公司，2013
本书中文简体版经台湾人类智库数位科技股份有限公司授权，由中国
纺织出版社独家出版发行。本书内容未经出版者书面许可，不得以任
何方式或手段复制、转载或刊登。
著作权合同登记号：图字：01-2014-0930

责任编辑：卢志林　　责任印制：何　艳
装帧设计：水长流文化

中国纺织出版社出版发行
地址：北京市朝阳区百子湾东里A407号楼　邮政编码：100124
销售电话：010-87155894　传真：010-87155801
http://www.c-textilep.com
E-mail: faxing@c-textilep.com
官方微博 http://weibo.com/2119887771
北京佳信达欣艺术印刷有限公司印刷　各地新华书店经销
2007年6月第1版　2009年10月第2版
2014年6月第3版第7次印刷
开本：710×1000　1 / 16　印张：16
字数：192千字　定价：49.80元

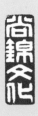

尚锦图书